「十三五」国家重点图书出版规划项目

中医古籍名家点评丛书

总主编 ◎ 吴少祯

明医杂著

明·王纶 ◎ 撰
明·薛己 ◎ 注
彭荣琛 齐玲玲 ◎ 点评

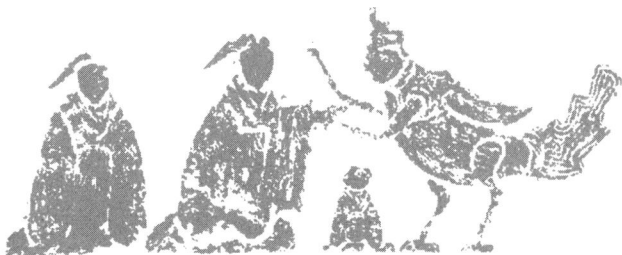

中国健康传媒集团
中国医药科技出版社

图书在版编目（CIP）数据

明医杂著/（明）王纶撰；（明）薛己注；彭荣琛，齐玲玲点评. —北京：中国医药科技出版社，2018.12

（中医古籍名家点评丛书）

ISBN 978 - 7 - 5214 - 0532 - 3

Ⅰ.①明… Ⅱ.①王…②薛…③彭…④齐… Ⅲ.①中国医药学 - 总集 - 中国 - 明代 Ⅳ.①R2 - 52

中国版本图书馆 CIP 数据核字（2018）第 246901 号

美术编辑　陈君杞

版式设计　南博文化

出版　**中国健康传媒集团**｜中国医药科技出版社

地址　北京市海淀区文慧园北路甲 22 号

邮编　100082

电话　发行：010 - 62227427　邮购：010 - 62236938

网址　www. cmstp. com

规格　710 × 1000mm $^{1}/_{16}$

印张　18 ¾

字数　238 千字

版次　2018 年 12 月第 1 版

印次　2018 年 12 月第 1 次印刷

印刷　三河市国英印务有限公司

经销　全国各地新华书店

书号　ISBN 978 - 7 - 5214 - 0532 - 3

定价　**46. 00 元**

出版者的话

　　中医药是中国优秀传统文化的重要组成部分之一。中医药古籍中蕴藏着历代名家的思维智慧与实践经验。温故而知新，熟读精研中医古籍是当代中医继承、创新的基石。新中国成立以来，中医界对古籍整理工作十分重视，因此在经典、重点中医古籍的校勘注释，常用、实用中医古籍的遴选、整理等方面，成果斐然。这些工作对帮助读者精选版本，校准文字，读懂原文方面发挥了良好的作用。

　　习总书记指示，要"切实把中医药这一祖先留给我们的宝贵财富继承好、发展好、利用好"，从而对弘扬中医药学、更进一步继承利用好中医药古籍提出了更高的要求。为此我们策划组织了《中医古籍名家点评丛书》，试图在前人整理工作的基础上，通过名家点评的方式，更进一步凸显中医古代要籍的学术精华，为现代中医药的发展提供借鉴。

　　本丛书遴选历代名医名著百余种，分批出版。所收医药书多为传世、实用，且在校勘整理方面已比较成熟的中医古籍。其中包括常用经典著作、历代各科名著，以及古今临证、案头常备的中医读物。本丛书致力于将现有相关的最新研究成果集于一体，使之具备版本精良、校勘细致、内容实用、点评精深的特点。

参与点评的学者，多为对所点评古籍研究有素的专家。他们学验俱丰，或精于临床，或文献功底深厚，均熟谙该古籍所涉学术领域的整体状况，又对其书内容精要揣摩日久，多有心得。本丛书的"点评"，并非单一的内容提要、词语注释、串讲阐发，而是抓住书中的主旨精论、蕴含深义、疑惑谬误之处，予以点拨评议，或考证比堪，溯源寻流。由于点评学者各有专擅，因此点评的形式风格也或有不同。但其共同之点是有益于读者掌握、鉴识所论医籍或名家的学术精华，领会临床运用关键点，解疑破惑，举一反三，启迪后人，不断创新。

我们对中医药古籍点评工作还在不断探索之中，本丛书可能会有诸多不足之处，亟盼中医各科专家及广大读者给予批评指正。

中国医药科技出版社
2017年8月

余序

作为毕生研读整理、编纂古今中医临床文献的一员，前不久，我有幸看到张同君编审和全国诸多相关教授专家们合作编撰《中医古籍名家点评丛书》的部分样稿。感到他们在总体设计、精选医籍、订正校注，特别是名家点评等方面卓有建树，并能将这些名著和近现代相关研究成果予以提示说明，使古籍的整理探索深研，呈现了崭新的面貌。我认为特别能让读者在系统、全面传承中，有利于加强对丛书所选名著学验主旨的认识。

在我国优秀、靓丽的文化中，岐黄医学的软实力十分强劲。特别是名著中的学术经验，是体现"医道"最关键的文字表述。

《礼记·中庸》说："道也者，不可须臾离也。"清代徽州名儒程瑶田说："文存则道存，道存则教存。"这部丛书在很大程度上，使医道和医教获得较为集中的"文存"。丛书的多位编集者在精选名著的基础上，着重"点评"，让读者认识到中医药学是我国优秀传统文化中的瑰宝，有利于读者在系统、全面的传承中，予以创新、发展。

清代名医程芝田在《医约》中曾说："百艺之中，惟医最难。"特别是在一万多种古籍中选取精品，有一定难度。但清代造诣精深的名医尤在泾在《医学读书记》中告诫读者说："盖未有不师古而有济于今者，亦未有言之无文而能行之远者。"这套丛书的"师古济今"十分昭著。中国医药科技出版社重视此编的刊行，使读者如获宝璐，今将上述感言以为序。

中国中医科学院

余瀛鳌

2017年8月

目录 | Contents

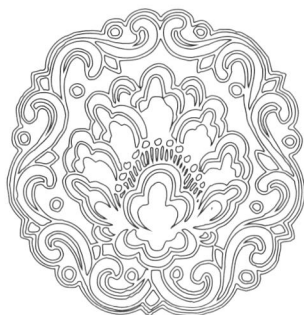

全书点评 ◉

《明医杂著》6 卷，由明·王纶撰，薛己注，合而成书。前三卷为医论部分，讨论了多种内科杂病、五官科疾病、妇科疾病的辨证治疗，分析了李东垣、朱丹溪的治病方论；卷四专论风证及其治疗诸方；卷五论小儿诸病和小儿用药法；卷六为附方。本书是王氏研究医学理论和临床经验的总结。书中多有精辟的论述，至今仍为人们所乐道。

本著作经薛己补注、发挥和附以治验后，内容更全面、解说更深刻、闪光点更多、实用性更强。可以说这本著作是王纶先点睛，薛己后画龙，珠联璧合，相得益彰。

一、成书背景

王纶（约 1460—1549），字汝言，号节斋，明代浙江慈溪人。成化二十年（1484）中进士，曾任广东参政，湖广右布政使，巡抚湖广，政绩颇著。王纶早年因父病留意医药而精于医，为人治疾，无不立效。为官后，朝听民讼，暮疗民疾，孜孜不倦。被誉为良相、良医兼而得之。原病定方，不泥古，又不悖于古，并多有创新，论者常以为丹溪复出。

薛己（1487—1559），字新甫，号立斋，明代吴郡（今江苏苏州市）人。薛氏得家传，原为疡医，后以内科擅名。曾任太医院院判、院使。鉴于明代初、中期，河间、丹溪之学盛行，多用寒凉。薛己为纠时弊，主张温补，发挥东垣之学，而成一家之言。

"明医"一词，在明朝较为多见，如皇甫中的《明医指掌》、贺岳的《明医会要》、金鎏珂的《明医医鉴》等。但"明医"不是指明朝的医生，而是指高明的医生。"明医"与"名医"不尽相同，"明医"主要强调水平，"名医"主要强调名气。据《医林史传》《外传》所列，为明医的有扁鹊、淳于意、医缓、医和、文挚、华佗、唐慎微、王叔和、巢元方、王冰、成无己、张从正、危亦林、虞抟、薛己等98人。

所谓"杂著"，一是指内容相对较广泛，议论相对较宽松，并没有专门对某一病种进行全面系统论述；二是本著作是利用业余时间写成，自认为没有能专门用心精研，是杂而成章。正如薛氏所说"然犹不自满，假当其友之请梓，辞以政余《草集》，未及成书，疆而后可"。说明王氏谦虚和谨慎的态度。

"明医杂著"指运用明医医方，而著以己见，充分展示了王氏的"觉世济物之心"。

二、主要学术思想

（一）《内经》为源，博采诸家，推崇丹溪，重视东垣

王氏认为《内经》为医学之源，而仲景、东垣、河间、丹溪为之流。根据时代之不同，环境变换，治疗法则则应相应发展。其中仲景之说既是《内经》之流，又是其他医学发展之源。

王氏对四位医家之长有较明确的认识："四子之书，初无优劣，但各发明一义耳；外感法仲景，内伤法东垣，热病用河间，杂病用丹溪。一以贯之斯医道大全矣！"并认为，仲景见《内经》载伤寒未详，故著论立方，以尽其变。后人宗之，传用既久，渐失其真，用以通治温暑、内伤诸证，遂致误人。刘河间出，始发明治温暑之法；李东垣出，又力主治内伤之论，而二人亦本于《内经》。河间之说，乃五运六气之旨；东垣之说，即饮食劳倦之义。仲景非不知温暑与内

伤，只是没来得及著述，而河间、东垣在治疗伤寒时，也一定会遵用仲景之法不敢违背。至于朱丹溪问世，则又集诸医之大成，发明阴虚发热类乎外感，内伤及湿热相火为病甚多，随病著论，也不过是阐述《内经》要旨，补前贤未备。所以在临床治疗疾病方面，认真学习四家之长，并取《内经》予以贯通，才算得上全面掌握了中医的理论。

王氏结合丹溪的思想提出了：①治病不外气、血、痰、郁四个方面。气用四君子汤，血用四物汤，痰用二陈汤，郁用越鞠丸。而郁则可兼夹在其他三方面，所以治疗中多加用开郁的药物。可见十分重视郁对疾病的影响。②治疗虚损之病需分气血之不同，若为血虚，但用补气之法，则反而耗阴伤血，血愈虚耗，最终引起气血俱虚，反而为害。③强调了丹溪阳常有余，阴常不足的论述，提出补阴法应该自少至老，不可缺也。因为肾藏精，为阴之根本，所以这里讲的主要是补肾阴。④王氏又将丹溪学说与东垣之学结合起来讨论，对内伤发热概括为阴虚发热、阳虚发热两种。不但对丹溪学说有所发挥，而且对推广丹溪学说起到了重要的作用。⑤若是内伤，元气不足，则用东垣所发补中益气之论；而阳有余阴不足则用丹溪之法补其阴而火自降。可见王氏认为内伤当分阴阳气血，实宗丹溪之说而重东垣之理。

（二）发热证治，内外有别，寒暑虚实，多有发挥

王氏认为发热一症，当分外感与内伤，寒病与热病，气虚与血虚三个方面。

若为外感，则伤寒、伤风及寒疫则用仲景法。所谓寒疫是时行温暖，而寒反为病，此亦天时不正，阴气反逆，而所生之病。其中使用"疫"字，说明有流行性。若是天行瘟疫热病，则用河间辛凉甘苦寒之药，以清热解毒。此类温热，多为瘟疫，当有传染性。可见王氏认为外感应分寒温之治，才可完整。

若是内伤，有东垣所说元气虚之阴火和丹溪所说阴虚寒盛之阴火，所治大相径庭，需分辨清楚才能全面。

王氏将发热病症细分为劳热、潮热、变蒸，产后发热、内伤发热、伤寒发热、伤暑发热等。

劳热，即受劳而发。所谓劳，薛氏解释为劳役、入房不节两方面。劳役而发多因元气受损，阴火上炎所致，还多与胃肠道疾病相关；入房不节引起的劳热，多为阴虚火旺，但这时的体温不高，主要是自觉发热，多与肾精相关。除了精血受损之外，还容易有寒邪内侵的表现，如中医所说热入血室证，夹阴伤寒证，缩阴证等。这时外邪一般不重，但却胶着不去，主要是元气不足以祛除外邪，故治疗时使用以祛邪为主的解表药基本无效，只有依据劳热的处理方法，方可取得满意的效果。

潮热，王氏认为小儿潮热，或壮热不退，多是变蒸及五脏相胜，不必用药；若是饮食停积郁热，由中发外，多见于肌表。这时，只需理其中，清阳明之热而表热自除，不可认作外感，轻易发汗，若用小柴胡轻利等药则会重伤其内。又潮热不退，恐是出痘，亦当审察，勿便用药。王氏还提到了出痘潮热，需按出痘治疗，不能使用治疗潮热的方法。可见王氏认为潮热还应有虚实之辨、潮痘之辨。

薛氏进一步用每天发生潮热的时间来确定与何脏有关。说明五脏皆有引发潮热的可能。虽然小儿发生潮热主要在于脾胃饮食不调，但其他四脏皆能影响脾胃功能，所以还要从脏腑关系进行考虑，这样治疗才会更加准确有效。薛氏还说明了潮热的治疗时间一般比较长，需要有耐心坚持治疗，须宜多服，功力既至，诸病悉退，切不可改为别治。

变蒸，王氏认为变蒸属于小儿正常生长时所出现的自然现象，变换五脏，蒸养六腑，小儿才能渐长成人，故只需等待不需治疗。薛氏引《全婴方》所说，轻则体热，虚惊，耳冷，微汗，唇生白泡，三日可愈；重者寒热，脉乱，腹疼，啼叫，不能乳食，食而即吐，五日方愈。其候与伤寒相似，但以唇上白泡验之。亦有受胎气壮实，不热不惊，或无证候而暗变者。认为此症为小儿所不能免，故不必服药。

王氏说到产后发热的两种情况：①阴血虚，阳浮于外，出现的虚热，用四物汤加炙干姜主治；②产后脾胃虚，饮食不调，而壅遏于胃，出现的实热，作伤食治疗。

薛氏说到产后另两种情况：①误服寒凉之剂而伤阳，致使阳气外越，出现发热，有如李东垣所说的阴火，用四君子汤加姜、桂、附；②使用克伐之剂，如汗、吐、下等法使阴阳俱伤，薛氏称为中气复伤，则会出现阴阳离绝的真寒假热危象。这时多应回阳救逆，薛氏出六君子加炮姜予以治疗，似乎有点病重药轻。

王氏将暑证分为夏月伤暑、夏秋暑热两种。前者指暑伤元气，后者指暑天寒湿内伤。而薛氏称之为中暑、中热。中暑是暑天受寒而致，或称"中暍"，多阴寒偏盛；中热是暑天受热而致，多元气受伤。中热多以益元解暑为主；而中暑则应以补阳温中为主。薛氏的论述主要指夏月受寒。由于夏月受暑一般医生或病人容易理解，治疗也容易对症；而受寒则容易忽视，治疗往往不能对症。

王氏认为暑者相火行令也，是因为夏至日后，太阳逐渐向南半球转移，阴气开始生长，而天气却有更加炎热的一段时间，这种热不是太阳直接照射的结果，而是土地、空气中余热散发而引起的，故不是君火，而是相火。这时由于天气变化，阴阳交接，故容易出现长夏湿气，所以暑热有湿热蕴蒸较为明显的时候。湿热犯人与热邪犯人又不同，所以治疗上有其特点。王氏说以清心利尿为主，就是清热利湿的一种方法。由于暑热容易伤气，所以还需注意补充正气。一般情况之下使用沙参或西洋参，较重的时候可以使用党参或红参。由于天热，人体阳气外泄，而出现内虚，体质较弱者，或素有心肾阳虚者，这时还可以使用温里之法，如使用附子、肉桂、干姜等。

王氏认为暑证除了分阳证、阴证之外，还有所谓"自致之病"，就是暑天过饮寒凉之品，或既伤暑热，复伤生冷，外热内寒，或外既受寒，内复伤冰水、生冷瓜果之类而产生的疾病。这时可以先温中消食，然后再治其外之邪。东垣清暑益气汤，已兼此意。其用黄芪、升麻、人参、白术、甘草、麦门冬、当归、五味子、黄柏、葛根，是清暑补气也；苍术、神曲、陈皮、泽泻、青皮，是治内补脾也。

（三）重视小儿病症，对痘疮、惊、疳等多有阐发

1. 痘疮

王氏主要依据朱丹溪对痘疮治疗的看法进行阐述和发挥。并推崇朱丹溪的治疗方法，他认为丹溪痘疮治法最为明备，近世通用陈文中木香、异功等方，乃一偏之术。

王氏认为调护之法十分重要，首尾俱不可汗下，但温凉之剂兼而济之，解毒和中安表而已。疮疹症状虽与伤寒相似，而其治法实与伤寒不同。伤寒从表入里，疮疹所发从里出表故也。并认为适当通利大、小便对痘疮的治疗有利。王氏从已发未发、痘疮初欲出、痘疮发热之时、初出之际、疮已出、调解之法、坏疮者等几个方面对痘疮进行了较为全面的论述。

薛氏则更推崇陈文中，认为钱乙用药偏于清凉，而陈氏治法温凉并行，以其深究阴阳造化之妙。并认为假如病属虚热，而元气未至亏损者，施之以钱氏之法，则固当矣。若病气、元气俱虚或俱实者，而不以陈法治之，鲜不致误。对比二者来看，薛氏之说更为全面。

2. 惊

王氏认为急惊风主要由于肝、心之火引起，但必须注重补养脾胃。认为小儿病，大部分属脾土、肝木二经。主要由于脾胃之气不足，而引肝气横逆，所以主要原因还是脾胃。小儿出现肝经症状的时候，急则治其标，先治肝，一般情况之下则主要治疗脾胃，以脾胃养肝。影响脾胃的主要外因又是饮食，所以"调饮食，化积滞"是治本，治本的时间相对较长，因此又需较长时间坚持治疗。祛风、化痰、清火是主要的治疗方法。王氏还强调了惊风与痰湿之间的关系，其要点仍然在脾胃。薛氏虽然认为急惊风应该考虑心、肝、肺三脏的关系，但最终还是要重视脾胃的调理。

王氏认为惊风平息后，仍有目动切牙，说明肝、胃、肾之火还没

有完全消除，还可以继续清热。但在清热的时候，要以补养为主，其中更要注意脾胃的补养。因为小儿体质稚嫩，对过于滋腻之药的吸收消化能力差，反而容易引起其他不良后果。薛氏具体提出了清热补养的方剂。

王氏认为小儿惊风，若见急症，则需镇惊清热，但必须中病即止，不可多服，也不可常服。若属慢性惊风，只用轻剂，病退宜和中调理，注意补养脾胃。薛氏进一步说明急性发作病位多在肝胆，慢性发作病位多在脾胃。前者多为邪气有余，当泻邪为主，后者当补中焦元气为主。

3. 疳

王氏说：小儿大便色泔白及小便浊，或澄之如米泔者，此疳病也。疳，小儿常见疾病之一。有三种主要表现：一是干瘦腹大；二是二便色白如疳；三是出现疳疮，包括溃疡、疮疖、糜烂等。治疗难度相对较大，治疗所需时间也相对较长。主要是脾胃消化能力受阻，饮食淤积，产生的营养不良，进而影响到肝胆功能。由于疳与积关系密切，所以有时又可统称之为疳积。王氏使用治疳丸、枳术丸及一些自制方，薛氏用四味肥儿丸、安神丸等方治疗。

由于营养不全，营阴亏损，虚火上泛，还可以向内影响到五脏，出现各种疳症。薛氏在脾疳时用肥儿丸，肝疳用地黄丸或芦荟丸等。在外也可出现五官、皮肤、阴部等处的疳症。薛氏在心经内、外疳时使用安神丸，走马牙疳敷雄黄散，服大芜荑汤等。

由于疳与积常常同时出现，治疗难度较大，王氏认为应该配合针灸治疗。

（四）肾精源于先天，靠后天颐养，故说小儿无补肾之法

其中有三层含义。

1. 肾藏精，肾中之精为先天所来，如《内经》所说："人始生，先成精，精成而后脑髓生"。"两精相搏合而成形，常先身生是谓精"。肾精为父母所给，后天是不能自创或自生的（注意，在后天肾精的量不能增加，但肾精的功能可以逐渐完善或强化）。人一生下来就开始使用肾精，直至肾精消耗殆尽，则会精丧人亡。所以王氏说若受胎之时，禀之不足，则无可补；禀之原足，又何待于补耶？先天之精不足或有缺陷，则会有薛氏所说的小儿行迟、齿迟、解颅、囟填、五软、鹤膝、肾疳、齿豁、睛白、多愁等表现。

2. 所谓补肾起到的是强化肾精的作用，是使用比平时更少量的肾精，发挥更大的作用，也是促使肾精自我完善的一种方法。所以薛氏仍然用六味地黄丸、鹿茸丸对小儿诸多不足予以治疗。这种治疗实际上是一种保肾、养精，可以缓解此类疾病对小儿的进一步伤害，这样做，能使小儿在发育过程中逐渐得以改善或恢复正常。

3. 人生下来之后，先天之精，还得需要后天之精的供养，既然先天之精无法增加，那么，王氏认为小儿此时应该主要是补养脾胃，以生脾精而颐养肾精，以使肾精逐渐发育完善。薛氏则认为凡因禀受肾气不足而引起的病态，多为先天原因，可以使用六味地黄丸等补肾药物进行治疗。

上述方法，显见王氏虽重丹溪而强调脾，薛氏虽重东垣而强调肾，剑走偏锋，实为互补，相得益彰。

（五）百病兼痰，痰本于肾，动主于脾，治以顺气

王氏对痰湿的产生，与脏腑之间的关系及其变化和治疗做了很全面的论述，既反映了其深厚的理论基础，又很有创见。

《明医杂著》专设"痰饮门"，把丹溪的"百病多兼痰"进一步发挥。他认为"痰属湿热，乃津液所化，因风寒湿热之感，或七情饮食所伤，以致气逆液浊，变为痰饮，或吐咯上出，或凝滞胃膈，或留聚肠胃，或客于经络四肢，随气升降，遍身上下无处不到。其为病也，为喘，为咳，为恶心呕吐，为痞隔壅塞、关格异病，为泄，为眩晕，为嘈杂、怔忡、惊悸，为癫狂，为寒热，为痛肿，或胸间辘辘有声，或背心一点常如冰冷，或四肢麻痹不仁，皆痰所致。百病中多有兼痰者，世所不知也。"

1. 在痰的本质上，他认为痰湿的产生与脏腑功能不调相关。痰之本质为水，根源在于肾；痰是湿变化而成，主要与脾相关；突出表现在肺，则多因火邪引起。

①肺、脾、肾是人体水液代谢密切相关的脏器。因为肾主水液、主二便、主升清降浊、主火，所以肾火不足，则水液运行缺乏动力，水湿流通不畅，容易停滞，时间一长，而酿成痰湿。②脾主运化水湿，脾在中焦，是水湿上下升降的必经之地，湿气停留中焦脾胃，容易形成痰湿，阻遏上下升降之道，所以痰湿容易在中焦脾胃涌现。③肺为水之上源，主气、主雾化，肺为娇脏，主宣散。肺气壅遏宣散不畅容易成火，木火刑金也容易产生肺火，雾化的水液在火象煎熬之下，也容易逐渐浓缩而成痰湿。

中医常认为脾为"生痰之源"，肺为"贮痰之器"，而王氏更认为肾为痰湿之本，不仅从脏腑功能的角度上来认识痰湿，而更是从痰湿的源泉——水液代谢的角度来进行认识，确有道理，也确有发挥。

明代赵献可对此十分赞赏，他曾说："节斋论痰而首揭痰之本于肾，可谓发前人所未发"。

2. 痰湿产生的病机。他认为是气血浊逆，则津液不清，熏蒸成聚而变为痰。所谓气血浊，是指血液不清爽，用现代的语言来说，就是代谢产物留滞在气血中，得不到处理和排泄，这些代谢产物就是痰；所谓气血逆，就是痰湿阻滞，气血运行不畅，甚至产生回流，而出现逆流。

3. 关于痰的治疗。首先，王纶提出了痰症的三大治疗法则，即：燥湿、顺气、降火。如他说："痰生于脾胃，宜实脾燥湿；又随气而升，宜顺气为先，分导次之；又气升属火，顺气在于降火"。具体为九种方法，即：①热痰则清之；②湿痰则燥之；③风痰则散之；④郁痰则开之；⑤顽痰则软之；⑥食积则消之；⑦在上者吐之；⑧在中者下之；⑨中气虚者，宜固中气以运痰。

古代医家治痰历来以二陈汤为主方，王氏却认为二陈汤为治痰的通用方，是实脾燥湿治其标，而不是治其本，原因就是王氏认为本是肾，并制化痰丸作为治疗的主方。薛氏对此很能理解，所以在他所出的"一武职"的病例中就认为其病是命门火衰，脾肺虚寒，与八味丸一服，痰喘稍止，数服全止。薛氏还说肾气既壮，津液清化，而何痰之有哉！即使中焦脾胃不足，也多不用二陈汤等，他认为化痰去湿之药（或方），应在脾土较旺之时使用，若是脾土不足，则用之必致中满吞酸、肚腹肿胀、小便不利。

王纶认为"老痰，饮酒之人多有之"。大率饮酒之人，酒气上升为火，肺与胃脘皆受火邪，故瘀滞而成。痰因火动，然就火而论，有湿火、燥火之分，肺火成痰为燥痰，胃火成痰为湿痰，俱宜开郁降火消痰。化痰丸用燥不犯辛燥，用润不犯凝滞，因而自制一方。特别指出的是，治疗因膏粱积热的燥痰，采用此方。此方多为明清两代医家所沿用。

有关"痰论"的论述，堪为经典，值得我们重视。

三、学习要点

1. 本书是王、薛二人合璧之作，既反映了二人重肾、重脾的学术思想，又能相互弥补。王纶比较强调丹溪的养阴之法，因此重视肾气的变化对疾病的影响。如看重肾气与痰湿之间的关系，小儿肾气自强，故认为小儿无需补肾等。薛己比较强调东垣的补脾之法，所以在论证之时各有偏重。但二人并不排斥对方，而多有互相弥补之说。如王氏独创枳术丸、补阴丸等就说明补肾与补脾二者不可缺一。对小儿脾肾之间的关系，王氏认为人生下来之后，先天之精，还得需要后天之精的供养。因先天之精无法增加，王氏认为小儿此时应该以补养脾胃为主，以生脾精而颐养肾精，以使肾精逐渐发育完善。薛氏则认为凡因禀受肾气不足而引起的病态，多为先天原因，可以使用六味地黄丸等补肾药物进行治疗。

2. 由于本书为"杂著"，所以所选病种主要是当时的常见病症和多发病症。从当今的发病概率来看，也很接近，如风症、暑病、岭南诸病、潮热、小儿变蒸等专门列项说明，使人一目了然。所以本书实用价值很高，值得我们重视。

3. 本书强调了理论对临床治疗的重要性。卷一专门讲解医论，而在卷三中还继续从病症出发反过来论述医理，并引用滑伯仁对脉学的成就，进一步说明医理对临床的重要意义，这在其他著作中并不多见。

彭荣琛　齐玲玲

2018 年 5 月

整理说明 | ⊛

　　本次点评本是以明嘉靖三年辛亥（1551）宋阳山刻本为底本，并与明刊清聚锦堂藏本（简称聚锦堂本）、明刊刻蒋宗澹校清印本（简称明刻清印本）相校勘，同时参考了当代古籍整理的研究成果，重新点校、注释，并结合点评人学习及临床心得予以点评而成。

　　原书文字为竖排，本次整理改为横排。凡指方位的"左""右"，相应径改为"上""下"，不出注。并对原文用现行标点符号断句。

　　繁体字、异体字、俗字等一般径改为通行简体字，不出校记。通假字、古今字保留。

　　对生僻字词予以注音，并附同音汉字。对难以理解的字、词、术语、典故等进行简要注释。

《明医杂著》注序 | ⊕

　　鄞人王节斋，集明医医方，而著以己见，觉世济物之心伟矣。苏立斋薛翁，大阐节斋所未尽，而为之注。凡起病传经之因，一览之如见肺肝，间有损益节斋而直指原委。予虽未畅于医，要之立斋历试既效之言，虽节斋复生，亦当视为忠告友矣。尝闻姑苏传刘、张①医学，乃是葛应雷②始，自后王安道、赵良仁辈，各著《会同》③《医韵》④《药要》⑤等书，世所宝藏，则苏固有玄妙医派也。立斋崛起于后，渊源有自矣。况仕孝庙⑥历今上三朝，视篆⑦南北两太医院，必尽阅中秘奇方，遍交寰海名士，闻见益宏矣。予昔释褐⑧时，知立斋素以著述为志，而仕宦之足以妨之也。于时致政归吴，徜徉林丘⑨，

---

① 刘、张：指刘守贞、张洁古。
② 葛应雷：字震父，一作震甫，号彦和，元代和洲（苏州）人。著《医学会同》20卷。
③ 《会同》：指《医学会同》，元朝葛应雷撰。
④ 《医韵》：指《医韵统》，明朝王安道撰。
⑤ 《药要》：指《丹溪药要》，明朝赵良仁撰。
⑥ 仕孝庙：管理孝庙。孝庙是宣扬孝文化的纪念堂，古代有文孝庙、女孝庙、堂孝庙等。
⑦ 视篆：掌印视事。官印例用篆文，故称。
⑧ 释褐：释，指脱去；褐，褐色，指普通衣服的颜色。全句指脱去平民服装，而换上官服，指做官之意。
⑨ 徜徉（cháng yáng 常羊）林丘：自由游荡，不受制约在山林之间。指快乐无忧的生活。

上下今古，研精覃思①，垂二十年，宜其视色望气、察见脉理而所投立效也。今天下为医者，乡无渊源之承，进无中秘②之闻，退无研覃之思，而立斋有此三者，宜其富于著述。今所注《明医杂著》，乃屡试屡验焉。如吾叔东圩公，八十又二，病肩疽，众以消治，翁以补肾效；又病痰喘，众以散治，翁以补脾效。盖因病立方而不执方，虽立斋所自注有不能尽立斋所自用者，若求立斋者，止以所注方焉，则亦剪剪③矣。后汉郭玉曰：医，言意也。奏理至密，随气用巧，而神存乎心手之间。意可得而解，口不可得而言。盖意也者，活法也；注也者，大意也。因立斋所注之大意，而求立斋所不容注之活法，则得心应手，所存者神矣。昔节斋为《杂著》而不详尽，如今立斋所注，或亦如是意云！

　　　　嘉靖岁己酉④正月六日赐同进士出身
　　原任礼科右给事中征仕郎海盐海石钱薇拜撰

① 覃思：深思。
② 中秘：恰中要害。指临床能切中要害，深入根本，治疗效果好。
③ 剪剪：狭隘貌。
④ 嘉靖己酉：即 1549 年。

补注《明医杂著》序 |

　　先朝都宪①节斋王翁，自秀才时，便存心天下，以为吾即不得致君泽民，当以医药寿斯世夭札②耳！及登第，任历中外，皆得人心；至于人之痎疾③，治无不验。古人所谓良相良医，盖兼体之矣。所著发热等篇，名《明医杂著》，刊行有年矣。厥④问答拟议，悉本《医学纲目》中来，其渊源心力可想见也。然犹不自满，假当其友之请梓⑤，辞以政余⑥《草集》⑦，未及成书，疆而后可⑧。且云俟予晚年林下⑨，更须增损。惜乎！其未果也。己辄不自分，窃以先生引而未发之意，漫为补注，附以治验焉。或曰：脉之不知，病安从识？于是之书，何独略于诊法邪？乃更入滑伯仁先生《诊家枢要》，共六卷，末则续备方饵，以便初学览用。稿虽苟完，颇多简赘之失。适总宪⑩及斋魏

---

　　① 都宪：明都察院、都御史的别称。
　　② 夭札：遭疫疠而夭亡。
　　③ 痎（chèn 趁）疾：热病。引申为疾病。
　　④ 厥：犹"其"。
　　⑤ 假当其友之请梓：假当，假如。请梓，请求印刷。指假如有朋友来劝说将书出版。
　　⑥ 政余：上班时间之外的业余时间。
　　⑦ 《草集》：指《本草集要》，明朝王纶著。
　　⑧ 疆而后可：疆，指成型。全句说待书完全整理好后才可以出版。
　　⑨ 林下：幽僻之境，引申为退隐或退隐处。
　　⑩ 总宪：明清都察院左都御史的别称。御史台古称宪台，故称。

翁①，备兵我吴②，而翁亦素通于医，盖今日之节斋也。每过③余谈及，率叹民命之当重，而药之不可不讲也。辱④就鄙稿加之笔削⑤，行吴邑宋尹阳山梓之⑥。但愧刍荛⑦枝叶，弗足采择耳！大方⑧其教之，勿以老拙而弃之，曰不足与之言。

大明嘉靖辛亥⑨冬仲吉日前
奉政大夫太医院院使后学薛己谨序

① 斋魏翁：从后文看应为王节斋的尊称。
② 备兵我吴：即在吴地驻军。
③ 过：探访、探望。
④ 辱：谦辞，犹言承蒙。
⑤ 笔削：笔指记载；削指删除。指修改文章。
⑥ 梓之：印刷成书。
⑦ 刍荛：割草打柴的人。认为自己的意见很浅陋的谦虚说法。
⑧ 大方：泛指见识广博或有专才之人。
⑨ 嘉靖辛亥：即 1551 年。

卷之一

医论

仲景东垣河间丹溪诸书孰优①

或问：仲景、东垣、河间、丹溪诸书孰优？学之宜何主？曰：宜专主《内经》，而博观乎四子，斯无弊矣。盖医之有《内经》，犹儒道之六经，无所不备；四子之说，则犹《学》《庸》《语》《孟》，为六经之阶梯，不可缺一者也。四子之书，初无优劣，但各发明一义耳！仲景见《内经》载伤寒，而其变迁反复之未备也，故著论立方，以尽其变。后人宗之，传用既久，渐失其真，用以通治温暑、内伤诸症，遂致误人。故河间出而始发明治温暑之法，东垣出而始发明治内伤之法。河间之论，即《内经》五运六气之旨。东垣之说，即《内经》饮食、劳倦之义。仲景非不知温暑与内伤也。特其著书未之及。河间、东垣之于伤寒，则尊用仲景而莫敢违矣。至于丹溪出，而又集诸儒之大成，发明阴虚发热类乎外感，内伤及湿热相火为病甚多，随症著论，亦不过阐《内经》之要旨，补前贤之未备耳！故曰外感法仲景，内伤法东垣，热病用河间，杂病用丹溪，一以贯之，斯医道之大全矣。

---

① 仲景东垣河间丹溪诸书孰优：自此以下 15 个小标题原本均缺，据卷之三《续医论》子目体例补。

【点评】本论认为《内经》为医学之源，而仲景、东垣、河间、丹溪为之流。根据时代之不同，环境变换，治疗法则则应相应发展。

但仲景既是《内经》之流，又是其他医学发展之源。本论也说到仲景之法被后人误用，故有河间出而始发明治温暑之法，东垣出而始发明治内伤之法。丹溪又为其他诸家再次阐发湿热相火。可见源流之序。

处方药品多少论

或问：仲景处方，药品甚少，及东垣用药，多至二十余味。丹溪云：余每治病，用东垣之药，效仲景处方，庶品味数少，则药力专精。丹溪何以不法东垣而效仲景耶？曰：明察药性，莫如东垣，盖所谓圣于医者也。故在东垣则可多，他人而效其多，斯乱杂矣。东垣如韩信将兵，多多益善；丹溪不过能将十万，故不敢效其多。

愚按：《经》云：治病必求其本，本于四时五脏之根也。故洁古张先生云：五脏子母虚实，鬼邪微正①，若不达其旨意，不易得而入焉。徐用诚②先生云：凡心脏得病，必先调其肝肾二脏，肾者心之鬼，肝气通则心气和，肝气滞则心气乏③。此心病先求于肝，清其源也；五脏受病，必传其所胜。水能胜火，则肾之受邪，必传于心，故先治其肾逐其邪也，故有退肾邪、益肝气两方。或诊其脉，肝肾两脏俱和，而心自主疾，然后察其心家虚实治之。余仿此，详见《玉机微义·小儿部》。

---

① 鬼邪微正：鬼邪，指病情变幻莫测；微正，指治疗法则有微、有正之不同。微指变化，正指根本。
② 徐用诚：明朝医家，撰《玉机微义》50卷等著作。
③ 肾者心之鬼，肝气通则心气和，肝气滞则心气乏：从行文来说，此句应为"肾者心之鬼，肝者心之邪；肾气通则心气和，肝气滞则心气乏"。

异法方宜论

或问：人言东南气热，可服寒药；西北气寒，可服温药。然今东南之人，常服胡椒、姜、桂，不见生病；而西北之人，畏食椒、姜辛热之物何也？曰：东南虽热，然地卑多湿，辛热食药亦能劫湿；西北虽寒，然地高多燥，辛热食药却能助燥故耳！治病用药者，须识此意。

愚按：《异法方宜论》云：东南之域，下卑湿热，其人腠理疏通，汗液妄泄，阳气内虚，故宜食椒、姜辛热之物，以助其阳也；西北之域，高陵风寒，其人腠理致密，汗液内固，阳气充实，不宜食椒、姜辛热之物，反盖其阳也。东坡先生仕黄州，其民疫疠流行，先生以圣散子①治之，其功甚效。是其地卑湿，四时郁热，腠理疏通，汗液妄泄，阳气虚寒，是以相宜。西北疫疠，民用之死者接踵，此余之目击也。

丹溪治病不出乎气血痰郁

丹溪先生治病，不出乎气血痰，故用药之要有三：气用四君子汤，血用四物汤，痰用二陈汤。又云：久病属郁，立治郁之方，曰越鞠丸。盖气、血、痰三病，多有兼郁者，或郁久而生病，或病久而生郁，或误药杂乱而成郁，故余每用此方治病，时以郁法参之。气病兼郁，则用四君子加开郁药，血病、痰病皆然。故四法者，治病用药之大要也。丹溪又云：近世治病，多不知分气血，但见虚病，便用参、芪，属气虚者固宜矣，若是血虚，岂不助气而反耗阴血耶？是谓血病

---

① 圣散子：见于《普济方》，药物有御米壳5两（捣碎，醋炙黄色），甘草（炙黄）2两，赤石脂2两，乌鱼骨（去皮）2两，肉豆蔻（面包煨去面）2两，拣丁香2两，诃子皮2两，干姜（炮）2两。

治气，则血愈虚耗，甚而至于气血俱虚。故治病用药，须要分别气血明白，不可混淆！

愚按：《经》云：脾胃为气血之本。若阳气虚弱而不能生阴血者，宜用六君子汤；阳气虚寒而不能生阴血者，亦用前汤加炮姜；若胃土燥热而不能生阴血者，宜用四物汤；若脾胃虚寒而不能生阴血者，宜用八味丸。其余当更推五脏互相生克而调补之。

一儒者，每劳役则食少，胸痞，发热，头痛，吐痰，作渴，脉浮大。余谓此脾胃气虚而血病也。不信，服二陈、四物、黄柏、知母之类，腹痛作呕，脉洪数而无伦次。先以六君子汤加炮姜，痛、呕渐愈，又用补中益气汤而痊。

一儒者，素勤苦，因饮食失节，大便下血，或赤或黯，后非便血则盗汗，非恶寒则发热，六脉浮大，心脾则涩，此思伤心脾，不能摄血归源也。盖血即汗，汗即血，其色赤黯，便血，盗汗，皆火之升降微。

牛黄抱龙丸　治风痰壅盛，或咳嗽发热，或发惊搐等症。

牛黄　雄黄　辰砂　天竺黄各四钱　麝香一钱　牛胆南星①

上为末，甘草汤糊丸皂子大。每服二丸，姜汤下。

柴芍参苓散　治脾胃不和，饮食少进，或呕吐、泄泻。凡病后宜用此调理。

柴胡　芍药　人参　白术　茯苓　陈皮　当归各五分　甘草　丹皮　山栀炒，各三分

上为末，每服一钱，白汤下。或作丸服。

五味子汤　治咳嗽，皮肤干燥，唾中有血，胸膈疼痛等症。

五味子炒　桔梗炒　紫菀　甘草炒　续断各五分　竹茹一钱　赤小豆一撮　生地黄二钱　桑白皮炒，二钱

上水煎服。

① 牛胆南星：据《景岳全书》，牛胆南星应是九制，4两。

人参平肺散①　治心火克肺，咳嗽喘呕，痰涎壅盛，胸膈痞满。

上为末，每二钱，空心小麦汤调下。

姜附赤石脂朱砂丹　治小便数而不禁，怔忡，多忘，魇梦不已，下元虚冷，遗尿，精滑，或阳虚精漏不止，或肾气虚寒，脾泄、肾泄等症。

附子生　干姜各半两　赤石脂一两半，水飞

上为细末，酒糊丸绿豆大。每十五至二三十丸。大便不和米饮下，小便不禁茯苓汤下。

茯苓丸　治心肾俱虚，神志不守，小便淋沥不禁，或赤，或浊，或不利，并宜服之。

赤茯苓　白茯苓等分

上为末，以新汲水挪洗，澄去新沫，控干，别取熟地黄汁与好酒，同于银石器内，熬成膏，搜和丸弹子大，空心盐酒嚼下一丸。

人参救肺散　治咳血、吐血等症。

升麻一钱　柴胡一钱　当归尾二钱　熟地黄二钱　白芍药一钱　苏木半钱　黄芪二钱　人参二钱　甘草半钱　苍术一钱　陈皮五分

上每服五钱，水二盏，煎至一盏，去渣，食前温服。

麦门冬饮子　治吐血久不愈，或肺气虚短气不足以息，要须识此。吾妻尝胎漏，忽日血大崩，遂晕去，服童便而醒，少顷复晕，急煎服荆芥，随醒随晕，服止血止晕之药不效，忽然呕吐。予以童便药汁，满于胸膈也，即以手探吐之，少间吐出米饭及齑菜碗许。询问其由，适方午饭，后着恼，故即崩而不止。予悟曰：因方饱食，胃气不行，故崩甚。血既大崩，胃气益虚而不能运化，宜乎服药而无效也。急宜调理脾胃，遂用白术五钱，陈皮、麦芽各二钱，煎服之。服未半而晕止，再服而崩止，遂专理脾胃，服十数剂胃气始还，然后加血药服之而安。若不审知食滞，而专用血崩血晕之药，岂不误哉！

---

① 人参平肺散：原本有方无药。据《医学发明》药物为桑白皮、知母、炙甘草、地骨皮、五味子、茯苓、青皮、人参、陈皮(去白)、天门冬。可参。

愚按：人以脾胃为本，纳五谷，化精液。其清者入荣，浊者入胃①，阴阳得此，是谓之橐籥②，故阳则发于四肢，阴则行于五脏。土旺于四时，善载乎万物，人得土以养百骸，身失土以枯四肢。东垣以饮食自伤，医多妄下，清气下陷，浊气不降，乃生䐜胀。所以胃脘之阳不能升举，其气陷入中焦，当用补中益气，使浊气得降，不治自安。窃谓饱食致崩者，因伤脾气，下陷于肾，与相火协合③，湿热下迫而致。宜用甘温之剂调补脾气，则血自归经而止矣。若误用寒凉，复损胃气，则血无所羁，而欲其止，不亦难哉！大凡脾胃虚弱而不能摄血，宜调补脾气为主。

一妇人崩漏，面黄或赤，时觉腹间脐下痛，四肢困倦，烦热不安，其经行先发寒热，两肋如束。此脾胃亏损，元气下陷，与相火湿热下迫所致。用补中益气汤加防风、芍药、炒黑黄柏，煎服归脾汤而愈。

【点评】本论结合丹溪的思想提出了：①治病不外气、血、痰、郁四个方面。气用四君子汤，血用四物汤，痰用二陈汤，郁用越鞠丸。而郁则可兼夹在其他三方面，所以治疗中多加用开郁的药物。可见十分重视郁对疾病的影响。②治疗虚损之病需分气血之不同，若为血虚，但用补气之法，则反而耗阴伤血，血愈虚耗，最终引起气血俱虚，反而为害。

由于脾胃为气血之本，又必须注重脾胃的调理。所以薛氏针对脾胃气血之间的关系补充为：若阳气虚弱而不能生阴血者，宜用六君子汤；阳气虚寒而不能生阴血者，亦用前汤加炮姜；若胃土燥热而不能生阴血者，宜用四物汤；若脾胃虚寒而不能生阴血

---

① 胃：据上文，疑系"卫"字之误。

② 橐籥(tuó yuè 驼月)：亦作"橐爚"。古代冶炼时用以鼓风吹火的装置，犹今之风箱。

③ 协合：指互相纠集，协力为患。

者，宜用八味丸。其余当更推五脏互相生克而调补之。这些论述都很重要，且符合实际，请读者予以重视。

最后王氏以自己妻子血崩晕厥为例，说明调理脾胃的重要性。

气血之间的关系非常密切，中医常说"气为血之帅，血为气之母"，气虚补气，血虚补血是为常理。但在特殊病情中，可以通过气血二者之间的关系，进行相互促进。如方剂中黄芪当归汤，就是一个很重要的补血方剂，而且黄芪与当归的用量是2：1。在大出血的时候，补气也是很重要的止血法，如用红参直接服用，不仅能醒神，还有很明显的止血功能。

20世纪60年代，我在一所农村卫生院工作，当时院内医务人员很少，手术室的条件很差。一日来了一位大出血的妇女，医生、护士忙于准备手术。刚好我从手术室旁经过，看见患者躺在手术台上，状态十分不好，就赶紧将患者头部的手术床活动板放下，使患者头稍向后仰，并立即将一小段红参让患者口嚼，后来经手术医生和护士进一步抢救，最终使患者平安做完手术。

产后发热

凡妇人产后，阴血虚，阳无所依，而浮散于外，故多发热。治法用四物汤补阴血，而以炙干姜之苦温从治，收其浮散，使归依于阴。然产后脾胃虚，多有过于饮食伤滞而发热者，误作血虚则不效矣。但遇产后发热，若胸膈饱闷，嗳气，恶食，泄泻等症，只作伤食治之。若发热而饮食自调者，方用补血正法。

愚按：新产阴血暴伤，阳无所附而外热，宜用四物、炮姜补阴以配阳；若因误服寒凉克伐之剂而外热，此为寒气隔阳于外，宜用四君子加姜、桂，如不应，急加附子。若或肌肤发热，面目赤色，烦渴引饮，此血脱发躁，宜用当归补血汤；若胸膈饱闷，嗳腐恶食，或吞酸，吐泻，发热，此为饮食停滞，宜用四君子加厚朴、山楂；若胸膈饱闷，食少，发热，或食而难化，此为脾气虚弱，宜用六君子加炮姜；若用峻厉之剂，腹痛，热渴，寒热，呕吐等症，此为中气复伤，急用六君子加炮姜，若认为热，投以他剂则误矣。

【点评】这里王氏说到产后发热的两种情况：①阴血虚，阳浮于外，出现的虚热，用四物汤加炙干姜主治；②产后脾胃虚，饮食不调，而壅过于胃，出现的实热，作伤食治疗（点评者注：还应该同时清胃热，轻者如怀山药、芦根、竹叶、莲子心等；重者如越鞠丸中之用栀子，清胃散中之丹皮、生地等）。薛氏说到另两种情况：①误服寒凉之剂而伤阳，致使阳气外越，出现发热，有如李东垣所说的阴火，用四君子汤加姜、桂、附（点评者注：可用李东垣之升阳益胃汤，或补中益气汤等）；②使用克伐之剂，如汗、吐、下等法使阴阳俱伤，薛氏称为中气复伤，则会出现阴阳离绝的真寒假热危象。这时多应回阳救逆，薛氏用六君子加炮姜以治疗，似乎稍显病重药轻。

伤寒时气病后调养

凡伤寒时气大病热退之后，先服参、芪甘温之药一二服，以扶元气，随后便服滋阴生津润燥之药。盖大病后汗液外耗，水谷内竭，必有小便赤涩，大便秘结等症，须识此意预防之。

愚按：大病后，谷消水去，精散卫亡，多致便利枯竭，宜当补中益气为要。盖脾为中州，浇灌四傍，为胃行其津液者也。况大肠主津，小肠主液，亦皆禀气于胃，胃气一充，津液自行矣。燥甚者，别当以辛润之，以苦泄之。

【点评】伤寒时气发热热退后，王氏认为可先服参、芪等甘温之药，以扶元气，这里所说的元气，是指李东垣所说的脾胃之气；薛氏用补中益气汤，也主要是为培补脾胃之气，这是一种很好的善后处理。温病发热一般来说可先服竹叶石膏汤，或方中使用西洋参和生黄芪。无论伤寒或温病，病至发热甚至高热的时候，两者的处理大致相同，退热后的处理也基本相似，主要是看津液亏耗程度，重点是防止余热未尽，死灰复燃。

下面介绍一例1968年我处理的发热病例：

张带英病温，前医不识，羌柴独前，银翘芩柏并用，病月余无进退。

英夫略识医药，心疑无主，乃邀吾出诊。病见发热不恶寒，口干略欲饮，心下痞，吐痰涎，脉浮数，质尖略红，有苔色白，乃处银翘散而归。

英夫欲病速愈，次日又求治西医，经注福白龙（退热剂），内服 S. M. P（长效磺胺），亦未全效。

英心切，复邀前医往视，适吾外出路遇，亦随视病。病见减，症如前，惟心下痞为甚。前医沉吟半晌乃问吾："君以为如何？"答："大病已去，余热未清。"前医笑而未答。英夫问："可食鸡、肉、高丽否？"答："暂缓。否，则令复热。"英夫疑而不信。

二人均邀吾处方，乃处竹叶石膏汤，一日连进二剂，吐痰涎盆余而愈。

至五日，英夫夜叫出诊，恰吾外出刚回，前医见吾，非令同往不可。及至，带英又病，拥被卧床，发热，口干欲饮，亦心下痞为甚。吾问："何因而致？"英夫支吾不语，其妹曰："今午过食肥肉而起。"

前医以处方示吾，乃犀角地黄汤加味。吾疑而问："苔何？"曰："黄"，"脉何？"曰："洪"，"斑否？"曰："恐其出"。欲再问，前医已交方捡药。回宿处，吾试问："若此剂不效，君将何置?"前医惊曰："吾措手。"

第二日，前医对吾曰："同视带英病否?"曰："可。"乃同趋，至，见带英畏寒腹泻，心下痞，脉仍浮。前医大惊，对吾曰："请处方。"英夫亦盛情。乃处桂枝人参汤，方用红参钱半。

时忙，久未问方效否。月余，路遇带英买菜，乃问，笑曰："二剂而瘥"。

泄泻

凡泄泻病误服参、芪等甘温之药，则病不能愈，而或变为黄疸。盖泄属湿，甘温之药能生湿热，故反助病邪，久则湿热甚而为疸矣。惟用苦寒泻湿热、苦温除湿寒则愈。泄止后脾胃虚弱，方可用参、芪等药以补之。

愚①尝治少宰李蒲汀，庚寅冬，湿热泄泻，因未生子，惑于人言淡渗之剂能泻肾，而服参、芪等药，后变黄疸，小便不利，腹胀，胸痞。余曰：有是病必用是药，须以淡渗疏导其湿热。遂用茵陈五苓散，诸症顿退。至辛卯冬生子。

【点评】王氏认为泄泻病过早使用参、芪，能加重湿热之邪，从而影响到肝胆，而出现黄疸病。在五脏相互的关系中，肝胆与脾胃之间的关系十分密切，相互影响很直接。很多脾胃湿热病，用西医的观点来看，都与肝胆疾病有关。王氏用苦寒泻湿热、苦温除湿寒，实为经验之谈。

20世纪70年代，我曾经治疗一例湿热病，年轻人，身体较为强壮，来诊时稍有发热疲软，眼巩膜不黄，大便溏泄，一日

---

① 愚：按本书体例，此字后似脱"按"字。

3~4次，舌苔黄腻而厚，脉濡数。当时处葛根黄芩黄连汤加味3剂。半个月后，该患者来院发现巩膜黄，检查为急性黄疸型肝炎。原来患者刚服药，被告知老家有事，即赶回老家处理，路途较远，药物携带不便，故未用药。半月处理完家务事，劳累有加，回所在部门后，已发现眼巩膜发黄，舌苔黄厚腻，即来复诊。此时即按西医所说肝炎处理、善后，以利胆解郁，清热祛湿为主。患者又服药半月后黄疸消退。

劳热

南方人称发热为劳发，盖谓劳苦而发热，即东垣内伤之旨也。此病轻者一二发自愈，重者用东垣法补之，甚则加熟附子。若因劳力辛苦而发热，切不可误作外感轻易发汗也。

愚按：内伤发热者，因饮食过时，劳役过度，而损耗元气，阴火得以乘其土位，故翕翕然而发热，宜用补中益气汤以升其阳；若因劳力辛苦，入房不节，亏损精血，虚火妄动而发热者，宜用六味地黄丸以补其阴。不可认作有余之火，而用黄柏、知母之类也。

【点评】劳热，即受劳而发。所谓劳，薛氏解释为劳役、入房不节两方面。劳役而发多因元气受损，阴火上炎而致，还多与胃肠道疾病相关；入房不节引起的劳热，多为阴虚火旺，但这时的体温不高，主要是自觉发热，多与肾精相关。除了精血受损之外，还容易有寒邪内侵的表现，如中医所说热入血室证，夹阴伤寒证，缩阴证等。这时外邪一般不重，但却胶着不去，主要是元气不足以祛除外邪，故治疗使用以祛邪为主的解表药基本无效时，可仿照此处劳热的处理方法。

下面介绍一病例。

大学毕业后我和夫人同时被分配到农村工作，当时解放军某医院有一支医疗队到我们所在的公社医院(现在称之为乡医院)进行医疗支持,其中有一名西医女医生,与我夫人关系较为融洽。医疗队在我们所在的医院工作时间较长,中途也会安排休假。一次,这位女医生回家休假时间较长,说是回家后患了感冒,吃了一段时间的药。回到我们医院后感冒仍然没有好,一边吃药一边工作。时间长了,她觉得既然西药没有什么疗效,就吃一点中药看看。于是找我夫人,要求开中药治疗感冒。我夫人觉得很奇怪,一个普通感冒居然治疗了一个多月还没有好,就仔细地询问她患感冒前后的情况,经仔细问诊后得知她是在同房以后受寒才得的感冒,虽然病情不重,但就是长时间服药不能痊愈。我夫人才明白,她这种感冒就是中医说的伤寒夹阴,一般的感冒药是不能治愈的。因为一般的感冒药驱除表邪,主要是发散解表,而伤寒夹阴证是在肾气不足之时患的感冒,主要是肾气不足,外寒直中,进入少阴,邪不在表,其寒为畏寒与恶寒不同,一个属于内寒,一个属于外寒,形同外感感冒,实际为内寒感冒。而且症状多有腰酸背痛,疲倦无力,低热,甚至手足心潮热,以及胃中不舒,食欲不振,小便清长,大便不爽等症状,有如《伤寒论》中的少阴直中。故单纯使用解表药驱除外寒,不能获得有效地治疗。若使用解表药时间过长,疏泄过多,致表阳虚,也会出现恶风或畏风的表现。我夫人使用六味地黄丸加味治疗,这位女医生很快获得痊愈。

《岐轩救正论》一书,将伤寒夹阴证,分为房劳伤寒、夹阴伤寒、真中伤寒、阴燥伤寒、劳力伤寒、夹虚伤寒、肾虚伤寒、蓄血伤寒等。其认为这类伤寒病,均是内寒为主,虽然出现热证,多是真寒假热,故治疗时应该温里为主,若误用寒凉,则多成危证。这是指发病当初应该如此,若是病证后期,则需养肾护气,方可痊愈。《诸病源候论》一书中,在阐述伤寒阴阳易候、伤寒交接劳复候时,认为伤寒病新瘥未平复,而与人交,称之为阴阳易，是病人之毒传与他人；而伤寒新瘥，未满百日，气力未平复而以房劳者，则病人本身出现危象。两者症状基本相同，为：小腹急痛，或阴中拘挛，手足拘挛，四肢拘急，热上冲胸等。有时症状不重，但过一段时间之后，会出现百节解离(即关节酸软)，经络缓弱(即全身无力)，气血虚，骨髓空竭，便恍恍吸吸(即心情不爽)，气力不足，着床不能动摇，起居仰人，食如故，是其证也。这时多需要按伤寒夹阴后期的治疗方法进行治疗，方能获得痊愈。

伤寒夹阴是中医特有的诊断，他说明外邪犯人之时，虽然多在表，亦有在里之证。解表祛邪为常法，补正祛邪为变法。本例在治疗中使用六味地黄丸为主化裁获得痊愈就是一例。

伤寒夹阴证所伤之寒比较重的时候，有可能引起缩阴症，就是阴部向腹内痉挛。赵守真老先生在他的《治验回忆录》中有比较详细的记载，可以参阅。我在农村工作的时候，一天晚上医院附近的农民来叫出诊，走去一看，原来是一位妇女患了缩阴症，但是症状不很严重，主要是小腹部和阴部疼痛，阴部有向内收的感觉，其原因也是同房后去小解受寒引起，用艾条灸下腹部气海穴后，症状消失。

饮食劳倦

东垣论饮食劳倦为内伤不足之证，治用补中益气汤。《溯洄集》中又论不足之中，又当分别饮食伤为有余，劳倦伤为不足，予谓伤饮食而留积不化，以致宿食郁热，热发于外，此为有余之症，法当消导，东垣自有枳术丸等治法具于饮食门矣。其补中益气方论，却谓人因伤饥失饱，致损脾胃，非有积滞者也，故只宜用补药。盖脾胃全赖饮食之养，今因饥饱不时，失其所养，则脾胃虚矣。又脾主四肢，若劳力辛苦伤其四肢，则根本竭矣。或专因饮食不调，或专因劳力过度，或饮食不调之后加之劳力，或劳力过度之后继以不调，故皆谓之内伤元气不足之症，而宜用补药也。但须于此四者之间，审察明白，为略加减，则无不效矣。

愚按：饮食劳倦颇同而理异也。王安道先生曰：劳倦伤、饮食伤二者，虽俱为内伤，不可混而为一。夫饮食受伤而留滞不化，则有余矣，有余者泻之；伤饥失饱致损脾胃，非有积滞，则不足矣，不足者补之。如东垣枳术丸之类，虽曰消导，固有补益于其间，然亦施于不甚伤者耳，原非以为通行之药也。盖停滞之物，非枳术丸之力所能去者。若泥于消导而弗知变，则不善用前人之意矣。

【点评】这里所说的饮食劳倦，主要指饮食和营养不足、消耗过度引起的疾病。此类疾病内因均与脾胃不足有关，多发于小儿，甚至引起慢惊风。王氏用补中益气汤治疗。由于脾胃功能不良，除了营养不足之外，也多有消化不良引起的积滞，故薛氏认为在脾胃受损不重的时候，也可以使用枳术丸。

饮食劳倦容易引起慢惊风，临床以发病缓慢，反复发作，无热，抽搐时发时止，缓而无力为其特点，抽搐、目上翻等风象时有时无。临床虽然多见于小儿，成人也时有发生，尤其是老人更是经常见到，多表现为偶发抽筋。发病原因，一是因各种原因引起的营养极度缺乏；二是缺钙。脾胃虚弱招致肝气乘伐，所以，此时调理脾胃(成人或老人应多主动补钙)是主要的方法。

《万病回春》介绍慢惊风病元气虚损而致昏愦者，急灸百会穴，若待下痰不愈而后灸之，则元气脱散而不救矣。是指慢惊风长期得不到有效治理，而身体元气逐渐衰少，最后出现元气不能归位而脱散，出现脾胃衰败现象，故出现危症。用百会穴主要在于提升原阳，属于补火生土之法，平时可以振奋脾阳，危时可以挽救垂危，所以应及早使用。由于慢惊风是多种疾病过程中的一种症状表现，所以调理脾胃的同时还应积极治疗原发疾病。

慢惊风使用针灸疗法是一种很好的选择，除灸百会穴外，还可以针刺中脘、气海、足三里、公孙、内关、三阴交、阳陵泉等，每次选用3个穴位针或灸均可，灸法每次每穴灸5~8分钟即可。若患儿哭闹，可以使用点刺的方法。病情较重者，可以加灸食窦穴、章门穴。

内伤发热

内伤发热，是阳气自伤，不能升达，降下阴分而为内热，乃阳虚也，故其脉大而无力，属肺、脾；阴虚发热，是阴血自伤，不能制火，阳气升腾而为内热，乃阳旺也，故其脉数而无力，属心、肾。经曰：脉大而无力为阳虚，脉数而无力为阴虚。无力为虚，有力为实。

愚按：阳虚发热者，宜用补中益气汤以升补阳气；阴虚发热者，宜用六味地黄丸以培补阴血。总论二症，虽有阴阳气血之分，实则皆因脾胃阳气不足所致，其发热，属形病俱虚，余故禁服黄柏、知母，恐复伤阳气耳！

阁老李序庵，有门生馈坎离丸，喜而服之。余曰：前丸乃黄柏、知母，恐非所宜服者。《内经》有云：壮火食气，少火生气。今公之肝、肾二脉数而无力，宜滋其化源，不宜泻火伤气也。不信，服将两月，脾气渐弱，发热愈甚，小便涩滞，两拗①肿痛，公以为疮毒。余曰：此肝、肾二经亏损，虚火所致耳！当滋补二经为善。遂朝用补中益气汤，夕用六味地黄丸，诸症悉愈。余见脾胃素弱，肝肾阴虚而发热者，悉服十味固本丸与黄柏、知母之类，反泄真阳，令人无子，可不慎哉！

---

① 拗(ǎo袄)：弯转处，应该指腹股沟靠近外阴处的凹陷，肝经经脉绕阴器循行，肾经经脉也从此处经过。可能是指西医所说腹股沟淋巴结肿痛。

【点评】近代名医秦伯未先生在他的《谦斋医学讲稿》中就介绍了一例表阳虚所致发热的治愈病例。一位住在颐和园附近的居民，因为游玩颐和园受风，患了感冒，经多位医生治疗，患感冒一月余一直不能痊愈。患者后找到秦老，秦老诊断后认为患者本身体质不强，已有气虚，一般医生只知解表，不知养气。经过前一段治疗，在表的邪气本应早已驱除，但由于过多地使用解表祛邪之药，反复祛在表之邪，使在表的阳气受损，邪气反而不去。此时邪气虽然不强，卫表正气也已经衰弱，所以在体表出现邪正交争，出现所谓"感冒"的表现。邪气强时，固然有恶风；邪气弱时，由于正气不足御表，腠理松弛，也会出现恶风或畏风的表现，所以医者在治疗这类病的时候，直接补正气，即可驱表邪。表阳虚可使用补中益气汤治疗"感冒"。这位较长时间治疗不愈的患者，在秦老正确的诊治下，很快就痊愈了。秦老的辨证施治，既在预料之外，又在情理之中。可见高人之高处，多在慎察机辨之中。

伤寒发热

伤寒发热，是寒邪入卫，与阳气交争而为外热。阳气主外，为寒所伤而失其职，故为热。其脉紧而有力，是外之寒邪伤卫也。治主外。

愚按：前症反复变迁，若治失其宜，命在反掌。盖寒邪自表入里，治法虽有三阳之异，然不可拘泥日数，亦有其邪终止于一经，而不传他经者，尝治陈湖一男子，患伤寒，仰卧一月，且耳聋。余意其病尚在少阳，故胁痛不能转侧及耳聋也。与小柴胡汤加山栀，一剂即能转侧，尾闾处内溃皆蛆，耳亦有闻。盖少阳属风木，而风木能生虫也，其在少阳明矣。

【点评】寒邪为主侵犯人体体表(包括皮毛、腠理、经络和穴位),由于寒为阴邪,主凝敛,使人体出现寒象;而人体奋起抗邪之时,一时无法调集气血于体表,也只有通过收缩经络以阻断外邪入侵的通道,因此也出现寒象,故恶寒重成为寒邪侵犯人体初期时的主要表现。所以有"有一分恶寒,即有一分表证"之说。由于经脉收缩,出现气血一时性不畅,继而出现随经脉循行部位的疼痛。发热是随着气血逐渐到达肌表后而出现的,所以它的出现较恶寒要晚,形成了所谓外感证开始时"恶寒重,发热轻"一说。虽然发热是在逐渐加重,开始时不一定重,但其热度(体温计测量)并不一定低(也就是说发热轻,不一定温度低。因为轻重是一种自我感觉,不是温度计量)。可见恶寒、发热、颈项疼痛都是人体抗邪的表现。风邪为主侵犯人体体表,由于风为阳邪,其性开泄,体表虽受寒邪凝敛,但风邪的强大开泄能力,使经络无法收缩紧闭,因而原在外的部分气血无法内撤而被迫抗邪,故出现体表微微有汗的表现。所以治疗上有"伤寒无汗,中风有汗""无汗用麻黄(汤),有汗用桂枝(汤)"之说。

伤暑发热

伤暑发热,是火邪伤心,元气耗散,而邪热入客于中,故发为热,汗大泄,无气以动,其脉虚迟而无力,是外之热邪伤荣也。治主内。

愚按: 夏月阳气浮于外,阴气伏于内,法当调补阳气为主,而佐以解暑,此推《内经》舍时从症之良法也。故前症当究其所因而治之,不可泛用香薷饮之类,走散阳气,导损真阴,而益其病也。又有夏间用薄荷煎汤以代茶,殊不知散人之真气,即久用川芎汤,令①人暴死

———————————————————

① 令:原作"今",据明刻清印本改。

之类也。详见后。

【点评】《医学心悟》说："伤暑者，病之轻者也，其症汗出、身热而口渴也；中暑者，病之重者也，其症汗大泄，昏闷不醒，蒸热齿燥，或烦心喘喝、妄言也。"前者使用益元散(滑石、甘草、朱砂)，后者使用白虎汤。在中暑的治疗上，《万病回春》首先使用香薷饮以去表邪，然后用白虎汤清内热，最后用清暑益气汤养阴保液。这实为治暑邪的三部曲。

中暑一证，历来有寒热之辨，即所谓阳暑和阴暑的区别。阳暑是指天热时，人体受热而致体温调节中枢失控而引起的疾病；阴暑是天热时，人体贪凉而受寒引起的疾病。本篇所说应该主要属于阳暑范围。

病有感伤中

病有感，有伤，有中。感者，在皮毛，为轻；伤者，兼肌肉，稍重；中者，属脏腑，最重。寒有感寒、伤寒、中寒，风有感风、伤风、中风，暑有感暑、伤暑、中暑，当分轻重表里，治各不同。又如中湿、中气、中毒，皆云中。中者，中也，谓邪直入于中也，故为重病。

心腹疼痛

凡治心腹疼痛，但是新病，须问曾何饮食？因何伤感？有无积滞？便与和中消导之药。若日数已多，曾多服过辛温燥热之药，呕吐不纳，胸膈饱闷，口舌干燥，大小便涩，虽则内有郁热，或原有旧病，因感而发，绵延日久，见证如前者，俱用开郁行气、降火润燥之药。如川芎、香附、炒山栀、黄连、姜汁之类；甚者再加芒硝。但治心腹久痛，须于温散药内加苦寒咸寒之药，温治其标，寒治其本也。

愚按：腹痛，若脾胃虚弱，饮食不化，或兼腹中作痛，用六君子汤；若饮食过多，停滞未化，或兼腹痛，用人参养胃汤；若饮食既化，脾胃受伤，或兼腹中作痛，用六君子加当归；若胃中有热，心腹中脘作痛，呕吐，用二陈汤加黄连、山栀；若脾胃虚弱，少食，心腹作痛，用六君子汤。脾胃虚寒，亦用前汤加炮姜。大凡腹满痛，按之不痛为虚，痛者为实，余当临症制宜。

副郎李孟卿，常患腹痛，每治以补中益气加山栀即愈。一日因怒，腹痛，脉弦紧，以前汤吞左金丸三十粒而愈。

一妇人，心腹痛，诸药不应。余用炒黑山栀、桔梗治之而愈。

儒者沈尼文，内停饮食，外感风寒，头痛发热，恶心腹痛，用人参养胃汤加芎、芷、曲、蘖、香附、桔梗，一剂诸症悉退，次日腹痛甚可畏，喜手按，痛即止。此脾气虚弱，客寒乘之而作，是内虚寒而外假热也。用香砂六君子加木香、炮姜，服之痛减六七，又以前药去二香，一钟①而愈。

府庠徐道夫母，胃脘当心痛剧，右寸关俱无，左虽有微而似绝，手足厥冷，病势危笃。察其色，眼胞上下青黯，此脾虚肝木所胜。用参、术、茯苓、陈皮、甘草补其中气，用木香和胃气以行肝气，用吴茱萸散脾胃之寒，止心腹之痛。急与一剂，俟滚先服，煎熟再进，诸病悉愈。

【点评】这里所说的心腹疼痛，指心下痛。主要部位在剑突下，胃体部分。属于消化道疾病，大多有泄泻。

王氏认为需要询问以下三点：曾何饮食？因何伤感？有无积滞？

其一指饮食不当，湿热内侵，脾胃受伤，多与西医所说的胃肠炎症有关，需清热利湿为主。初起可用葛根黄芩黄连汤，湿热

---

① 钟：同"盅"。钟，古量名，容六斛四斗。这里是指一剂。

阻滞用黄连泻心汤，湿浊阻滞用连朴饮，鼎盛期用白头翁汤，脾气阻遏时用的香连丸，脾阳不足时用的连理汤，脾阴不足时用的黄连阿胶汤，久病滑脱时用的驻车丸等等。其二指寒邪内入，有如《伤寒论》中所说的太阴腑证，为寒邪从口腔而入，是脾胃受损。初起可用桂枝汤，中期可用理中汤，后期可加用附子，若有化热趋势，可用连理汤。其三指积滞不化，小儿甚至出现疳积，可用枳术丸。或用消食丸，以化食为主；或用消食饼，以养益脾胃为主。成人可用民间疗法"拉膈筋"的方法，对膈食(宿食不化)有很好的效果。即在人体两侧，肋骨以下，髋骨以上的侧腹，用拇指、食指掐住皮肤内的腹肌，向外突然弹拉，拔起后突然松开，每侧弹拉3~5次即可，效果极好。我小时候曾经被弹拉过，后来还给患儿弹拉过，往往"拉膈筋"1次即能见效。小儿则可刺四缝穴。由于脾胃与肝胆关系密切，所以心腹疼痛也多要考虑解郁利胆。如用越鞠丸，有热加用左金丸，有寒加用良附丸等。

病时静心息虑

昔人有云：我但卧病，即于胸前不时手写死字，则百般思虑俱息，此心便得安静，胜于服药，此真无上妙方也。盖病而不慎，则死必至。达此理者，必能清心克己，凡百谨慎，而病可获痊。否则虽有良药，无救也。世人遇病而犹恣情任性，以自戕贼者，是固不知畏死者矣。又有一等明知畏死，而怕人知觉，讳而不言，或病已重，而犹强作轻浅态度以欺人者，斯又知畏死而反以取死，尤可笑哉！

愚按： 心之官则思。而脾则主于思。病者有思，则心火妄动，而五火翕然随之，脾气益伤，诸脏仍病。故书死字以自譬，则百虑息而天君泰然，虽有疾病，勿药自愈矣。故古人谓讳疾忌医，骄恣不论于理之类，为不治之疾，有由然矣。

【点评】王氏说到了两点，一是不怕死；二是不畏病。患者应静下心来，敢与疾病作抗争。患者能很好地配合医生的治疗，这在中医治疗中是非常重要的。薛氏从神志的角度对这两点进行了解读，认为心火妄动，则五脏之火翕然随之，火邪为患，必然加重病情。虽然是针对患者所说，也是对医生的一种告诫。医生应注意心理因素对患者疾病的影响。中医医生不仅要重视病理变化，还要重视心理变化，这样才能提高疗效。

发 热 论

世间发热症，类伤寒者数种，治各不同，外感、内伤乃大关键。张仲景论伤寒、伤风，此外感也。因风寒之邪感于外，自表入里，故宜发表以解散之，此麻黄、桂枝之义也。以其感于冬春之时寒冷之月，即时发病，故谓之伤寒，而药用辛热以胜寒；若时非寒冷，则药当有变矣。如春温之月，则当变以辛凉之药；如夏暑之月，则当变以甘苦寒之药。故云冬伤寒不即病，至春变温，至夏变热，而其治法，必因时而有异也。又有一种冬温之病，谓之非其时而有其气，盖冬寒时也，而反病温焉，此天时不正，阳气反泄，用药不可温热。又有一种时行寒疫，却在温暖之时，时行温暖，而寒反为病，此亦天时不正，阴气反逆，用药不可寒凉。又有一种天行温疫热病，多发于春夏之间，沿门阖境相同者，此天地之疠气，当随时令参气运而施治，宜用刘河间辛凉甘苦寒之药，以清热解毒。以上诸症，皆外感天地之邪者。若夫饮食、劳倦，为内伤元气，此则真阳下陷，内生虚热，故东垣发补中益气之论，用人参、黄芪等甘温之药，大补其气而提其下陷，此用气药以补气之不足者也。又若劳心好色，内伤真阴，阴血既伤，则阳气偏胜而变为火矣，是谓阴虚火旺劳瘵之症，故丹溪发阳有余阴不足之论，用四物加黄柏、知母，补其阴而火自降，此用血药以补血之不足者也。益气补阴，皆内伤症也。一则因阳气之下陷，而补其气以升提之；一则因阳火之上升，而滋其阴以降下之：一升一降，迥然不同矣。

又有夏月伤暑之病，虽属外感，却类内伤，与伤寒大异。盖寒伤形，寒邪客表有余之症，故宜汗之；暑伤气，元气为热所伤而耗散不足之症，故宜补之，东垣所谓清暑益气者是也。又有因时暑热，而过食冷物以伤其内，或过取凉风以伤其外，此则非暑伤人，乃因暑而自致之之病，治宜辛热解表，或辛温理中之药，却与伤寒治法相类者也。凡此数症，外形相似，而实有不同，治法多端而不可或谬。故必审其果为伤寒、伤风及寒疫也，则用仲景法；果为温病及瘟疫也，则用河间法；果为气虚也，则用东垣法；果为阴虚也，则用丹溪法。如是则庶无差误以害人矣。

今人但见发热之证，一皆认作伤寒外感，率用汗药以发其表，汗后不解，又用表药以凉其肌，设是虚证，岂不死哉？间有颇知发热属虚而用补药，则又不知气血之分，或气病而补血，或血病而补气，误人多矣。故外感之与内伤，寒病之与热病，气虚之与血虚，如冰炭相反，治之若差，则轻病必重，重病必死矣，可不畏哉！凡酒色过度，损伤脾肾真阴，咳嗽吐痰，衄血、吐血、咳血、咯血等症，误服参、芪等甘温之药，则病日增，服之过多则不可治。盖甘温助气，气属阳，阳旺则阴愈消。前项病症，乃阴血虚而阳火旺，宜服苦甘寒之药以生血降火。世人不识，往往服参、芪以为补，予见服此而死者多矣。

愚按：*前论治验，见于各类。*

【点评】王氏认为发热一症，当分外感与内伤，寒病与热病，气虚与血虚三个方面。

若为外感，则伤寒、伤风及寒疫则用仲景法。所谓寒疫是时行温暖，而寒反为病，此亦天时不正，阴气反逆，而所生之病。其中使用"疫"字，说明有流行性。注意，与后文所说天行瘟疫热病又不同，后者有传染性。若是天行瘟疫热病，则用河间辛凉甘苦寒之药，以清热解毒。此类温热，多为瘟疫。可见王氏认为外感应分寒温。

若是内伤，元气不足，则用东垣法补中益气之论；而阳有余阴不足则用丹溪法补其阴而火自降。可见王氏认为内伤当分阴阳气血。

补阴丸论

人之一身，阴常不足，阳常有余。况节欲者少，过欲者多。精血既亏，相火必旺，火旺则阴愈消，而劳瘵咳嗽、咯血、吐血等症作矣。故宜常补其阴，使阴与阳齐，则水能制火，而水升火降，斯无病矣。故丹溪先生发明补阴之说，谓专补左尺肾水也。古方滋补药皆兼补右尺相火，不知左尺原虚，右尺原旺，若左右平补，依旧火胜于水，只补其左制其右，庶得水火相平也。右尺相火固不可衰，若果相火衰者，方宜补火。但世之人火旺致病者十居八九，火衰成疾者百无二三，且少年肾水正旺，似不必补，然欲心正炽，妄用太过，至于中年，欲心虽减，然少年所丧既多，焉得复实？及至老年，天真渐绝，只有孤阳，故补阴之药，自少至老，不可缺也。丹溪先生发明先圣之旨，以正千载之讹，其功盛哉！今立**补阴丸**方，备加减法于后。

黄柏去皮，酒拌炒褐色　知母去皮、毛，酒拌炒，忌铁　败龟板酥炙透，各三两　锁阳酥炙干　枸杞子各二两　熟地黄酒拌蒸，忌铁，五两　五味子一两　白芍药酒炒　天门冬去心，各二两　干姜炒紫色，三钱，寒月加至五钱

上为末，入炼蜜及猪脊髓三条，和药末杵匀，丸桐子大。每服八

九十丸，空心淡盐汤送下，寒月可用温酒下。

愚按：前症设若肾经阴精不足，阳无所化，虚火妄动，以致前症者，宜用六味地黄丸补之，使阴旺则阳化。若肾经阳气燥热，阴无以生，虚火内动而致前症者，宜用八味地黄丸补之，使阳旺则阴生；若脾肺虚不能生肾①，阴阳俱虚而致前症者，宜用补中益气汤、六味地黄丸培补元气以滋肾水；若阴阳络伤，血随气泛行而患诸血症者，宜用四君子加当归，纯补脾气以摄血归经。太仆先生云：大寒而盛，热之不热，是无火也；大热而盛，寒之不寒，是无水也。又云：倏忽往来，时发时止，是无水也；昼见夜伏，夜见昼止，不时而动，是无火也。当求其属而主之。无火者，宜益火之源，以消阴翳；无水者，宜壮水之主，以镇阳光，不可泥用沉寒之剂。

若有梦遗精滑病者，加牡蛎_{童便煅}、白术各一两，山茱萸肉、椿根白皮_炒，各七钱。若有赤白浊病者，加白术、白茯苓各一两半，山栀仁、黄连_炒各五钱。

愚按：前症属足三阴亏损所致，盖肾主闭藏，肝主疏泄。若肝肾虚热者，用四物加柴胡、山栀、山茱萸、山药；脾胃气虚者，用补中益气加山茱、山药；思虑伤脾者，兼用归脾汤和山茱、山药；肝肾亏损者，六味丸；真阳虚败，八味丸；心肾不交，用萆薢分清饮；心气虚热者，清心莲子饮。

朱工部素阴虚，劳则遗精，齿痛，用补中益气汤加半夏、茯苓、芍药、山茱、山药治之少愈，更以十全大补加五味、麦冬悉愈。

一儒者，患此兼脚跟作痛，口干作渴，大便干燥，午后热甚，用补中益气加芍药、玄参，并加减八味丸而愈。

若脚软弱无力者，加牛膝_{酒洗}，二两；虎胫骨酥炙透，一两；防己_{酒洗}、木瓜各五钱。

愚按：前症多因足三阴虚亏损。若脾肾不足而无力者，用还少

---

① 脾肺虚不能生肾：脾、肺、肾三脏为人体水液代谢的主要脏器，三脏并提，应是指阳虚而水液运行不畅，故需补脾肺之阳，以助肾阳，而用补中益气汤和六味地黄丸。

丹；肝肾虚热而足无力者，用六味丸。如不应，急用八味丸。

大尹徐克明，因饮食失宜，日晡发热，口干，体倦，小便赤涩，两腿酸疼。彼知医，自用四物、黄柏、知母之剂，反头眩，目赤，耳鸣，唇燥，寒热，痰涌，大便热痛，小便赤涩；又用四物、芩、连、枳实之类，胸膈痞满，饮食少思，汗出如水；再用二陈、芩、连、黄柏、知母、麦门、五味，言语谵妄，两手举拂。余谓汗多亡阳，神无所依。用参、各五钱，归、术各三钱，远志、茯神、酸枣仁、炙草各一钱，服之熟睡良久，四剂稍安；又用八珍汤调补而愈。

一儒者因累婚，脚软痛，面黑，食减，恶寒，足肿，小腹胀痛，上气痰喘。余以为少阴亏损，阳气虚寒之症。用八味丸料煎服，诸症顿除；又服丸剂半载，元气渐充，形体如故。

一妇人发热，口干，月经不调，半载后两腿无力，服祛风散湿之剂，腿益肿痛，体更倦怠，经事不通。余作肝脾肾虚寒，用六味、八味二丸兼服，两月诸症渐愈。

若有疝气病者，加苍术盐水炒一两半，黄连姜汁炒、山栀炒各六钱，川芎一两，吴茱炒、青皮去瓤①各五钱。

愚按：疝症专主肝经者多，如运气或在泉寒胜，木气挛缩禁②于此经；或司天燥胜，木气抑郁于此经；或忿怒悲哀，忧抑顿挫结于此经；或药淋，外固闭，尾缩精③壅于此经，其病差别如此，且夫遗溺、闭癃、阴痿、胕痹④、精滑、白淫，皆男子之疝也，不可妄归之肾冷。血涸不月，月罢腰膝上热，足躄，嗌干，癃闭，少腹有块，或定或移，前阴突出⑤，后阴痔核，皆女子之疝也。但女子不谓之疝，而为之瘕。若年少而得之，不计男子妇人皆无子，故隐蔽委曲之事，

---

① 瓤：原作"穰"，据文义改。
② 禁：当作"困"字解。《证治准绳》作："或在泉寒胜，水气挛缩，郁于此经。"
③ 药淋，外固闭，尾缩经：为古代长生而用的修炼方法。
④ 胕痹：指膀胱麻痹。
⑤ 前阴突出：指子宫脱垂。

了不干脬肾小肠之事，乃足厥阴之症也。窃谓前症若因肝经湿热，当用炒山栀、茯苓，黄柏、泽泻、川芎、当归、吴茱萸、黄连、山楂；若肝肾二经湿热，当用六味地黄丸料加柴胡、山栀；若肝脾二经阴虚湿热，宜补中益气加炒山栀、炒黑黄连、吴茱萸。盖疝名有七，形症、所因不同，治法亦异，当详《玉机微义》。

【点评】薛氏认为疝气有男子之疝和女子之疝的区别。男子之疝包括遗溺、闭癃、阴痿、脬痹、精滑、白淫；女子之疝包括血涸不月，月罢腰膝上热，足躄，嗌干，癃闭，少腹有块，或定或移，前阴突出，后阴痔核。但女子不称作"疝"，而称之为"瘕"。因为足厥阴肝经绕阴器，所以均与足厥阴肝经湿热阻滞经络有关，治疗的时候多清热泻火利湿。

肝肾同居下焦，肾阴对肝阳也有很重要的协调作用。但此时肝经湿热，多是水湿停滞而致肝火较旺，多与脾之运化水湿相关，所以薛氏说不干脬肾小肠之事，而从肝脾论治。

若脾气虚弱，畏寒易泄者，加白术三两，陈皮一两，干姜炒加至七钱。

愚按：前症亦有脾胃虚弱，有脾胃虚寒，有命门火衰者。脾胃虚弱，畏寒易泄者，用六君子加补骨脂、肉豆蔻治之；脾胃虚寒，畏寒易泄者，用六君子、肉果、木香调之；命门火衰不能生脾土者，用八味丸补之。

沈大尹，每五更即泄。余以为肾泄，用五味子散①，数服而愈。后不慎起居，不节饮食，其泄复作，日夜无度，畏寒，饮食且难消化，肌体日瘦。余曰：乃变火衰之症也。遂与八味丸，泻止，食进。

若眼目昏暗者，加当归酒洗、川芎、菊花各一两，柴胡、黄连酒炒、乌犀角各五钱，蔓荆子、防风各三钱。

---

① 五味子散：药物为五味子(拣去梗，二两)、吴茱萸(半两)

愚按：目者五脏之华，上荣于目，得气血之精者。若昏暗或有黑花，皆肾经不足也，用滋阴肾气丸；若视物散大，或见非常之状者，皆阴血虚弱也，用滋阴地黄丸；若两目昏暗，四肢倦怠者，乃脾虚五脏之精不能上腾，用东垣益气聪明汤；若两目紧小，羞明畏日，或视物无力，肢体倦怠，或头面麻木者，乃脾肺之气虚不能上行也，用东垣神效黄芪汤；若病后或日晡或灯下不能观物者，乃阳虚下陷阴盛故也，用决明夜光丸，或镇阴升阳汤。

若兼气虚之人，加人参、黄芪蜜炙各二两；若左尺既虚，右尺亦微，命门火衰，阳事不举，加黑附子小便浸炮去皮、肉桂去皮各七钱，沉香五钱。

愚按：前症果左尺脉虚，宜用六味地黄丸以滋水之源；若右尺脉虚，宜用八味地黄丸以益火之主。

【点评】王氏强调了丹溪阳常有余、阴常不足的论述，提出补阴法应该自少至老，不可缺也。因为肾藏精，为阴之根本，所以这里讲的主要是补肾阴。

1.《灵枢》说："人始生，先成精。"可见肾精属先天，是父母给予的，后天并不能产生，由于肾精是生命活动的动力，所以肾精处于不断地消耗过程中，肾精消耗完，则生命结束，所以有阴常不足之虞。若需要增加人的肾精，主要应从优生的角度考虑。

2. 肾阴和肾阳(命火，或曰相火)互相作用，产生肾气，即原气，供给身体需要。原气是越多越好，但相火则不是越多越好。相火必需守静，就需要肾阴来安抚，以达到阴平阳秘。所以丹溪说阳常有余属于病态，需补阴以平阳。

3. 从正邪的角度上说，肾之正阴是肾精，肾之邪阴是寒湿；肾之正阳是命火，肾之邪阳是为阴火(即妄动的相火)。

4. 所谓补肾阴，实际上是讲滋养肾阴，使肾精的含精量增大，使同等剂量的肾阴能发挥更大的作用。所以治法中都是强调滋补肾阴，重点在于"滋"字上，使用滋腻之药品，或血肉有情之品。有如熟地、肉苁蓉、牛膝、紫河车、龟膏、鹿膏等；方剂如六味地黄丸、大补阴丸，左归饮、右归饮、龟鹿二仙膏及本论的补阴丸等。

5. 在正虚而肾火较旺之时，一般治疗都是以阴平阳，如用六味地黄丸等，只有相火太旺之时，才加用黄柏、知母以清之。若邪阴引起的相火妄动，则以去邪阴为主，多用温阳之法，即引火归元法。所以临床治肾，需要注重正邪之分。这里薛氏引王冰"寒之不寒，是无水也，壮水之主，以制阳光；热之不热，是无火也，益火之源，以消阴翳"之意，以说明与肾精有关的补泻方法。

6. 若肾阳虚，需要补阳的时候，除了特殊紧急病情之外，也一般是从阴补阳，如用六味地黄丸或金匮肾气丸等。

劳瘵

男子二十前后，色欲过度，损伤精血，必生阴虚火动之病，睡中盗汗，午后发热，哈哈咳嗽①，倦怠无力，饮食少进，甚则痰涎带血，咯吐出血，或咳血、吐血、衄血，身热，脉沉数，肌肉消瘦，此名劳瘵。最重难治，轻者必用药数十服，重者期以岁年。然必须病人爱命，坚心定志，绝房室，息妄想，戒恼怒，节饮食，以自培其根，否则虽服良药，亦无用也。此病治之于早则易，若到肌肉销铄，沉困着床，沉伏细数，则难为矣。

又此病大忌服人参，若曾服过多者，亦难治。今制一方于后，治色欲证，先见潮热、盗汗、咳嗽、倦怠，趁早服之。

---

① 哈哈咳嗽："哈哈"疑为"咯咯"之误，用以形容咳嗽的声音。

生地黄_{酒洗}　甘草_炙　干姜_{炮，各五分}　川芎　熟地_{各一钱}　白芍药_{炒，一钱三分}　陈皮_{七分}　当归　白术_{各一钱三分}　黄柏_{蜜水浸炙，七分}　知母_{蜜水浸拌炒}　天门冬_{去心、皮，各一钱}　生姜_{三片}

水煎，空心温服。

愚按： 前方治火盛阴虚之法也。大抵此症属足三阴亏损，虚热无火之症，故昼发夜止，夜发昼止，不时而作，当用六味地黄丸为主，以补中益气汤调补脾胃，若脾胃先损者，当以补中益气为主，以六味地黄丸温存肝肾，多有得生者。若误用黄柏、知母之类，则复伤脾胃，饮食日少，诸脏愈虚，元气下陷，腹痞作泻，则不可救矣。

夫衄血、吐血之类，因虚火妄动，血随火而泛行，或阳气虚，不能摄血归经而妄行，其脉弦洪，乃无根之火浮于外也。大抵此症多因四、五、六月，为火土大旺，金水衰涸之际，不行独宿淡味，保养二脏。及十一、二月，火气潜藏，不远帏幕，戕贼真元。故至春末夏初，患头疼、脚软、食少、体热注夏之病，或少有老态，不耐寒暑，不胜劳役，四时迭病。皆因气血方长而劳心亏损，或精血未满而早斫丧，故其见症难以名状。若左尺脉虚弱或细数，是左肾之真阴不足也，用六味丸；右尺脉迟软或沉细而数欲绝，是命门之相火不足也，用八味丸；至于两尺微弱，是阴阳俱虚也，十补丸。此皆滋其化源也。仍参前发热及后咳嗽诸症治法用之。

州同韩用之，色欲过度，烦热作渴，饮水不绝，小便淋沥，大便秘结，唾痰如涌，面目俱赤，满舌生刺，两唇燥裂，遍身发热，或身如芒刺而无定处，两足心如烙，左三部脉洪而无伦。此肾阴虚，阳无所附而发于外。盖大热而甚，寒之不寒，是无水也，当峻补其阴。遂以加减八味丸料一斤，内肉桂用一两，以水顿煎六碗，冰冷与饮，半饷①熟睡，至晚又温饮一碗，诸症悉退。翌日畏寒，足冷至膝，诸症仍至，是无火也，当补其阳，急以八味丸四剂，诸症顿退。

---

① 饷：当是"晌"字之误。

举人陈履贤，色欲过度，孟冬发热无时，饮水不绝，痰涎上涌，遗精不止，小便淋沥。或用四物、二陈之类，胸膈不利，饮食少思，大便不实。余朝用四君子汤加熟地、当归；夕用加减八味丸；更以附子唾津调搽涌泉穴渐愈。（详见《内科摘要》。）

府庠王以道，元气素弱，丙午、丁未二年，以科场岁考积劳致疾，至十二月间，其病盛作，大热，泪出随凝，目赤面黯，扬手露胸，气息沉沉几绝，脉洪大鼓指，按之如无，舌干扪之如刺。此内真寒而外假热也，遂先服十全大补汤。余曰：既服此汤，其脉当收敛为善，少顷熟睡，觉而恶寒增衣，脉顿微细如丝，此虚寒之真象也。余以人参一两，加熟附三钱，水煎顿服而安。夜间脉复脱，余以参二两，熟附五钱，仍愈。后以大剂参、术、归身、炙甘草等药，调理而安。

上药此敬臣所亲试者，虽昏瞆中固知必此药然后可治，必立斋然后能识此病，能用此药，因尊信服之，卒致痊愈。向使误投寒凉之剂，能不殆哉！今留余生，皆立翁所赐也。感激之余，因附数语于药案之末，以告世之患者。①

一男子吐血，遇劳即作。余以为劳伤肺气，血不归源。与补中益气加麦门、五味、山药、熟地、茯神、远志，服之而愈。

一男子咳嗽吐血，热渴痰盛，盗汗，遗精。余以为肾水亏损，用地黄丸料加麦门、五味，以壮水而愈。后因劳怒，忽紫血成块上涌。先用花蕊石以化之，又用独参汤以补之，仍用前药调理遂愈。后每劳则咳嗽有痰吐血，脾肺肾三脉皆洪数，用补中益气加贝母、茯苓、山茱、山药、麦门、五味，与前药间服而愈。

一星士谈命良久，不时吐血一二口。余谓此劳伤肺气，与补中益气汤加麦门、五味、山药、熟地、茯神、远志，服之而愈。

一童子，年十四岁，发热，吐血。余谓宜补中益气以滋化源。不

---

① 上药……以告世之患者：此一小节应为府庠王以道所写。

信，乃用寒凉降火，前症愈甚。或谓曰童子未室，何肾虚之有？参、芪补气，奚为用之？余述丹溪先生云：肾主闭藏，肝主疏泄，二脏俱有相火，而其系上属于心，心为君火，为物所感，则相火翕然而起，虽不交会，而其精亦已暗耗矣，又褚氏《精血篇》①云：男子精未满，而御女以通其精，则五脏有不满之处，异日有难状之疾。正此谓也。遂用补中益气汤及地黄丸而痊。

一妇人，素勤苦，冬初咳嗽，吐痰，发热，久而吐血，盗汗，经水两月或三月一至，遍身作痛，或用清热化痰等药，口噤，筋挛。余用加减八味丸及补中益气加麦门、五味、山药治之，年余而痊。

一妇人，年将七十，素有肝脾之症，每作则饮食不进，或胸膈不利，或中脘作痛，或大便作泻，或小便不利。余用逍遥散加山栀、茯神、远志、木香而愈。后因忧思吐紫血成块，每作先倦怠，后烦热，以前药加炒黑黄连三分，吴茱萸二分，顿愈。复因怒，吐多色赤，躁渴垂死。乃用人参一两，白术、白茯苓、当归各三钱，陈皮、炮黑干姜各二钱，炙甘草、木香各一钱，一剂顿止。

【点评】《血证论》提出了治疗血证的四大法，可以参阅。

止血：①首先采用对症疗法，初吐多在肺，多使用见血止血的方法。重症的时候使用泻火降气法，如用地黄泻心汤；轻症的时候则分新病和老病，前者可以使用十灰散，后者可以使用血府逐瘀汤。②然后对引起血证的疾病进行治疗。③巩固止血的疗效，如使用回龙汤。

消瘀：因为离经之血，皆为死血，久而成瘀，所以需要祛瘀。上焦之瘀多属阳热，每以温药为忌；下焦之瘀多属阴，故产妇喜温而忌寒。

---

① 褚氏《精血篇》：为《褚氏遗书》中的篇章。本书系唐朝人从褚氏椁中发现石刻整理而成。宋嘉泰年间刊行流传。全书共受形、本气、平脉、精血、津润、分体、余疾、审微、辨书、问子10篇。

宁血：宁血多在养肺阴，多用润肺利气，滋阴宁血的方法。

补血：妇女血崩或产后亡血，以温补为主。而吐血多是血脉亢奋，上干阳分，故温补使用较少。因五脏受气于脾，所以使用补血的时候多围绕脾脏功能来使用。

若咳嗽盛，加桑白皮、马兜铃、栝蒌仁各七钱，五味子十粒。若痰盛，加姜制半夏、贝母、栝蒌仁各一钱。

愚按：前二症肾气虚弱，火盛水涸，津液涌而为痰者，用六味丸；肾经阳气虚惫者，用八味丸；脾肺气虚，不能摄涎归源，而痰盛咳嗽者，用六君子汤加桔梗，虚寒者更加炮姜。

若潮热盛，加桑白皮、沙参、地骨皮各七分。

愚按：前症若寅、卯、辰时潮热者，肝经燥热也，用六味丸补肾水以生肝血；若午、未时潮热者，心经虚热也，用六味丸壮水之主，以制阳光；申、酉、戌时潮热者，肺经虚热也，用补中益气汤培脾土以生肺金；亥、子、丑时潮热者，肾涸虚热也，用六味丸；兼手足逆冷者，肾经虚败也，用六味丸。大凡潮热、发热、晡热者，五脏齐损也，须用六味丸；气血亏损者，须用十全大补汤。

若梦遗、精滑，加蛎、龙骨、山茱萸各七分。

愚按：前症若肾气不足，用益志汤、金锁正元丹；肝肾虚热者，用六味丸、加味逍遥散；脾虚热者，用六味丸、补中益气汤。凡此悉属不足之症，宜用十全大补汤，或用草薢分清饮送八味丸。

若盗汗多，加牡蛎、酸枣仁各七分，浮小麦一撮。

愚按：前症若阳气虚弱，汗出不止，肢体倦怠，用芪附汤；上气喘急，盗汗，气短，头晕者，用参附汤；肾气虚弱，盗汗，发热者，用六味丸；若肾气虚乏，盗汗，恶寒者，用八味丸：气血俱虚而盗汗者，用十全大补汤；阳盛阴虚者，当归六黄汤；心肾虚弱者，斑龙丸。

【点评】当归六黄汤以泻实火为主，同时养阴补气，所以又能清理虚火。在脏腑疾病的时候多用。一方面有外邪侵犯脏腑，引发正邪相争，另一方面脏腑本身功能失调，引发虚火。所以说"此方大治内热"。

《杏林散叶》认为："当归六黄汤系李东垣方，原治阴虚火旺盗汗者，此方属气血阴阳并调，归、生熟地黄滋阴养血，合黄芪补气，三黄泻火。故既能扶正，又能泻火，既清虚火，又泻实火。先生(指裘沛然教授，后同)应用此方使用范围较广。"

肝病如慢性肝炎或肝硬化，以当归、生熟地黄，养血柔肝，三黄泻火解毒，黄芪扶正，并提高机体免疫能力。此方对改善肝功能，降低转氨酶有较好疗效。

当归六黄汤对慢性肾炎，慢性肾功能不全，肾病综合征等肾病，有一定疗效。曾见先生治一小儿肾病综合征，长期服用激素而出现满月脸、水牛背等副作用。但尿蛋白始终未见改善。先生用"补泄理肾汤"两次，效果不显，后改用当归六黄汤7剂后尿蛋白(－)。这是患者住院半年从未出现过的现象。

其他杂病凡见阴虚火旺或正虚邪毒弥漫者均可用之。其中黄芪一味30～60g，当归15～30g，生熟地黄一般用30～60g，黄芩24～30g，黄连6～15g，川黄柏15g。此外，因证加减。

若赤白浊，加白茯苓一钱，黄连三分^炒。

愚按： 前症若脾肺虚热者，用补中益气汤送六味丸；肺肾虚热者，用黄芩清肺饮送六味丸；肝肾虚热者，加味逍遥散送六味丸；劳伤心肾者，清心莲子饮；郁结伤脾者，归脾汤；若郁怒伤肝脾者，加味逍遥散；若心肾虚弱者，小温金散；若思虑伤心肾者，茯菟丸。梦遗、精滑、赤白二浊治法，当互参用之。

一男子，年逾二十，早于斫丧，梦遗精滑，睡中盗汗，唾痰见血，足热痿软，服黄柏、知母之类。余曰：此阳虚而阴弱也，当滋其化源。不信，恪服之，前症益甚，其头渐大，囟门渐开，视物皆大，吐痰叫喊。余以如法调补，诸症渐退，头囟渐敛而安。

若兼衄血、咳血，出于肺也，加桑白皮一钱，黄芩、山栀各五分_炒。

若兼嗽血、痰血，出于脾也，加桑白皮、贝母、黄连、栝蒌仁各七分。

若兼呕吐血，出于胃也，加山栀、黄连、干姜、蒲黄各一钱，韭汁半盏，姜汁少许。

若兼咯唾血，出于肾也，加桔梗、玄参、侧柏叶_炒各一钱。

愚按：前方惟上古之人形病俱实者宜用之，今之患者，多属形病俱虚，治者当求其属而主之。若前症郁热伤肺而衄血者，用黄芪益气汤；肺气虚热不能摄血而衄者，用四君子加芎、归、五味子；郁结伤脾而嗽吐血者，用归脾汤；胃经有热而嗽吐血者，用犀角地黄汤；胃气弱而嗽吐血者，用四君子加芎、归、升麻；肾经虚热阴火内动而咯吐血，用六味丸、补中益气汤；怒动肝火而见血者，用加味逍遥散；肾涸肝火动而见血者，用六味丸。虽曰血得热而错经妄行，亦有卫气虚不能统摄荣血而为妄行者，不可不察。以上诸症，皆属足三阴亏损，虚火内动所作，非外因所致，皆宜六味丸、补中益气汤，滋其化源，是治本也。其因甚多，不能枚举，治者当临症而制宜，庶无误矣。

若先见血证，或吐衄盛大者，宜先治血。治法：轻少者，凉血止血；盛大者，先消瘀血，次止血凉血。盖血来多，必有瘀于胸膈，不先消化之，则止之凉之不应也。葛可久《十药神书》方可次第检用。方内惟独参汤，止可用于大吐血后，昏倦，脉微细，气虚者。气虽虚而复有火，可加天门冬五钱。若如前所云阴虚火动，潮热，盗汗，咳嗽，脉数，不可用。

愚按：刘宗厚先生云：荣者水谷之精也，和调于五脏，洒陈于六腑，乃能入于脉也。源源而来，生化于脾，总统于心，藏受于肝，宣布于肺，施泄于肾，灌溉一身，是以出入升降濡润宣通者，由此使然也。故《经》云：气主嘘之，血主濡之。又云：肺朝百脉之气，肝统诸经之血。气血为人身之橐籥也。观此多因饮食、起居、六淫、七情失宜，亏损元气，以致诸经失职，不能司摄。法当调补脾肺之气，使血各归其源，诸病自愈矣。若潮热、咳嗽而脉数者，元气虚弱，假热之脉也，尤当用甘温调补脾胃为善。

【点评】在血证辨证方面，《血证论》提出了具体辨证方法，可以参阅：

止血时需要辨明：①因于酒及煎炒厚味引起，宜用白虎汤加味。②因于外感者，寒宜用麻黄人参芍药汤；风宜用小柴胡汤加味。③因于瘟疫等，宜用升降散加味。④因于暑热等，宜用升降清化汤。⑤因于怒气逆上等，宜用丹栀逍遥散加味。⑥因于劳倦困苦饥饱及忧思等，宜用归脾汤加味。⑦因于跌打损伤等，宜用四物汤加味。⑧因于色欲过度等，宜用地黄汤加味。

化瘀时需要辨明：①上焦瘀血，如使用血府逐瘀汤加味。②中焦瘀血，可使用甲己化土汤加味。③下焦瘀血，可使用归芎失笑散或抵挡汤加味。④瘀血客于肌腠宜用小柴胡汤加味。

宁血时需要辨明：①有外感风寒者，可用香苏饮加味。②有胃经遗热，重者可用犀角地黄汤或和白虎汤加减，轻者可用甘露饮加减。③有肺经燥热，可用清燥救肺汤加减。④有肝经风火者，可用逍遥散。若属肝风鼓动，可在逍遥散基础上再加桑寄生、僵蚕、玉竹等药。若肝火偏盛，可在逍遥散上加阿胶、山栀、胆草等。有冲气上逆时，可在逍遥散上加瓜蒌仁、牛膝、青皮等。⑤若其人素有水饮，可用桂苓甘草五味汤等。⑥若肾经阴虚阳无所附，可用二加龙骨汤等。

因初吐在肺，所以很快止住的时候，要补肺，如用辛字润肺膏等。以后多在补养脾阴，使用补脾和血的方法。如使用白凤膏加人参、花粉、怀山、石斛、玉竹等药物。

若病属火，大便多燥，然须节调饮食，勿令泄泻。若胃气复坏，泄泻稀溏，则前项寒凉之药难用矣。急宜调理脾胃，用白术、茯苓、陈皮、半夏、神曲、麦芽、甘草等药。俟胃气复，然后用前本病药收功，保后可合补阴丸常服之，及用葛可久方。

愚按：《内经》云：肾开窍于二阴，大小便也。若肾经津涸者，用六味丸；脾肺气虚者，补中益气汤；脾经郁结者，加味归脾汤；气血虚者，八珍汤；若发热作渴饮冷，用竹叶黄芪汤；若膏粱厚味积热者，加味清胃散。

一儒者，大便素结，服搜风顺气丸后，胸膈不利，饮食善消，面戴阳色，左关尺脉洪大而虚。余曰：此属足三阴虚症也。彼不信，乃服润肠丸，大便不实，肢体倦怠。余以补中益气、六味地黄，月余而验，年许而安。

一儒者，怀抱郁结，发热作渴，胸膈不利，饮食少思，服清热、化痰、行气等剂，前症益甚，肢体倦怠，心脾二脉涩滞。余用加味归脾汤，饮食渐进，诸症渐退，但大便尚涩，两颧赤色，用八珍汤加苁蓉、麦门、五味，至三十余剂，大便自润。

一男子，所患同前，不信余言，服大黄等药，泄泻便血，遍身黑黯，复求治。余视之曰：此阴阳二络俱伤也。《经》曰：阳络伤则血外溢，阴络伤则血内溢。内外俱伤，其死奚待？辞不治，后果然。

一儒者，口干发热，小便频浊，大便秘结，盗汗，梦遗，遂致废寝，用当归六黄汤二剂，盗汗顿止，用六味地黄丸，二便调和，用十全大补汤及前丸兼服，月余诸症悉愈。

【点评】本论所说痨瘵，实际上为中医常说的虚劳。《万病回春》说："又有传尸劳瘵之症，乃脏中有虫嚼心肺者，名曰瘵。"所谓瘵，与西医所说的结核病相近似。虚劳，病名，见于《金匮要略》，又作虚痨，属于中医四大难症之一。包括气血、脏腑等正气损伤而致的虚弱症和某些具传染性、表现为虚弱证候的疾病。一般将前者称为虚损，后者称为痨瘵。

本论对虚劳(这里所说的劳瘵)提出了以下三点：①治疗时间较长，所以患者需要坚持治疗才会有明显效果。如他说："轻者必用药数十服，重者期以岁年。然必须病患爱命，坚心定志"。②注意情绪和身体的调养，如他说："绝房室，息妄想，戒恼怒，节饮食，以自培其根，否则虽服良药，亦无用也"。③患病后尽早治疗。如他说："此病治之于早则易，若到肌肉销铄，沉困着床，沉伏细数，则难为矣"。痨瘵的症状本论之处有咳嗽，潮热，梦遗，滑精，盗汗，赤白浊，以及各种血症。

薛氏所出的病案，大都属于虚损，少数为痨瘵，虽然取得很好的治疗效果，但此病容易反复发作，根治则需要较长时间。西医在治疗结核病的时候也是长期用药，有时需要1～2年才可停药。

举人陈履贤案，因色欲过度，孟冬发热无时，饮水不绝，痰涎上涌，遗精不止，小便淋沥。应为元气耗损过度，三焦为元气之别使，水液无元气温煦，而运行紊乱。由于大量饮水，水湿泛滥，形成阴火，故发热无时，且饮水不绝。这时使用四物汤等养血养阴之法，虽可平阳，但气血津液运行已经紊乱，故仅仅平阳不能起到明显作用。因为阴火治疗需要温煦下焦引火归原，故一方面改用补阳气之法，另一方面使用附子唾津调搽涌泉穴，以引火归原，所以获得好的治疗效果。使用附子唾津调搽涌泉穴，一方面说明薛氏对针灸治疗很熟练，能够针药同用；另一方面也说明附子唾津调搽涌泉穴既是一种很好的引火归原法，也是一种很好的引水归原法，使水火都能回归本位。现代有报道，治疗小儿流涎，就是用此种方法。一般贴涌泉穴，多使用白附子，不能时间太长，只要局部起水泡就可以拿下，然后将水泡挑破，注意消毒后包扎即可。

《血证论》认为辨别痨瘵病，可以使用辨虫之法。认为病人腹中有块，或脑后两边有小结核，是痨瘵病的重要特征。也可用乳香熏手背，以帛覆手心，良久手上出毛长寸许。白黄者可治，红者稍难，青黑者死。若熏手无毛，非痨虫证也。又或用真安息香，烧烟吸之。不嗽者非传尸，烟入即嗽，真传尸也。这些方法后人使用不多，所以其他医书少有转载。

虽然古代对瘵虫的治疗方法很多，但由于治疗的难度很大，效果往往不是十分理想，所以才成为四大难症之一。为了提高疗效可配合针灸治疗，如针灸鬼眼穴(腰眼)、四花穴、膏肓穴等，往往效果很好。其具体治疗方法在《神灸经纶》一书中有较详细介绍，可以参阅。

枳术丸论

人之一身，脾胃为主。胃阳主气，脾阴主血，胃司受纳，脾司运化，一纳一运，化生精气，津液上升，糟粕下降，斯无病矣。人惟饮食不节，起居不时，损伤脾胃。胃损则不能纳，脾损则不能化，脾胃俱损，纳化皆难。元气斯弱，百邪易侵，而饱闷、痞积、关格、吐逆、腹痛、泄痢等症作矣。况人与饮食，岂能一一节调，一或有伤，脾胃便损，饮食减常，元气渐惫矣。故洁古制枳术之丸，东垣发脾胃之论，使人常以调理脾胃为主，后人称为医中王道，厥有旨哉！近世论治脾胃者，不分阴阳气血，而率皆理胃所用之药，又皆辛温燥热助火消阴之剂，遂致胃火益旺，脾阴愈伤，清纯中和之气，变为燥热，胃脘干枯，大肠燥结，脾脏渐绝，而死期迫矣。殊不知脾胃属土属湿，位居长夏，故湿热之病十居八九，况土旺四季，寒热温凉各随其时，岂可偏用辛热之剂哉！今举**枳术丸**方，立加减法于后。

白术二两　枳实一两，麸炒①

上为细末，荷叶包饭烧取出，杵烂和药，杵②匀，丸绿豆大。每服五六十丸，清米汤下。

此法一补一消，取饮食缓化，不令有伤。东垣加陈皮一两，名枳术橘丸，治老幼元气衰弱，饮食少进，久服令人多食而不伤。

愚按：经云，脾为消化之器，熏蒸腐熟五谷者也。若饮食自倍，肠胃乃伤，则不能运化其精微，故嗳气、吞酸、胀满、痞闷之症作矣。故用此丸消之，实非专主补养。若脾胃虚弱者，宜用四君子汤；脾胃虚寒者，宜用四君子加炮姜；命门火衰者，用八味丸。

廷评张汝翰，饮食难化，服枳术丸，体瘦，发热，脉浮大。余以为命门火衰，而脾胃虚寒，用八味丸，不月而饮食进，三月而形体充。

工部陈禅亭患前症，服消导之药益甚。余曰：此火衰而不能生土，故脾病也。当益火则土自实而脾安矣。不悟，仍服前药，后遂殁。

若元气素弱，饮食难化，食多即腹内不和，疼痛，泄泻，此虚寒也，加人参、白芍药酒炒、神曲炒、大麦芽炒杵去皮一两。

愚按：前方乃饮食所伤之治法也。东垣先生云：亦有六淫而致泻者；有七情而致泻者；又有饮食所伤而致泻者；有因胃气下流而致泄者；有因风而成飧泄者；有因痰积于上焦，以致大肠不固而泄者；有因脾胃气虚而泄者。治法：外淫所伤，当调六气；七情所伤，当平五脏；饮食所伤，当消停滞；胃气下流，当升举之；因风而成，当解散之；痰积于上焦，当去其痰，而不治其泄；脾胃气虚者，当补益之。

---

① 枳术丸：源于《金匮要略》枳术汤，枳实、白术用量比为2∶1，张元素将此方枳实、白术用量比例变为1∶2，并改汤剂为丸剂，用于饮食所伤而致之痞证，称为枳术丸。其学生李东垣将此方收于《脾胃论》，注明该方可"治痞，消食，强胃"，并且还创立了一系列枳术丸的变化方，对于饮食所伤而致的它证亦可灵活使用枳术丸。

② 杵：原作"杼"，据文义改。

丹溪先生谓饮食毕而肠鸣、腹痛、泻尽食物者，脾虚食泻，用理中汤加炮姜；攻刺腹痛，洞下水谷，名寒泻，用理中汤送大戊己丸，寒甚者附子桂香丸，恶食者八物汤；粪色青黄，肛门痛，烦躁作渴，小便不利者，名热泻，用五苓散、香连丸；泻而恶食，而气噎腐臭者，名食泻，治中汤加砂仁，或送感应丸。

金宪高如斋，饮食难化，腹痛，泄泻，用六君子加砂仁、木香治之而痊。后复作完谷不化，腹痛，头疼，体重困倦。余以为脾虚受湿，用芍药防风汤而愈。

太仆杨举元，先为饮食停滞，小腹重坠，用六君子加升麻、柴胡渐愈，后饮食难化，大便不实，里急后重，数至圊而不得，用升阳除湿防风汤而痊。后心腹作痛，饮食不甘，用和中丸倍加益智仁而寻愈。

光禄杨立之，元气素弱，饮食难化，泄泻不已，小便短少，洒淅恶寒，体重节痛。余以为脾肺虚，用升阳益胃汤而痊。大凡泄泻服分利调补等剂不应者，此肝木郁于脾土，必用升阳益胃之剂，庶能保生。其五脏胜负所致者，见第二卷泄泻各条下。

若素有痰火，胸膈郁塞，咽酸噎气，及素有吞酸吐酸之症，或有酒积，泄泻结痛，此皆湿热也，加黄连_{姜汁炒}、白芍药_{酒炒}、陈皮各一两，石膏、生甘草各五钱，缩砂、木香各一钱，川芎四钱。

愚按： 前症吐酸吞酸，大略不同。吐酸者，湿中生热；吞酸者，虚热内郁。皆属脾胃虚寒，中传末症①。故《内经》以为火者，指其病形而言也；东垣以为胃寒者，指其病本而言也。凡患此者，先当辨其吞吐，而治以固本元为主。若服寒凉，复伤胃气，则实实虚虚者矣。更审其脾气虚而饮食不能输化，浊气不能下降者，须用六君子汤补养脾胃为主，少佐越鞠丸以清中。故东垣先生云：邪热不杀谷。若误认为实热，而妄用寒凉，必变败症。

---

① 中传末症：指中焦脾胃病症传变最后形成的病症。是脾胃虚寒而阴火上炎之证。

【点评】薛氏所说的中传末症，是中焦水湿受困，阴火上炎而使元气受损的病症。《内经》说："壮火之气衰，少火之气壮。壮火食气，气食少火。壮火散气，少火生气"。所谓少火，指人体正常之阳气，阳气者，精则养神，柔则养筋。故有温煦、补阳的能力。而壮火指邪火，包括人身不正常之火，如阴火、相火妄动等，他能损伤正气。李东垣进一步发挥为火与元气不两立，一胜则一负，以说明正邪消长关系。使用补脾胃泻阴火升阳汤治疗。故这里薛氏引李东垣的话，而说邪热不杀谷，所谓杀谷是指消化谷物，也就是邪热不能促进消化功能，反而影响消化功能。所以治以固本元为主，而使用六君子汤，少佐越鞠丸。

李东垣所说的元气是指中焦本原之气，后天升腾之气，与下焦肾气所发之原气不同。原气与元气二者历史上曾经混用，故元气与原气的含义容易混淆，故我曾建议将下焦本原之气统称之为原气，中焦本原之气统称之为元气。

若伤食饱闷痞塞不消，加神曲、麦芽、山楂各一两；有食积痞块在腹者，再加黄连、厚朴俱姜制各五钱；积坚者，再加蓬术醋煮、昆布各三钱。

愚按：前症若脾胃素实，止因倍食暴伤而患者，宜用前药，否则慎用也。东垣云：脾胃之气壮，则多食而不伤，过时而不饥。前症若因脾气虚弱，不能腐化者，宜培补之；若脾胃虚寒者，宜温养之；若命门火衰者，宜温补之。大凡食积痞块症为有形，所谓邪气胜则实，真气夺则虚，惟当养正则邪积自除矣。虽云坚者削之，客者除之，若胃气未虚，元气尚实，乃可用也。或病久虚羸，或元气素弱者，亦当固本为主，而佐用前法，不然反致痞满不食、而益其病矣。然古人立法，皆备其常也，而为按图索骥可乎？学人推此而用，其庶几乎！

若伤冷食不消，腹痛，溏泄，加半夏姜制一两，缩砂、干姜、神曲各炒、大麦芽各五钱。

愚按：前症若伤性热之物者，用二陈加黄连、山楂；伤湿面之物者，用二陈加神曲、麦芽；伤米食者，用六君加谷蘖；伤面食者，用六君加麦蘖；伤肉食者，用六君加山楂；伤鱼腥者，用六君倍加陈皮；伤角黍炊饭者，用六君倍加酒曲；若物已消而泻未愈者，此脾胃受伤也，宜用六君子汤；若饮食减少，或食而难化者，属脾胃虚寒也，加炮姜、木香、肉果，不应加五味、吴茱、骨脂；脾肾虚寒者，须服八味丸，否则多患脾虚中满之症。其神曲、麦芽，虽助戊土，以腐熟水谷，麦芽一味，余尝以治妇人丧子，乳房胀痛欲成痈者，用一二两炒熟，煎服即消，其破血散气可知矣。丹溪云麦芽消肾，《妇人良方》云神曲善下胎，皆克伐之功多而补益之功少，亦不宜轻用。

唐仪部胸内作痛月余，腹亦痛，左关弦长，右关弦紧，面色黄中见青。此脾胃虚弱，肝邪所乘，以补中益气汤加半夏、木香，二剂而愈；又用六君子汤，二剂而安。

李仪部常患腹痛，余以补中益气汤加山栀即愈。一日因怒，肚腹作痛，胸胁作胀，呕吐不食，肝脉弦紧，面色青黄。此肝乘脾也，仍用补中益气吞左金丸，一服即愈。

[点评] 薛氏认为消食化积的一些药物，应该针对不同原因的积滞而使用。除了助消化之外还应重视这些药物其他方面的作用，如麦芽破血散气，神曲下胎，除此之外，还有山楂破瘀等，都值得重视。可见薛氏强调了药物使用之时，应全面考量，以免滥用。

若人性多气恼，夹气伤食，气滞不通，加川芎、香附_炒各七钱，木香、黄连_{姜炒}各五钱。

愚按：前症若因中气虚弱，不能运行者，宜用六君子加山栀、木香；如不应，送保和丸。

太守朱阳山，因怒腹痛作泻，或两胁作胀，或胸乳作痛，或寒热往来，或小便不利，或饮食不入，呕吐痰涎，神思不清。此肝木乘脾土，用小柴胡加山栀、炮姜、茯苓、陈皮、制黄连，一剂即愈。制黄连，即黄连、吴茱萸等分，用热水拌湿，罨二、三日，同炒焦，取黄连。后仿此。

阳山之内，素善怒，胸膈不利，吐痰甚多，吞酸嗳腐，饮食少思，手足发热，所服非苓、连、枳实，必槟、苏、厚朴。左关弦洪，右关弦数。余以为肝火血燥，木乘土位也。朝用六味地黄丸，以滋养肝木，夕用六君子加当归、芍药，以调补脾土，不月而愈。后因恚怒，前疾复作，或用二陈加石膏，服之吐涎如涌，外热如灼，脉洪大按之如无。余曰：脾主涎，乃脾损发热而涎泛溢也。用六君子加姜、桂，一服即睡觉，而诸症顿失，又数剂而康。若服理气化痰等药，必变腹胀、喘促、腿浮膝肿、淋沥等症，急用济生加减肾气丸救之，多有得生者。详见各方。

【点评】阳山之内案，与前枳术丸所说水火均乱相似。始病病情尚轻，但前医误认为是实火，用清热药所以症情加重。薛氏用六味地黄丸滋养肾阴，六君子汤补脾土以去阴火，故能痊愈。复发后，前医更误用石膏清气分之热，造成阳气虚，水液代谢紊乱，阴火炎上，而吐涎如涌，外热如灼。薛氏用六君子汤健脾胃而利水湿，用姜、桂引火归原，故取效。薛氏特别指出此时虽然痰涎较多，但不能使用化痰药，是因为痰涎为寒湿过重、水无节制引起，化痰药多燥，易伤阳气，对脾胃的恢复不利，故不但无效，而且会加重病情。在痊愈之后，容易复发，可见病情不能一蹴而就。应该先用八珍汤一段时间，然后使用枳术丸较长时间以善后。

若胸膈不利，过服辛香燥热之药，以致上焦受伤，胃脘干燥，呕吐、噎膈，反胃，加黄连姜炒、山栀仁炒各五钱，白芍药、当归各一两，桔梗、生甘草、石膏各三钱。胸膈顽痰胶结，及大便燥秘，再加芒硝五钱。

愚按：王安道先生曰：内膈呕逆，食不得入，是有火也；若病而吐，食入反出，是无火也。治法：若脾胃气虚而胸膈不利者，用六君子汤壮脾土生元气；若辛热之剂而呕吐噎膈者，用四君子加芎、归，益脾土以抑阴火；胃火内格而饮食不入者，用六君子加芩、连清热养胃；若病呕吐，食入而反出者，用六君子加木香、炮姜温中补脾；若服耗气之剂，血无所生，而大便燥结者，用四君子加芎、归补脾生血；若火逆冲上，食不得入者，用四君子加山栀、黄连清热养血；若痰饮阻滞而食不得入者，用六君子加木香、山栀补脾化痰；若脾胃虚寒，饮食不入或入而不化者，用六君子加木香、炮姜温补脾胃。更非慎房劳、节厚味、调饮食者，不治；年高无血者，亦不治。

一男子，食少胸满，手足逆冷，饮食畏寒，发热，吐痰，时欲作呕。自用清气化痰之剂，胸腹愈胀，呼吸不利，吐痰，呕食，小便淋漓，又用五苓散之类，小便不利，诸病益甚。余曰：此脾土虚寒无火之症，故食入不消而反出，非气膈所致。遂用八味丸、补中益气，加半夏、茯苓、姜、桂，旬日乃愈。

秀才杨君爵，年将五十，胸痞，少食，吐痰，体倦，肌肉消瘦。所服方药，皆耗气、破血、化痰、降火。余曰：此气郁所伤，阳气不能升越，属脾经血虚之症，当用归脾汤解郁结、生脾血，用补中益气壮脾气、生发诸经，否则必为中满气膈之患。不信，仍服前药，后果患前症而殁。

【点评】胸膈不利，在以脾胃为主的病症中，多与噎膈症相关。在分型上，薛氏做了进一步分析，临证时可以参阅。

其中燥伤多与热有关，故王氏强调了清热法，薛氏也多从清热考虑。实际临床还可用启膈散，以补气养液润燥为主；若为痰湿阻滞，则可用礞石滚痰丸。

下面介绍一例我使用启膈散和礞石滚痰丸治疗食噎（贲门痉挛）的病例：

1968年某垦殖场一工人，患饮食不下多年，附近的医生几乎全都找过，症状未见缓解。恰值我大学毕业分到该垦殖场附近工作，其听说有新医生来到，即来会吾。见其人年近40，身体瘦弱，面色憔悴，但声音洪亮，诉其患食物不下症，西医诊为贲门痉挛，虽饮食正常，但每食后食物停留在胸骨后面，不能下到胃中，自觉心下部堵塞，在胸骨后形成一条下宽上窄的堵塞膨胀区，上至喉头下，下至心下处，人体直立的时候食物重坠感明显，躺卧时好转。到下一餐饭前出现呕吐，呕吐物没有明显不良气味，吐出部分食物后，重坠感觉减轻，不影响下一餐饮食。大有朝食暮吐，暮食朝吐的表现。大便正常，每天一次，就是量比较少。体重不断减轻，身体渐有虚弱的感觉。口干溺少，不欲饮水，心烦易怒。舌苔白而稍腻，舌质稍红，脉弦。见其前医大多使用通法，诸如沉香、白芥子、枳壳、枳实、木通等。治法虽无大不妥，但似有隔靴搔痒之嫌，故屡治不爽。

此为食噎症（贲门痉挛），乃肝气横逆脾土所致。起于饮食不周，脾土不健，肝气太旺，终至肝脾不调。脾虚而胃不和，升降失调，脾不运化，胃不受纳，湿滞而不能雾化，胃燥不得甘露，脾不能升胃不能降，如天地之不交也。天地不交则阻结于中，上不能上，下不能下，食物不能进入胃中，乃天气不能下地也；肝气旺而脾胃愈弱，故升更强而降更弱，虽易饿而不化食，食停而呕吐也。调和脾土，疏达肝气，虽为治疗之大法，但解结理气为其要点。故选用启膈散加礞石滚痰丸，饭前服用启膈散，午饭、晚饭前各服一次；饭后服用礞石滚痰丸（用量减半）。在服用礞石滚痰丸后平卧一段时间，等下坠感缓解后再起身活动。

5剂后症状明显改善，自觉胸骨后的重坠膨胀感减轻，呕吐量减少，大便量增加。10剂后，自觉胸骨后的重坠膨胀范围变小，时间变短，一般在饭前一个小时左右消失。呕吐次数减少（不是每次饭前必定呕吐），呕吐物主要是痰涎或少量食物。服至20剂，症状基本消失，遂停药。

若素有痰火者，加半夏_{姜炒}、橘红、白茯苓各一两，黄芩_炒、黄连_{姜炒}各五钱。

愚按：前症亦有因脾气不足者；有因脾气郁滞者；有因脾肺之气亏损者；有因肾阴虚不能摄水泛而似痰者；有因脾气虚不能摄涎上溢而似痰者；有因热而生痰者；有因痰而生热者；有因风寒暑湿而得者；有因惊而得者；有因气而得者；有因酒而得者；有因食积而得者；有脾虚不能运化而生者；有胸中痰郁而似鬼附者，各审其原而治之。

若人能食好食，但食后反饱难化，此胃火旺脾阴虚也，加白芍药_{酒炒}一两五钱，人参七钱，石膏_{火煅}一两，生甘草五钱，黄连_炒、香附_炒、木香各四钱。

愚按：东垣先生云：胃中元气盛，则能食而不伤，过时而不饥；脾胃俱旺，则能食而肥；脾胃俱虚，不能食而瘦，或少食而肥，虽肥而四肢不举。又有善食而瘦者，胃中火邪于气分，则能食而肉削。今能食而难化者，脾气虚弱，不能腐化水谷，故前药不应。或热渴呕吐，或腹胀泄泻等症者，乃是脾胃复伤，急用六君子加芍药、木香、炮姜补之。亦有属脾气郁结者，当解郁健脾，若用清凉降火，以致中气虚痞而不食，或食而食反出，又以为膈噎用行气化痰者，必不能疗也。

若年高人脾虚血燥，易饥易饱，大便燥难，用白芍药、当归各一两，人参七钱，升麻、甘草_炙各四钱。山楂、大麦芽、桃仁_{去皮尖另研}各五钱。此老人常服药也。

愚按：前症属形气、病气俱不足，脾胃虚弱，津血枯涸，而大便难耳！法当滋补化源。又有脾约症，成无己云：胃强脾弱，约束津液不得四布，但输膀胱，小便数而大便难者是也，宜用脾约丸。阴血枯槁，内火燔灼，肺金受邪，土受木克，脾肺失传，大便秘而小便数者，宜用润肠丸。病气有余之治法也。经云脾为至阴，己土而主阴。然老弱之人，当补中益气以生阴血。

职方陈莪斋，年逾六旬，先因大便不通，服内疏等剂后，饮食少思，胸腹作胀，两胁作痛，形体倦怠，两尺浮大，左关短涩，右关弦涩，时五月。此乃命门火衰，不能生脾土，而肺金又克肝木，决其金旺之际不起，后果然。

一老妇，痰喘内热，大便不通，两月不寐。此肝肺肾亏损。朝用六味丸，夕用逍遥散，各三十余剂，计所进饮食百余碗，腹始痞闷，乃以猪胆汁导而通之，用十全大补汤调理而安。若间断前药，饮食不进，诸症复作。

【点评】在脏腑关系中，脾胃关系，我认为可以概括为同一属性，三对矛盾。

一个属性，即脾胃同属土。脾为阴土，胃为阳土，脾胃阴阳互相协同，以为机体提供水谷精微物质，是土生万物，发挥后天之本的作用。

三对矛盾，即纳与化、升与降、湿与燥。脾胃的三对矛盾既对立又统一，从而完成脾胃后天之本的功能。

胃主纳，脾主化。外来的食物首先进入胃中，在胃中腐熟，将精微物质与糟粕初步分开，再通过脾将精微物质吸收到体内，成为人体成分中的一部分。所以能食不能化即是胃强脾弱的表现，表现为虽能食，但仍然营养不良，中医称之为脾约，可用脾约丸治疗。

脾主升，胃主降。食物经过消化吸收之后，脾将精微物质运送到足太阴经，然后协助足太阴经向上循行，过膈，进入到肺中，转化为宗气而营养全身。而胃中的糟粕则顺肠道下行以便排出，所以胃以下行为顺。若胃弱脾强，则胃肠蠕动功能减弱，糟粕会停留在肠胃中，出现胃胀不欲食，中医称之为痞满。可用陷胸汤之类方剂进行治疗。

脾主湿，胃主燥。这是脾胃运化活动所需要的体内环境，因脾主运化水湿，所以和湿的关系比较密切；而胃主腐熟，所以与燥热的关系比较密切。但过分的湿会阻遏脾阳，故需胃燥为之去湿；而过分的燥热，容易引起胃火，故需脾湿为之润燥，是燥湿合宜，脾胃二者的功能都能得到最大限度发挥。若胃火较旺，可用清胃散直接清理胃火；若胃火太旺而影响到脾，出现脾火，则可用泻黄汤给予治疗。若脾湿太甚，可用藿香正气丸或实脾饮给予治疗。

本论所说枳术丸，其中白术有燥湿补脾的作用，枳实（壳）有行降胃气的作用，正是分别对脾胃起作用的药物。所以其用量可以依据脾胃这三对矛盾变化的情况进行调整。王氏和薛氏还根据病情表现不同增加了不同药物，针对性更强。

化痰丸论

痰者，病名也。人之一身，气血清顺，则津液流通，何痰之有？惟夫气血浊逆，则津液不清，熏蒸成聚而变为痰焉。痰之本水也，原于肾；痰之动①，湿也，主于脾。古人用二陈汤为治痰通用者，所以实脾燥湿治其标也。然以之而治湿痰、寒痰、痰饮、痰涎则固是矣。若夫痰因火上，肺气不清，咳嗽时作，及老痰、郁痰结成黏块，凝滞喉间，吐咯难出，此等之痰，皆因火邪炎上、熏于上焦，肺气被郁，故其津液之随气而升者，为火熏蒸凝浊郁结而成，岁月积久，根深蒂固，故名老、名郁，而其原则火邪也。病在上焦心肺之分，咽喉之间，非中焦脾胃湿痰、冷痰、痰饮、痰涎之比，故汤药难治，亦非半夏、茯苓、苍术、枳壳、南星等药所能治也。惟在开其郁，降其火，清润肺金，而消凝结之痰，缓以治之，冀可效耳！今制一方于后。

---

① 动：指产生和形成的原因。

天门冬_{去心} 黄芩_{酒炒} 海粉 橘红_{各一两} 桔梗 连翘 香附_{杵碎，}

_{淡盐水浸炒，各五钱} 青黛_{另研} 芒硝_{另研，各三钱} 栝蒌仁_{取肉，另研，一两}

上为细末，炼蜜入姜汁少许，和药杵极匀，丸小龙眼大，嚼化一丸。或嚼烂，清汤细咽之。或丸如黍米大，淡姜汤送下五六十丸①。

愚按：前方味属甘苦咸寒之剂，虽能软坚、开郁、化痰、降火，而不无损胃之祸乎！若脾土太过，气滞郁热而生痰者，用之得宜；若脾土不及，气痞虚热而生痰者，用之必致中满吞酸、肚腹肿胀、小便不利而殁。治者审之！

一男子素不善调摄，唾痰，口干，饮食不美。服化痰行气之剂，胸满腹膨，痰涎愈盛；服导痰理脾之剂，肚腹膨胀，二便不利；服分气利水之剂，腹大胁痛，睡卧不得；服破血消导之剂，两足皆肿，两关脉浮大，不及于寸口。余以脾土虚而生痰，朝用金匮加减肾气丸，夕用补中益气汤煎送前丸，月余诸症渐退，饮食渐进；再用八味丸、补中益气汤，月余乃能转侧，又两月而能步履；却服十全大补汤、还少丹，又半载而康。后稍失调理，其腹仍胀，随服前药即愈。

一武职，形体魁梧，素不围炉，不喜热食，行则喘促。自谓气实老痰，服碑记丸②攻伐之。诊其脉洪数，重按全无。余谓命门火衰，脾肺虚寒，与八味丸一服，痰喘稍止，数服全止，遂能亲火，喜热饮食。盖碑记丸出自西域，况方外人所制者。经云西域水土刚强，其民不衣而褐荐，其民华色而脂肥，故邪不能伤其形体，其病生于内，其治宜毒药。由此观之，恐不可概用也。

太仓陆中舍，以肾虚不能摄水，肚腹胀大，用此丸未数服而殁于京。今之专门治蛊者，即此方也。又名黑丸子，用之无不速亡。

机房蔡一，素不慎起居，患症同前，更加手足逆冷，恶寒饮食。

---

① 天门冬去心……淡姜汤送下五六十丸：此方应是王氏所制之化痰丸。

② 碑记丸：又名黑丸子，据《景岳全书》：百草霜、白芍药（各一两），川乌（炮）、南星（各三钱），赤小豆（两半），白蔹（一两六钱），白及、骨碎、补当归（各八钱），牛膝（六钱），上各另为末，酒糊丸，桐子大。每服三四十丸，盐汤、温酒任下，孕妇忌服。

余用补中益气汤加附子一钱，先回其阳，至数剂诸症渐愈。余因他往，或用峻厉之剂，下鲜血甚多，亦致不起。

若此等老痰，饮酒之人多有之。酒气上升为火，肺与胃脘皆受火邪，故郁结而成。此方用天麦冬、黄芩泄肺火也，海粉、芒硝咸以软坚也，栝蒌仁润肺清痰，香附米开郁降气，连翘开结降火，青黛降郁火，故皆不用香燥之剂。

愚按：前症若饮食少思，或胸膈不利者，此中气虚弱也，宜用补中益气汤为主，中气既健，其痰自运化；若肾气亏损，津液难降，败浊为痰者，乃真脏之症，宜用六味地黄丸为主，肾气既壮，津液清化，而何痰之有哉！亦有因脾胃亏损，中焦气虚，不能运化而为痰者，亦有因峻厉过度，脾气愈虚，不能运化，津液凝滞而为痰者。凡此皆当健脾胃为主。

【点评】王氏对痰湿的产生，与脏腑之间的关系及其变化和治疗做了很全面的论述，既反映了其深厚的理论基础，又很有创见。

首先他认为痰湿产生的病机是气血浊逆，则津液不清，熏蒸成聚而变为痰。所谓气血浊，是指血液不清爽，用现代的话来说，就是代谢产物留滞在气血中，得不到处理和排泄。这些代谢产物就是痰；所谓气血逆，就是痰湿阻滞，气血运行不畅，甚至产生回流，而出现逆流。

痰湿的产生与脏腑功能不调相关，他认为痰之本水也，源于肾；痰之动湿也，主于脾；而突出表现在肺，其原则为火邪。①肺、脾、肾是人体水液代谢密切相关的脏器。因为肾主水液、主二便、主升清降浊、主火，所以肾火不足，则水液运行缺乏动力，水湿流通不畅，容易停滞，时间一长，而酿成痰湿。②脾主运化水湿，脾在中焦，是水湿上下升降的必经之地，湿气停留中焦脾胃，容易形成痰湿，阻遏上下升降之道，所以痰湿容易在中焦脾胃涌现。③肺为水之上源，主气、主雾化，肺为娇脏、主宣散。肺气壅遏，宣散不畅容易成火，肝气刑金也容易产生肺火，雾化的水液在肺火煎熬之下，也容易逐渐浓缩而成痰湿。

中医认为脾为生痰之源，肺为贮痰之器，而王氏更认为肾为痰湿之本，不仅从脏腑功能的角度上来认识痰湿，更是从痰湿的源泉——水液代谢的角度来进行认识，确有道理，也确有发挥。

王氏认为二陈汤为治痰的通用方，是实脾燥湿治其标，而不是治其本，原因就是王氏认为本是肾。薛氏对此很能理解，所以在他所出的"一武职"的病例中就认为其病是命门火衰，脾肺虚寒，与八味丸一服，痰喘稍止，数服全止。薛氏还说肾气既壮，津液清化，而何痰之有哉！即使中焦脾胃不足，也多不用二陈汤等，他认为化痰去湿之药（或方），应在脾土较旺之时使用，若是脾土不足，则用之必致中满吞酸、肚腹肿胀、小便不利。有关"痰论"的论述，堪为经典，值得我们重视。

备用要方 _{暑症①}

若夏月伤暑，发热，汗大泄，无气力，脉虚细而迟。此暑伤元气也，服后方。

人参　黄芪_{蜜炙}　麦门冬_{去心}　白芍药　陈皮　白茯苓_{各一钱}　黄连_炒　甘草_{炙，各五分}　黄柏_{三分}　白术_{一钱五分}　香薷　知母_{各七分}

上姜、水煎，食前温服。

愚按：东垣先生曰：暑热之时，无病之人，或避暑热，纳凉于深堂大厦得之者，名曰中暑，其病必头痛恶寒，身形拘急，肢节疼痛，

---

① 暑症：原脱，据目录补。

烦热无汗，为房室阴寒之气所遏，名曰中暍，以大顺散①，热药主之。若行人或农夫于日中得之者，名曰劳役中热，其病必苦头痛、躁热、恶热、肌热、大渴、汗泄、懒动，为天热外伤肺气，以苍术白虎汤凉剂主之。若人元气不足，用前药不应，宜补中益气汤主之。大抵夏月阳气浮于外，阴气伏于内，若人饮食劳倦，内伤中气，或酷暑劳役，外伤阳气者多患之，法当调补元气为主，而佐以解暑。若中暍者，乃阴寒之症，法当补阳气为主，少佐以解暑。故先哲多用姜、桂、附子之类，此推《内经》舍时从症之良法也。今患暑症殁，而手足指甲或肢体青黯，此皆不究其因，不温补其内，而泛用香薷饮之类所误也。夫香薷饮乃散阳气导真阴之剂也，须审有是症而服，亦何患哉？若人元气素虚，或犯劳过度而饮之者，适所以招暑患病也。其暑热伤元气而类风症者，见第四卷首治验。

若夏秋暑热，因过用冷物茶水伤其内，又过取凉风伤其外，以致恶寒发热，胸膈饱闷，或饮食不进，或兼呕吐、泄泻，此内外俱伤寒冷也。

人参　干姜^{炒紫色}　厚朴^{姜水炒}　陈皮　羌活　枳实　白茯苓^{各一钱}
白术^{一钱五分}　甘草^{炙，五分}

上姜水煎，食前温服。

愚按： 前症如未应，宜用藿香正气散；若内外已解，寒热未退，或饮食未进，宜用六君子汤。《保命集》云：霍乱属阳明症，宜用和中、平胃、建中，或四君子汤辈。脉浮自汗，四君子加桂枝主之；脉浮无汗，四君子加麻黄。吐利转筋，胁下痛，脉弦者，木克土也。用平胃散加木瓜，或建中加柴胡、木瓜；吐利转筋，腹中痛，体重，脉沉而细者，四君子加白芍药、良姜。吐利而四肢拘急，脉沉而迟，属少阴，四君子加姜、附、厚朴；吐利而四肢厥冷，脉微缓，属厥阴，

①　大顺散：见于《太平惠民和剂局方》，治冒暑伏热，引饮过多，脾胃受湿，水谷不分，清浊相干，阴阳气逆，霍乱呕吐，脏腑不调。甘草（长寸）三十斤，干姜、杏仁（去皮、尖，炒）、肉桂（去粗皮，炙）各四斤。《和剂局方》又称二宣散。

建中加归、附。吐利头痛而身热，多欲饮水者，五苓散；寒多不欲饮水者，理中丸主之。元戎云：太阴证霍乱者，理中加橘红；吐下腹痛，手足逆冷，理中加熟附；吐利后转筋者，理中加火煅石膏一两。

进士刘华甫，夏月食生冷果品患前症。余用附子理中汤，一服顿安。

上舍徐民则，夏月入房及食冰果面食而患腹痛。余曰：此阴寒之症也，须用附子理中汤以回阳。不信，别用二陈、枳实、黄连、香薷饮之类而死。

若夏暑在途中，常服以壮元气，清热驱暑，服之免中暑、霍乱、泄泻、痢疾等症。

人参一钱二分　白术一钱五分　五味子十粒，杵碎　麦门冬去心　白芍药炒　白茯苓各一钱　知母炒　陈皮　香薷各七分　黄芩炒，三分　甘草炙，五分

上姜、水煎，食前温服。

愚按： 前症若人元气虚弱，宜用补中益气去柴胡、升麻，加麦门、五味，或少加炒黑黄柏，人参养气汤亦可用。

一儒者，季夏患泄泻，腹中作痛，饮食无味，肢体倦怠。余用补中益气汤、八味地黄丸，月余而痊。后彼云：每秋间必患痢，今则无恙何也？余曰：此闭藏之月，不远帏幕①，妄泄真阳而然。前药善能补真火，火能生土，脾气生旺而免患也。

若遇劳倦辛苦用力过多，即服后方一二服，免生内伤发热之病。此方主于补气。

黄芪二钱半，蜜炙　人参　麦门冬去心　陈皮各一钱　白术　炙草　五味各五分

上姜、枣、水煎，食前温服。劳倦甚，加熟附子四五分。

愚按： 前论开世俗之蒙瞆，济无穷之夭枉。内附子若素畏寒饮食

---

① 帏幕：指房事之事。

者，尤宜用；若素喜寒饮食者，以肉桂或炮姜代之亦可，但世所鲜用耳！

一妇人因劳役，发热，倦怠，唾痰，欲呕，或以为火症，用清热化痰等药，反大便不实，无气以动。余以寒凉复伤中气，形病俱虚，用前方加附子治之而痊。后复劳，经水数日不止，众以为附子之热所致，用四物、芩、连、槐花之类，凉而止之，前症愈甚，更加胸膈痞满，饮食日少。余仍用前方，去门冬，更加茯苓、半夏、炮姜，数剂渐愈，又用当归芍药汤而经止。但四肢逆冷，饮食难化，不时大热，此命门真火衰，脾土虚寒之假热也。用八味丸半载而痊，又服六味丸三载而生子。

【点评】王氏将暑证分为夏月伤暑、夏秋暑热两种。前者指暑伤元气，后者指暑天寒湿内伤。而薛氏称之为中暑、中热。中暑是暑天受寒而致，或称中暍，多阴寒偏盛；中热是暑天受热而致，多元气受伤。中热多以益元解暑为主；而中暑则应以补阳温中为主。中暍原出于《金匮要略·痉湿暍病脉证治第二》原指夏月受暑、寒、湿三种病症，而薛氏在这里主要指夏月受寒。由于夏月受暑一般医生或病人容易理解，治疗也容易对症；而受寒则容易忽视，容易引起医疗事故，如薛氏"上舍徐民则"案，故这里更强调中暍。

20世纪60年代，我乘暑假到外地游玩，走水路回程，路上在九江登陆，准备换乘火车。时值半夜，为了省钱，不去旅店。因天气炎热，便在码头边喝水边乘凉。第二天回到家中，即发生泄泻，一日十余次。随即到省医院看病，因大便米汤样，白色，无法收集，化验不了。门诊医生只好作罢，开肠道消炎药后回家。有恶风、恶心、水泻、厌油，闻炒菜油味则恶心更重，几乎要呕吐，厌食，无腹痛，无小便。但能喝一些米汤，延至第二天病情开始好转，可以稍稍进食，大便一日3次。第三天泄泻停止。大学毕业后回想当时的病情，是为暑天神疲，湿热蕴蒸，且江边受风而致，当属阴暑。又因喝水较多，暑湿停留肠胃，故产生泄泻，是王氏这里所说"内外俱伤寒冷也"之症，好在当年年轻，暑湿从肠道排除而未酿成大祸。

卷之二

泄泻

泄本属湿，然多因饮食不节，致伤脾胃而作。须看时令，分寒热、新久而施治。治法：补脾消食、利小便。亦有升提下陷之气；用风药以胜湿；亦有久泄肠胃虚滑不禁者，宜收涩之。

主方

白术_{二钱} 白茯苓 白芍药_{炒，各一钱五分，以上三味乃泄泻必用者} 陈皮_{一钱} 甘草_{炙，五分}

若伤食泻黄，或食积，加神曲、麦芽、山楂各一钱，黄连_{炒七}分。若腹中窄狭①，再加厚朴、枳实以消停滞。

愚按：前症若饮食已消而泄泻未止，此脾胃之气伤也，宜用五味异功散；若泄泻而腹中重坠，此脾胃之气下陷也，宜用补中益气汤；若服克滞之剂而腹中窄狭，此脾气虚痞也，宜用六君子汤；若胁胀少食，善怒，泻青，此脾虚肝所乘也，宜六君子加柴胡、升麻、木香；若少食体倦，善噫，泄黄，此脾虚色陷也，宜用六君子加升麻、柴胡。大凡诸症若脾脉弦长者，肝木乘脾土也，当补脾平肝；若脾脉沉弦者，寒水侮脾土也，当温中补肾。夫黄连、枳实虽消停滞、开痞

---

① 腹中窄狭：指虚痞。虽然消化能力减弱，饮食减少，但有腹满，不欲食等肠胃道蠕动减弱的表现。

闷。若人脾胃充实，暴患实痞，宜暂用之；若人屡患屡服，或脾胃虚痞者而用之，则脾胃反伤而诸症蜂起矣。故东垣先生云：脾胃实者，用黄连、枳实泻之；虚者，用白术、陈皮补之。须分病之虚实、人之南北而治之。后仿此。

若小便赤涩短少，加猪苓、泽泻各一钱，以分利之。夏月加茵陈七分，山栀仁_炒四分。

愚按： 前症若津液偏渗于大肠，大便泻而小便少者，宜用此药分利；若阴阳已分而小便短少者，此脾肺气虚而不能生水也，宜用补中益气汤加麦门、五味；阴火上炎而小便赤少者，此肺气受伤而不能生水也，用六味地黄丸加麦门、五味；肾经阴虚，阳无所生，而小便短少者，用滋肾丸、肾气丸；肾经阳虚，阴无所化，而小便短少者，用益气汤、六味丸。若误用渗泄分利，复伤阳气，阴无所生，而小便不利，或目睛凸出，腹胀如鼓，或腿膝肿硬，或皮肤断裂者，先用滋肾丸、益气汤。每见元气虚而复用泽泻、猪苓之类，因损真阴，以致前症益甚者，急投金匮加减肾气丸，多有复生者。若反服牵牛、大黄峻剂而通之，是速其危也。

若口渴引饮，加干姜一钱五分，人参、麦门冬各一钱，升麻四分，乌梅肉五个。

愚按： 前症若胃气伤而内亡津液者，用七味白术散；胃气弱而津液少者，用补中益气汤；气血俱虚而津液少者，用十全大补汤；肾虚津液短少者，用六味地黄丸；肾水不足而虚火上炎者，用加减八味丸。若肾水不足之人患泄泻，或服分利之剂过多而患口渴者，若不用前药以固其本源，则肺肾复伤，多变小便不利、肚腹水肿等危症矣。

宪副屠九峰，先泻而口渴，尺脉数而无力，恪①用解酒毒、利小便之剂，不应。余曰：此肾阴亏损，虚火炽盛，宜急壮水之主，不然必发疽而不能收敛也。不信，别服降火化痰之剂，果患疽而殁。

---

① 恪：恭敬，谨慎。如恪遵、恪守、恪慎。

若夏秋之间湿热大行，暴注水泻，加黄连、苍术、泽泻各一钱，升麻、木通各五分。发热作渴，加干姜、石膏各一钱。黄疸小便赤，加茵陈一钱，山栀、木通各五分。

愚按：东垣云：若值秋燥行令，湿热少退，体重节痛、口舌干燥，饮食无味，二便不调，不欲饮食，或食不化，兼洒淅恶寒，凄惨面恶，此肺之脾胃虚而阳气不伸也，用升阳益胃汤治之。前症若湿热内作，脾胃不能通调而致者，宜用此药分利之；湿热已去，脾胃虚弱而致者，宜用六君子、当归调补之；湿热已去，脾气下陷而致者，宜用补中益气汤升举之。其黄胆若小便不利，四肢沉重，渴不欲饮，此湿胜于热，用大茵陈汤；大便自利，茵陈栀子黄连汤；若往来寒热，身黄者，宜用小柴胡加栀子；若因劳伤形体，饮食失节，而身黄者，用小半夏汤。盖黄胆为内伤不足之症，宜调补脾胃元气为主，若妄用驱逐，复伤元气，多致不起。

若久泻脾胃虚弱，饮食难化，加黄芪_炙、人参各一钱，神曲、麦芽各一钱二分，木香_煨、干姜_炙各五分。

愚按：前症或作呕，或饮食少思，属脾胃虚弱，用四君子加半夏、木香；或兼作呕，或腹作痛，属脾胃虚寒，用六君子加炮姜、木香。若麦芽善损肾，神曲善化胎消肾，不宜轻用。大抵此症多由泛用消食利水之剂，损其真阴，元气不能自主持，遂成久泄。若非补中益气汤、四神丸滋其本源，后必胸痞腹胀、小便淋沥，多致不起。

若久泻肠胃虚滑不禁，加肉豆蔻、诃子皮、赤石脂各一钱，木香_煨、干姜_炙各五分。

愚按：东垣先生云：中焦气弱，脾胃受寒冷，大便滑泻，腹中雷鸣，或因误下，末传寒中，复遇时寒、四肢厥逆，心胃绞痛，冷汗不止，此肾之脾胃虚也，用沉香温胃丸治之。窃谓前症若脾胃虚寒下陷者，用补中益气汤加木香、肉豆蔻、补骨脂；若脾气虚寒不禁者，用六君子汤加炮姜、肉桂；命门火衰而脾土虚寒者，用八味丸；若脾肾气血俱虚者，用十全大补汤送四神丸；若大便滑利，小便闭涩，或肢体渐肿，喘嗽唾痰，为脾肾气血俱虚，宜用十全大补汤送四神丸；若大便滑利，小便闭涩，或肢体渐肿，喘嗽唾痰，为脾肾亏损，宜用金匮加减肾气丸。

若饮酒便泄，此酒积热泻也，加黄连炒、茵陈、干姜各一钱，木香五分。

愚按： 前症若酒湿未散，脾气未虚，宜用此药分利湿热；若湿热已去，中气被伤，宜用六君子调补中气，若误服克伐分利之剂，胸膈渐满，小便短小，或腿足与腹渐肿者，急用加减金匮肾气丸调补脾胃，多有生者。夫酒性大热，乃无形之物，无形元气受伤，当用葛花解醒①汤分消其湿，往往反服大热酒症丸，重泻有形阴血，使阳毒大旺，元气消亡，折人长命。《金匮要略》云：酒疸下之，久而为黑疸。每见善饮服酒症丸者，多患疸症，不悟其因，反服分利化痰，以致变症而殁者多矣。详见《奇效方》。

秀水卜封君，善饮，腹痛，便泄，服分利化痰等剂，不应。其脉滑数，皮肤错甲。余谓此酒毒致肠痈而溃败也，辞不治。不信，仍服前剂，果便脓而殁。

光禄柴黼庵，善饮，泄泻，腹胀，吐痰，作呕，口干。余谓脾胃气虚，先用六君子加神曲，痰呕已止，再用补中益气加茯苓、半夏，泻胀亦愈。

旧僚钱可久，素善饮，面赤，痰盛，大便不实。余以为肠胃湿痰壅滞，用二陈、芩、连、山栀、枳实、干葛、泽泻、升麻一剂，吐痰甚多，大便始实。此后日以黄连三钱，泡汤饮之而安。

若寒月溏泄，清冷腹痛，伤生冷饮食，加神曲、麦芽炒、干姜炙各一钱，缩砂、益智、木香各七分。

愚按： 前症若脾肾虚寒，宜用四神丸；若脾肾虚脱，用六君、姜、桂，如不应，急补命门火以生脾土。

---

① 醒：当是"醒"字。

一儒者，小腹急痛，溏泄清冷，大便欲去不去。余谓此命门火衰而脾土虚寒也，用八味丸月余而愈。向后饮食失宜，前症仍作，小腹重坠，此脾气下陷也，用补中益气汤而痊。

【点评】此处所说的泄泻主要由胃肠功能紊乱，消化能力受阻而引起的。小儿患者多容易出现疳积。治疗上主要以调理脾胃功能为主。

由于脾胃在五脏中与肝、肾的关系更为密切，所以长期的胃肠功能紊乱，也会影响到肝、肾的功能，以致互为因果，恶性循环，更加重病情。本论以泻黄、小便赤、口渴、虚滑、溏泄、酒泄、久泄为要点，对这类泄泻病进行了分证。薛氏更进一步进行了分析解读，使治疗更趋完善。

其中久泻除了形寒饮冷和肺脏相关之外，其他多种病情及泻黄、酒泄等多与肝胆有关，表现为湿热壅遏或肝胆受损。所以治疗的时候主要以补养脾胃、调和肝胆为主，尽量少用泄胆、抑肝、利尿、伤阴的药剂，即使是湿热内作，用时也要注意适可而止。还要注意的是湿热为病，治热容易治湿难，湿邪黏滞胶着，所以更应该多考虑如何去湿的方法。本论主要使用茵陈蒿汤及其变方进行治疗，但在急性症状减轻之后，则应该注重脾胃的调补，可在温胆汤或三仁汤的基础上加重调补脾胃的药物等。薛氏也说：黄疸为内伤不足之症，宜调补脾胃元气为主，若妄用驱逐，复伤元气，多致不起。

若是肾之脾胃虚而引起的泄泻，多以水液代谢紊乱相关。包括津液缺乏和水液妄行。以培补脾土为主，病情较重者，还应使用补火生土法。所以本论薛氏也说：若非补中益气汤、四神丸滋其本源，后必胸痞腹胀、小便淋沥，多致不起。这里要注意的是，水液和津液是有层次上的区别的，多饮水或多输液不能真正解决津液缺乏的问题，只有解决肺、脾、肾三脏的水液代谢障碍，才有可能使津液得到恢复，否则反而容易使水液停留，出现水肿等现象。这在中西医结合治疗泄泻病的过程中应该予以注意。所以本论薛氏说：若不用前药以固其本源，则肺肾复伤，多变小便不利、腹部水肿等危症矣。

其中还有脾肾阳虚引起的五更泄，多有结肠过敏现象，一般认为使用四神丸效果较好。但我在治疗本病的时候发现加用碧玉散效果更好。可见五更泄除了脾肾阳虚之外还应有肝经湿热，多属虚实夹杂证，可供临证参考。

痢疾

痢是湿热及食积，治者别赤白青黄黑五色以属五脏。白者湿热伤气分，赤者湿热伤血分，赤白相杂气血俱伤，黄者食积。治法：泻肠胃之湿热，开郁结之气，消化积滞，通因通用。其初只是下，下后未愈，随症调之。痢稍久者不可下，胃虚故也。痢多属热，然亦有虚与寒者。虚者宜补，寒者宜温。年老及虚弱人不宜下。

主方

黄芩炒　黄连炒，各五分　白芍药炒，二钱，以上三药乃痢疾之必用者　木香　枳壳炒，各五分　甘草炙，三分　槟榔一钱

上姜、水煎服。

若腹痛，加当归一钱五分，缩砂一钱。再加木香、芍药各五分。

愚按：前症若因湿热郁结，后重不利，宜用此方。若饮食停滞，用二陈汤加山楂，送香连丸。仲景先生云：脉沉而有力者，属里实也，宜下之；沉而无力者，属里虚也，宜补之。元气虚滑者，宜温之、涩之。脉滑而数者，有宿食也，当下之。脉浮大，此为虚而强下之故也。脉浮革者，因而肠鸣，当温之。下痢腹坚者，当下之。下痢

谵语有燥屎，当下之。下痢三部脉皆平，按之心下坚，急下之。下痢脉大浮弦，当自愈。下痢腹满痛为实，当下之。治者审焉！

若后重，加滑石炒五分，再加枳壳、槟榔、芍药、条芩各五分。

愚按：痢而便脓血者，乃气行而血止也，行血则便脓自愈，调气则后重自除。若大肠积滞，壅实而后重，法当疏导；若大肠气虚下陷而后重，法当升补。

司马王荆山，患痢后重，服枳壳、槟榔之类，后重益甚，食少，腹痛。余以为脾胃伤而虚寒也，用六君、木香、炮姜而愈。

太常边华泉，呕吐不食，腹痛后重，服大黄之药，腹痛益甚，自汗，发热，昏愦，脉大。余以为胃气复伤，阳气虚寒脱陷也。以参、术各一两，炙草、炮姜各三钱，升麻一钱，一剂而苏。又用补中益气加炮姜，二剂而愈。

【点评】里急后重多因肛门气滞，可加人奶拌荜拨。

若白痢，加白术、白茯苓、滑石炒、陈皮各一钱。初欲下之，再加大黄五钱。兼食积，加山楂、枳实各一钱。

愚按：前症若腹痛后重，怕手按腹，或脉洪实，为积滞闭结，宜用此方疏通之；若腹痛后重，喜手按腹，或脉微细，为阳气虚寒，宜用六君、手姜①温补之。

少宗伯顾东江，停食患痢，腹痛下坠，或用疏导之剂，两足肿胀，食少体倦，烦热作渴，脉洪数，按之微细。余以六君子加姜、桂各二钱，吴茱、五味各一钱，煎熟冷服，即睡觉而诸症顿退，再剂而安。此内真寒而外假热，治以热剂而冷饮。东垣先生治假寒热之症，投以假寒热之剂。

廷评曲汝为，食后接内，患腹痛去后，似痢非痢，次日便脓血，烦热作渴，神思昏倦，用四神丸一服顿减，又用八味丸料加吴茱、五

---

① 手姜：应为干姜。

味、骨脂、肉蔻，二剂全愈。

若红痢，加当归、川芎、桃仁各一钱五分。初欲下之，再加大黄五钱。

愚按：前症若病日久，或误服疏通之药而不能愈者，当调补脾胃。大凡血症久而不愈，多因阳气虚而不能生血，或因阳气虚而不能摄血，故丹溪先生治此症久而不愈，用四君子汤以收其功。

判官汪天锡，患痢，腹痛后重，渴欲饮冷，饮食不进，用芍药汤，纳大黄一两。四剂稍应，仍用前药，但大黄减半，数剂而愈。

通府薛允颇，下血，服犀角地黄汤，其血愈多，发热，少食，里急后重。予以为清气下陷，用补中益气汤加炮姜，一剂而瘳。

【点评】痢疾下血，为肠中有热，可用清热止血化瘀之药，如黄连、槐角、丹皮等。犀角地黄汤主要治血中有热，即所谓菌血症或毒血症之类。所以患者服后出现变证。

若红白相杂，加川芎、当归、桃仁各一钱五分以理血；滑石、陈皮、苍术各一钱五分以理气。有食积者，加山楂、枳实以消导。

愚按：前症若气滞、食积、湿热所致，宜用此方治之。若脾虚饮食停滞，宜用六君子汤送香连丸调补之。《经》云：脾主血，肺主气。前症乃气血俱受病也。若因脾肺血伤所致，宜用四物汤加白术、茯苓，煎送香连丸；若因脾肺气伤所致，宜用四君汤加当归、川芎，煎送香连丸。

若白痢久，胃弱气虚，或下后未愈，去槟榔、枳壳，减芩、连、芍药各七分，加白术一钱五分，黄芪、陈皮、茯苓各一钱，缩砂、干姜炙各五分。

愚按：前症若数至圊而不能便，或少有白脓者，乃土不能生金，肺与大肠气伤而下坠也，当用升阳益胃汤举其阳气，则阴自降而二便自愈矣。饮食不入，发热作渴，其势危甚，用十全大补汤；如不应，送二神丸。

【点评】白痢时间较长，除了有气虚、气滞之外，还可能有湿气阻滞，可加用薏苡仁等药化湿，利湿之药尽量少用。

若红痢久，胃弱血虚，或下后未愈，减黄芩、黄连各五分，加当归、川芎、熟地、阿胶、陈皮各一钱，白术一钱五分。

愚按：前症若脾经血热下注而不愈者，用四物汤加白术、茯苓；若脾经气虚不能统血而不愈者，用四君子加川芎、当归；若中气下陷不能摄血而不愈者，用补中益气汤。

【点评】红痢时间较长除了血弱、血热之外，多有脾不摄血，或瘀、湿阻滞，血不归经，可加用黄芪、防风、赤芍、甘草等。

若赤黑相杂，此湿胜也，及小便赤涩短少，加木通、泽泻、茯苓各一钱，山栀仁炒五分，以分利之。

愚按：初患湿盛而小便赤涩者，宜用前药；若病久而阳气下陷，或老弱者，宜用升阳除湿防风汤；若脾土亏损，寒水来侮，先用六君子汤加姜、桂以温而补之，后用补中益气汤加茯苓、半夏以升而补之。

若血痢，加当归、川芎、生地黄、桃仁、槐花炒各一钱；久不愈，减芩、连各七分，去槟榔、枳壳，再加阿胶珠、侧柏叶、白术各一钱五分，干姜炒黑、陈皮各一钱。

愚按：前症亦有因脾气虚弱者，有因脾气下陷者，有因肝气虚弱者，有因肝血虚热者。

祠部李宜散，患血痢，胸腹膨胀，大便欲去不去，肢体殊倦。余以为脾气虚弱，不能摄血归源，用补中益气汤加茯苓、半夏，治之渐愈。后因怒，前症复作，左关脉弦浮，按之微弱，此肝气虚不能藏血，用六味丸治之而愈。

若痢已久，而后重不去，此大肠坠下，去槟榔、枳壳，用条芩，加升麻一钱以升提之。

愚按：前症亦有因大肠气滞者，有因大肠气陷者，有因大肠血虚者，有因脾肾虚寒者。若大肠气滞坠下，宜用四君子送香连丸；若大肠气虚陷下，宜用四君子加柴胡、升麻送香连丸；若大肠血虚后重，宜用四物汤加参、术送香连丸。东垣先生云：里急者，腹中不宽快也，亦有虚坐而大便不行者，皆血虚也，血虚则里急后重。

【点评】当年在厦门，曾遇一患者，腹部手术后出现虚坐而大便不行，大便虽有便意，但久坐马桶而不出，出而不多，甚至数小时而不能出。每天为大便一事纠结不已，几乎不能像正常人一样生活，时至半年有余，苦闷不已。当地医生诊断为肠粘连。托人找我，诊为胃肠气滞，肝气抑郁，气血不足。经针灸中脘、下脘、腹结、腹哀、府舍、天枢、足三里、三阴交、太溪、地机等，每次使用其中 3～5 穴，十数次而基本正常。病虽与痢疾不同，但机理相同，以供参考。

若呕吐食不得下，加软石膏一钱五分，陈皮一钱，山栀仁炒五分，生姜六分。缓呷之，以泻胃口之热。

愚按：前症若脾胃素有实热，或过食厚味辛辣而暴患之，宜用此方；若胃气虚，膈气逆而作呕吐者，用六君子加生姜；若胃气虚寒，亦用前药加炮姜、木香。

有一样气血虚而痢者，用四物汤加人参、白术、陈皮、黄芩、黄连。

愚按：前症若脾气虚而血弱，宜用四君子汤；若胃气虚而血弱，宜用补中益气汤；若久病气血俱虚，宜用八珍汤。大凡此症久而不愈，或变症百出，但守前法，久之自愈。

有一样寒痢，用黄连、木香、芍药酒炒、当归、干姜炒、缩砂、厚朴、肉桂。

愚按：东垣先生云：前症若脉沉细而身不动作，睛不了了，饮食不下，鼻准气息者，用姜附汤；身重四肢不举者，用术附汤；暴下无声，身冷自汗，小便自利，大便不禁，气难布息，脉微，呕吐者，用浆水散①。

先太安人，年八十，仲夏患痢，腹痛，作呕，不食，渴饮汤水，按腹痛稍止，脉鼓指而有力。余谓真气虚而邪气实也，用人参五钱。白术、茯苓各三钱，陈皮、升麻、附子、炙甘草各一钱。服之睡觉索食，脉症顿退，再剂而安。

横金陈子复，面带赤色，吐痰，口干，或时作泻。或用二陈、黄连、枳实之类，不应。予脉之，左关弦急，右关弦大，此乃肾水挟肝木之势而克胜脾土也。不信，后交夏果患痢而亡。

若得痢而误服温热止涩之药，则虽稍久，亦宜用前法以下之，下后方调之。

若得痢便用前症法下之而未应，又用前调理法治之久而不愈，此属虚寒而滑脱，可于前补虚寒温二条用择，更加龙骨、石脂、罂粟壳、乌梅肉等收涩之药。

愚按：前症若脾气虚寒下陷，宜用补中益气汤加粟壳、姜、桂，如不应，急用附子；若气血虚弱，宜用十全大补汤加附子、粟壳；若命门火衰，用八味丸以补土母；若腹痛，作渴饮汤，手按腹痛稍止者，俱温补脾胃。

【点评】古时下痢一症，包括当今所说的泄泻、痢疾，所以有时又统称为下痢。

本论认为痢是湿热及食积所致，治者别赤白青黄黑五色以属五脏，说明应该按脏腑分类进行考虑，遗憾的是，后文并没有详细印证这一看法。但治疗总则为通因通用，值得重视。

急性下痢，多为外邪从口而入，其中泄泻多为寒或寒湿之邪为祟；痢疾多为火热或湿热所祟。燥邪为患，历来叙述较少。

---

① 浆水散：见于《素问病机气宜保命集》卷中：半夏60克(汤洗)，附子15克(炮)，干姜15克，良姜7.5克，桂枝15克，甘草15克(炙)。

慢性下痢，可由急性下痢发展而来，可发展为伏邪；也可以因为伏邪引发，如此处说"此外感六淫，与五脏相应者也。"过去一般认为下痢多为胃肠道疾病，除治疗痢疾之邪外，还得考虑五脏的特点，进行不同的气机保护和修缮，这样就能取得更好的效果。

红痢有火，白痢有寒，赤白相间为寒热错杂。一般来说痢疾病有发热症状，疫毒痢有高热。疫毒痢，与西医所说的中毒性痢疾相近，发病很急，往往首先出现神志昏迷，抽搐，而后才有痢疾症状，容易误诊为乙脑、流脑等疾患，需予以注意。由于中毒性痢疾有发热、晕厥、惊搐等表现，所以治疗时，应以退热、制止惊搐为两大要点。此时一是症状比较凶险，二是容易误诊，所以应该予以特别注意。需要及时使用大剂量的解毒清热、利肠祛湿药物治疗，并尽早配合西医抢救方法。

发生本病主要是外感时疫邪毒，和饮食不节。所谓疫毒是指具有强烈传染的致病邪气，其产生和流行与反常气候有关，所谓："疫气乃异气也，不在六气正化之中。"感邪之后，依所感病邪不同及体质差异，产生不同情况。湿热蕴结肠腑，腑气壅阻，气血凝滞，化为脓血形成湿热痢。脾胃受伤，脾虚不运，水湿内停，中阳受阻，寒湿内蕴，气血凝滞，结化为脓血，而成寒湿痢。痢疾久治不愈或失治、误治，导致脾胃气虚寒热夹杂，留滞于肠间而成久痢。

痢疾有三大症状，即发热腹痛、腹泻赤白、里急后重。发热一般使用葛根、柴胡等药；腹痛用芍药、枳壳、槟榔等药。泻赤用黄连、黄芩、栀子等药；泻白用大腹皮、白术、豆蔻等药；泻脓用白头翁、紫花地丁等药。里急后重用人奶拌荜拨，香附等药。这些药可以依病程、病情、体质，加入在不同的方剂中使用。

西医所说的细菌性痢疾，阿米巴痢疾，以及溃疡性结肠炎等可参照中医痢疾辨证治疗。

痢疾在初发病的时候，多用清热理肠的方法。比如葛根黄芩黄连汤变化。假若热毒侵犯可用白头翁汤变化。在脾气阻遏时可用香连丸；脾阳不足时可用连理汤；脾阴不足时可用黄连阿胶汤；久病滑脱时可用驻车丸；湿热阻滞时可用黄连泻心汤；湿浊阻滞时可用连朴饮等等。可以看出这些处方中，一是可以看出，中医过去也有以某中药为核心的辨病治疗法，与辨证治疗有相等的价值。二是痢疾的治疗，黄连都起到了十分重要的作用，说明黄连对某一个或某一些病有针对性的治疗效果，值得我们重视。

需要注意的是，西药中有小檗碱，含有中药黄连的成分，也在治疗下痢中使用，且有一定的效果，因为小檗碱并不比其他抗肠道病菌的西药效果更好，多不被重视。我们需要了解的是小檗碱并不能代表黄连，这是因为小檗碱只是黄连众多成分中的一种，是其众多功用中的一部分功用，所以不能与黄连等同起来。黄连还有很强的清热作用，这在很多情况之下加强了燥湿的作用；而且黄连还多在复方中使用，往往能出现单味药不可比拟的强大作用。所以中医一直将黄连作为治疗胃肠道疾病的主药。从这一用药特点来看，中医除了辨证治疗之外，也有辨病治疗的方法，只不过当时没有人明确提出而已。

疟疾

疟是风暑之邪。有一日一发，有二日一发，有三日一发，有间一日连二日发，有日与夜各发。有有汗，有无汗。有上半日发，有下半日发，有发于夜者。治法：邪从外入，宜发散之，然以扶持胃气为本，又须分别阳分阴分而用药。邪疟及新发者，可散可截；虚疟及久者，宜补气血。若过服截药，致伤脾胃，则必延绵不愈矣。

主方

柴胡　白术各一钱半　苍术_{泔浸，一钱，以上三味疟疾必用之药}　干葛_{一钱}二分　陈皮_{七分}　甘草_{炙，五分}

愚按：前症皆因先伤于暑，次感于风，客于荣卫之间，腠理不密，复遇风寒，闭而不出，舍于肠胃之外，与荣卫并行，昼行于阳，夜行于阴，并则病作，离则病止，并于阳则热，并于阴则寒，浅则日作，深则间日，在气则早，在血则晏。按本经曰：疟脉自弦，弦数者多热，弦迟者多寒，弦短者伤食，弦滑者多痰。弦而紧者宜下，浮大者宜吐，弦迟者宜温，此治疟之大法。其病热多寒少，心烦少睡者，属心，名曰温疟，用柴芩汤；但寒少热，腰疼足冷者，属肾，名曰寒疟，用桂附二陈汤；先寒而后大热，咳嗽者，属肺，名曰瘅疟，用参苏饮；热长寒短，筋脉揪缩者，属肝，名曰风疟，用小柴胡加乌药、香附；寒热相停，呕吐痰沫者，属脾，名曰食疟，用清脾饮。疟愈之后，阴阳两虚，梦遗、咳嗽，不善保养，遂成劳瘵。若能清心养体，节食避风，如此调治，无不愈矣。

若一日一发及午前发者，邪在阳分，加枯芩、茯苓、半夏各一钱；热甚，头痛，再加川芎、软石膏各一钱；口干，加石膏、知母、麦门冬各一钱。

愚按：刘宗厚先生云：从卯至午发者，邪在大肠、小肠也，宜大柴胡汤下之；从午至酉发者，邪亦在心与肾也，宜大承汤下之。此皆邪入于内也。从酉至子发者，邪在心①与胆也，或至寅发者，此邪在气在血也，宜用桃仁承气汤微下之，更以小柴胡汤彻其余邪。若身热，目痛，热多寒少，其脉实长者，先以大柴胡汤下之，余热不尽，再用白芷汤；若甚寒微热，或但寒不热者，名曰牝疟，用柴胡桂枝汤

① 心：按时辰计算应为肾。胆酉时之后的戌时为心包所主。

以解表。

【点评】地支与脏腑相配，其中为：肺寅大卯胃辰宫，脾巳心午小未中，申膀酉肾心包戌，亥焦子胆丑肝通。不同的时辰与不同的脏腑相关，即：

时间	23～1	1～3	3～5	5～7	7～9	9～11	11～13	13～15	15～17	17～19	19～21	21～23
时辰	子	丑	寅	卯	辰	巳	午	未	申	酉	戌	亥
脏腑	胆	肝	肺	大肠	胃	脾	心	小肠	膀胱	肾	心包	三焦

所以薛氏说从卯至午发者，邪在大肠、小肠也，因以肠道为主，所以用大柴胡汤攻下。从午至酉发者，邪亦在心与肾也，因与阴血相关，所以用大承气汤攻下。从酉至子发者，邪在心（应为肾）与胆也，因与阴阳交接相关，故用小柴胡汤去余邪。而寅时为肺所主，所以与气的关系密切，因心肺同居上焦，气血同至，故用桃仁承气汤微下以顺气。

若间日或三日发，或午后或夜发者，邪入阴分，加川芎、当归、芍药酒炒、熟地黄、知母酒炒各一钱，红花酒洗、黄柏酒炒、升麻各四分，提起阳分，可截之。

愚按：仲景先生云：疟无他症，但隔日发而先寒后热，寒多热少，用桂枝石膏汤；发于夜，麻黄黄芩汤。窃谓前症若中气虚而间日发者，用补中益气汤；若气血俱虚，而三日一发者，用十全大补汤。大抵邪气在阳分者，浅而易治；邪气在阴分者，深而难治。

若间一日，连发二日，或日夜各发者，气血俱病，加人参、黄芪、白茯苓各一钱以补气，川芎、当归、芍药、熟地黄各一钱以补血。

愚按：此条治法，当以前后论参看用药调治。

若阳疟多汗，用黄芪、人参、白术以敛之；无汗，柴胡、苍术、白术、黄芩、干葛以发之。

愚按：仲景云：处暑以前疟发而头项痛，脉浮，恶风，有汗者，桂枝羌活汤；若恶风，无汗者，麻黄羌活汤；若久而汗多，腠理开泄，阳不能固，必补敛之；无汗，则腠理致密，邪不能解，必发散之；若属饮食所伤，用六君子汤为主；劳伤元气，用补中益气汤为主。

若阴疟多汗，用当归、白芍药、熟地、黄连、黄柏、黄以敛之；无汗，柴胡、苍术、川芎、红花、升麻以发之。故曰：有汗者要无汗，扶正为主；无汗者要有汗，散邪为主。

愚按：前症若寒热大作，不论先后，此太阳阳明合病，寒热作则必战。经曰：热胜而动也，发热则必汗泄。又曰：汗出不愈，知内热也。阳盛阴虚之症，当内实外虚，不治，恐久而传阴经也，宜用桂枝芍药汤。若病久，须大补脾胃为主。盖养正邪自除也。

若病人胃气弱，饮食少，或服截药伤脾胃而少食者，加人参一钱五分，芍药 酒炒、大麦芽各一钱。

愚按：前症若用寒凉止截，脾胃伤损，必致连绵不已，若非培养元气，决不能愈。然芍药、麦芽善损脾肾，恐不宜多用。

洞庭马志卿母，疟后形体骨立，发热恶寒，自汗盗汗，胸膈痞满，日饮米饮盏许，服参、术药益胀，卧床半年矣。余以为阳气虚寒，用大剂补中益气加附子一钱，二剂诸症渐退，饮食渐进，又二剂全愈。

若伤食痞闷，或有食积者，加神曲、麦芽、枳实 炒各一钱，黄连 炒五分。

愚按：前症若脾胃无亏，饮食过多，而患暴怒胸膈痞闷者，宜用此方以消导宿滞；若饮食既消，而胸膈痞闷者，宜用六君子汤以调补脾胃；若劳伤元气，兼停饮食，用补中益气加半夏、茯苓以升补脾胃；若感怒兼食，用二陈、参、术、木香、香附、山栀以补脾平肝。

冬官朱省庵，停食感寒而患疟，自用清脾、截疟二药；食后腹胀，时或作痛，服二陈、黄连、枳实之类，小腹重坠，腿足浮肿，加白术、山楂，吐食未化。余曰：食后胀痛，脾虚不能克化也；小腹重坠，阳气不能升举也；腿足浮肿，胃气不能运行也；吐食不消，脾胃虚寒也。治以补中益气汤加吴茱、姜、桂、木香，不数服而瘥。

一妇人饮食后患疟，呕吐，属内停饮食，外感风寒，用藿香正气散而愈。后因怒，吐痰甚多，狂言、热炽、胸膈胀痛，手按少止，脉洪大无伦，按之微细。余谓肝脾二经血少火旺，用加味逍遥散加熟地、川芎，二剂顿退，再用十全大补而安。

若痰盛，加半夏_{姜制}、南星、枳实各一钱，黄芩_炒、黄连各六分。

愚按：前方非膏粱积热实火为痰者，不宜用。若中气虚而痰甚，用补中益气汤加茯苓、半夏；如未应，用一味姜汁尤好。

若欲截之，加槟榔、黄芩、青皮、常山各一钱，乌梅肉三个。

愚按：前症若血气俱虚，用人参、生姜各一两，煎服顿止，不问新久并效。若咽酸口酸，且节饮食，其病潮作时虽大渴，只与姜汤，乘热饮之，此亦截疟之良法。每见饮啖生冷物者，病或少愈，多致脾虚胃损，反为难治。若病势正炽，一二发间，未宜遽截，恐邪气不去，正气反伤耳！此法有益无害。

一上舍①，每至夏秋，非停食作泻，必疟、痢、霍乱，遇劳吐痰，头眩，体倦，发热恶寒。杂用四物、二陈、芩、连之类。患疟服止截之药，前症益甚，时或遍身如芒刺然。余谓中气虚热，用补中益气汤加茯苓、半夏，内参、芪各用三钱，归、术各二钱，四十余剂全愈。

若日久虚疟，寒热不多，或无寒而微热者，邪气已无，只用四君子合四物汤加柴胡、黄芩、陈皮，以滋补气血。

愚按：前症若因胃气虚，用四君加升麻、当归；若脾血虚，用四君加川芎、当归；若因中气下陷，用补中益气汤加茯苓、半夏。大凡久疟，多属元气虚寒。盖气虚则寒，血虚则热，胃虚则恶寒，脾虚则发热，阴火下流则寒热交作，或吐涎不食，战栗泄泻，手足逆冷，皆

---

① 上舍：宋制太学分外舍、内舍、上舍，学生在一定年限和条件下，可以逐渐递升。

脾胃虚弱，但补中益气，其诸症悉愈。

一妇人疟久不愈，发热，口干，倦甚。此脾胃虚热，用七味白术散加麦门、五味，作大剂煎与恣饮；再发稍可，乃用补中益气汤加茯苓、半夏，十余剂而愈。

一妇人久疟寒热，服清脾饮之类，胸膈饱胀，饮食减少，用补中益气汤加茯苓、半夏、炮姜各一钱而痊。

【点评】中医认为疟疾是因风邪侵犯而引起的疾病。在《素问》中有专门的篇章给予论述，并有详细的治法，可以阅读。西医认为疟疾是由于蚊虫将疟原虫传染给人而引起。虽然二者不尽相同，但都强调了外来因素对发病的影响。

疟疾的主要证候是寒热往来，所以古籍中有时候所说的疟疾仅仅是有寒热往来的主症，很可能就是寒热疾病，比如某些感冒等，不一定全指西医所说的疟疾，这点需要给予注意，阅读时需得分辨。

现代以屠呦呦为首的中医药专家已研究出青蒿素治疗疟疾的有效方法，造福于人类，并获得诺贝尔奖。说明中医对疾病的认识虽然由于历史的原因，还不够详尽，但他所指导的治疗方法却是非常有力而准确的。中医不但可以治疗疟疾发作的一系列病症，还可以治疗顽固性疟疾及病后的很多后遗症，比如疟母（脾肿大等）的治疗，就确有一定的效果。

（1）发病原因：是以下三种因素共同作用的结果。①风气。一般客于皮毛腠理，由于正气不足以抗邪，风气成为风邪，长期停留该处，在皮毛腠理关闭的时候，风气不能进入人体内部，一旦皮毛腠理打开，则进入体内，引动疟气，发为疟疾。②疟气。疟气随风气一起进入人体，由于疟气的特点，风气只有从风府开张的时候才能携带疟气进入体内。进入体内后，疟气留于风府，而风气则外出留于腠理。一般来说，风府指颈椎部位（风府穴至大椎穴之间)。疟气进入人体后(主要是脊椎、督脉处),即停留在入侵部位,以后随着督脉中的卫气,逐渐向下移动,一般下行的时候,每日向下移动1个椎体的距离,向上行的时候,一般每日移动2个椎体距离。③卫气。当卫气的运行高潮进入风府部位的时候,会主动对疟气进行抗争,同时会使皮毛腠理打开,因而招致风气的入侵,从而引发疟气活跃,与卫气相争,出现疟疾症状,发为疟疾病。

(2)病理表现:①日作晏,即疟疾发作时间,每日均推迟。这是因为疟邪随着督脉之气每日向下移动1个椎体的距离,所以第2天卫气高潮循行到疟气部位,并与疟气抗争推迟了一个椎体,因此时间向后推移。②病稍益,即疟疾发作时间,每日均提前。这是因为疟气随督脉之气下行到尾骨之后,进而沿冲脉向上移动,由于冲脉与督脉距离相近又互相依存,一般每日向上移动2个椎体,所以督脉中卫气高潮向下循行的时候,就能较早的与疟气相遇,产生邪正斗争,因此疟疾发作时间提前。③次日作,即疟疾2天发作1次。这是因为疟气没有在督脉部位,而是直接进入了五脏之中,沿五脏行进而最终停留在募原,由于募原湿气较重,疟气的活动受到一定的限制,活动能力减弱,与卫气高潮相遇的时候,外在的皮毛腠理反应也不可能及时,皮毛腠理不开,风气不能及时进入,不能引发疟气抗争,因此邪正斗争的时间推迟,疟疾发作时间也推迟,一般需要2天的时间才能表现出疟疾症状。

(3)治疗法则:依《素问·刺疟论》有以下内容:①"疟脉缓大虚,便宜用药,不宜用针"。脉虚大说明正气十分虚弱,而针刺此病,多需放血,更容易伤正,故不宜针刺。②"凡治疟先发,如食顷乃可以治,过之则失时也。"也就是在发病前约一个小时就开始进行治疗,这样效果更好,中医称之为截疟。这点与西医的看法有异曲同工之妙。③"诸疟而脉不见,刺十指间出血，血去必已，先视身之赤如小豆者尽取之"。疟疾发病前络脉会有充血的表现，这时刺充血的络脉放血，即可以治疗疟疾病。④"刺疟者，必先问其病之所先发者，先刺之。先头痛及重者，先刺头上及两额两眉间出血。先项背痛者，先刺之。先腰脊痛者，先刺郄中出血。先手臂痛者，先刺手少阴阳明十指间。先足胫酸痛者，先刺足阳明十指间出血。"就是先出现症状的部位，应该首先进行治疗。

《万病回春》介绍的治法分四步进行：①疟疾初起，以散邪为主，如使用散邪汤、正气汤等；②疟疾发病，以分利阴阳为主，如使用柴苓汤、人参养胃汤等；③疟疾截住后，以调养气血为主，如使用参归养荣丸等；④疟母，以消散为主，如使用参归鳖甲汤、十将军丸等。可以和本论参照学习。

咳嗽

咳谓有声，肺气伤而不清；嗽谓有痰，脾湿动而生痰。咳嗽者，因伤肺气而动脾湿也。病本虽分六气五脏之殊，而其要皆主于肺。盖肺主气而声出也。治法须分新久虚实。新病风寒则散之，火热则清之，湿热则泻之；久病便属虚属郁，气虚则补气，血虚则补血，兼郁则开郁。滋之、润之、敛之，则治虚之法也。

主方

杏仁去皮尖　白茯苓各一钱　橘红七分　五味子　桔梗　甘草炙，各五分

春多上升之气，宜润肺抑肝，加川芎、芍药、半夏各一钱，麦门冬、黄芩炒、知母各五分。

春若伤风，咳嗽鼻流清涕，宜辛凉解散，加防风、薄荷、黄芩

炒、麦门冬各一钱。

愚按：前症若因风寒所伤，咳嗽声重，头痛，用金沸草散；咳嗽声重，身热，头痛，用局方消风散。盖肺主皮毛，肺气虚则腠理不密，风邪易入，治法当解表兼实肺气；肺有火则腠理不闭，风邪外乘，治宜解表兼清肺火。邪退即止，若数行解散，则重亡津液，邪蕴而为肺疽、肺痿矣。故凡肺受邪不能输化，而小便短少，皮肤渐肿，咳嗽日增者，宜用六君子汤以补脾肺，六味丸以滋肾水。

一儒者，素勤苦，恶风寒，鼻流清涕，寒栗，嚏喷，服祛风之药，肢体麻木，倦怠，痰涎自出，殊类中风。余以为风剂耗散元气，阴火乘其土位也。遂以补中益气汤加麦门、五味治之而安。

一儒者，每至春咳嗽，用参苏饮之类乃愈。后复发，仍用前药，反喉喑，左尺洪数而无力。余以为肾经阴火刑克肺金，以六味丸料加麦门、五味、炒山栀及补中益气汤而愈。

【点评】春若伤风，疏泄不宜太过，而此时经冬闭则体内多有蕴热，可以桑菊饮，若有寒，可加荆芥、防风、芦根等。若肺脏本虚，祛邪不力，则需敛肺纳肾而收气藏精。此类患者多为长期慢性咳嗽，一受风寒则加重，多有器质性改变，所以治疗可以改善症状，但很难痊愈。

薛氏病案中第一案，实为风邪为主的感冒，因肺气不足以祛邪，而邪气留于皮肤腠理，进退维谷，故用培土生金法加五味敛肺而取效。秦伯未在《谦斋医学讲稿》中也有类似病案，可见本书"内伤发热"一节所引的内容。

薛氏病案中的第二案是为素有肾不纳气而至春咳嗽，咳而多喘，病程较久，可多伴有肺气肿或肺心病，造成肺气不足以祛邪，故需治本。使用金水相生之法，加以敛肺而取效。

夏多火热炎上，最重，宜清金降火，加桑白皮、知母、黄芩炒、麦门冬、石膏各一钱。

愚按：王太仆云：壮水之主，以制阳光。前症若喘急而嗽，面赤潮热，其脉洪大者，用黄连解毒汤；热躁而咳，用栀子仁汤；咳唾有血，用麦门冬汤。俱兼以六味丸，夏月尤当用此，壮肾水以保肺金。

嘉兴周上舍，每至夏患咳嗽，服降火化痰之剂，咳嗽益甚，脾肺肾脉皆浮而洪，按之微细。余曰：此脾土虚不能生肺金，肺金不能生肾水，而虚火上炎也。朝用补中益气汤，夕用六味地黄丸而痊。后至夏，遂不再发。

一男子，夏月唾痰或嗽，用清胃火药，不应。余以为火乘肺金，用麦门冬汤而愈。后因劳复嗽，用补中益气汤加桔梗、山栀、片芩、麦门、五味而愈。但口干，体倦，小便赤涩，日用生脉散而痊。

【点评】夏天咳嗽，多因贪凉受寒引起，多为阴暑范围。尤其年轻身强者，往往受寒较重，一旦发病则病情危急，由于天之暑热很甚，病情转化急速，西医一些所谓化脓性扁桃体炎、大叶性肺炎患者就常见此类证候。初起仍然可以使用大青龙汤或麻杏石甘汤，中期可用王氏本论所出方药或黄连解毒汤等，后期可用竹叶石膏汤。

薛氏所引：壮水之主，以制阳光，多为虚证。久咳不愈，咳喘并存，方中除用五味子敛肺气之外，还可加用煅磁石效果会更好。

秋多湿热伤肺，宜清热泻湿，加苍术、桑白皮各一钱，防风、黄芩、山栀_炒各五分。

愚按：前症若咳而身热，自汗，口干，便赤，脉虚而洪者，用白虎汤；身热而烦，气高而短，心下痞满，四肢困倦，精神短少者，香薷饮；若病邪既去，宜用补中益气加干山药、五味子以养元气，柴胡、升麻各二分以升生气。

【点评】秋天湿热，多在夏秋相交之时，至秋天则多为燥气。

湿气较重多挟痰湿，可用二陈汤、瓜蒌薤白半夏汤等。若秋燥较重之时，凉燥可用参苏饮；温燥则多用止嗽散合泻白散效果更好。其中麦门冬汤、白果定喘汤可根据病情加用。

冬多风寒外感，宜解表行痰，加麻黄、桂枝、半夏、干姜、防风各一钱。肺金素有热者，再加酒炒黄芩、知母各五分。若发热，头痛，鼻塞声重，再加藁本、川芎、前胡、柴胡各一钱。

愚按：果系前症，若风寒外感，形气病气俱实者，宜用麻黄之类，所谓从表而入自表而出；若形气病气俱虚者，宜补其元气，而佐以解表之药。若专于解表，则肺气益虚，腠理益疏，外邪乘虚易入，而其病愈难治矣。若病日久，或误服表散之剂，以致元气虚而邪气实者，急宜补脾土为主，则肺金有所养而诸病自愈。若人老弱，或劳伤元气，而患前症，误用麻黄、枳壳、紫苏之类，而汗出亡阳者，多患肺痈、肺痿，治失其宜，多致不起。

一男子，神劳，冬月患咳嗽，服解散之剂，自以为便。余曰：此因肺气虚弱，腠理不密，而外邪所感也。当急补其母，是治本也。始服六君子汤，内去参、术，反加紫苏、枳壳之类，以致元气益虚，生肺痈而殁。

太守钱东圩，先患肩疽，属足三阴虚，火不归源，用壮水之主以制阳光而愈。余曰：疮疾虽愈，当屏去侍女，恐相火一动，其精暗流，金水复竭，必致变症。后果喘嗽，痰出如涌，面目赤色，小便淋涩，又误认为外感风寒，用麻黄汤表散，汗出不止。迎余视之，其脉已脱，惟太冲未绝。余曰：此脾虚不能摄涎，肾虚不能生水，肺虚不能摄气，水泛为痰，虚寒之症也。辞为难治，勉以益火之源以消阴翳而愈。继又劳伤神思，外邪乘之，仍汗出亡阳，以致不起。

【点评】《内经》说：秋伤于湿，冬生咳嗽。冬天风寒较重，寒邪袭肺，可用小青龙汤。老年慢性支气管炎，多因常年咳嗽，肺气虚弱，甚至肺气壅遏，咳喘并发，症状不一定很重，但反复发作，时轻时重。20世纪70年代，全国县以下医院、卫生院开展大规模老慢支的调查治疗工作，曾经筛选出上千种中草药处方，仍然只有减轻症状的作用，可见难治之一斑。

中医认为慢性咳喘病，应该发时治肺，以宣肺为主；症状缓解时治脾，以化痰为主；症状休止时治肾，以纳气为主。

近年来提倡《内经》所说的冬病夏治，可在三伏天用穴位敷贴疗法进行治疗，可以减轻（尤其是冬天易发的胸肺部顽固性疾患）症状，减少发作次数，对疾病产生可控性。

特殊病情也可以使用瘢痕灸，但需征得患者的同意。近年来实验研究发现，瘢痕灸对改善人体的免疫功能，提高CAMP含量有较好地作用。据报道，伏天用瘢痕灸其显效率为34.1%，肺阻抗图改变明显。而在非伏天则为23.5%，在伏天用非瘢痕灸则效果更差。

李志明老中医等以瘢痕灸治疗肺结核23例，取大椎、风门、肺俞、膻中为主穴，并随症加减，各灸5~7壮，灸后3~10个月，症状均获改善，有效率为82.61%。也有人认为瘢痕灸宜在夏令（小暑至白露）不发时施灸。其处方为：第一年用大椎（9壮）、肺俞（9壮），青少年及成人病程不久、病根未深（3年以内）、症状较轻者，灸此2穴三点即可。反之必须笠年再灸，或随症酌加一穴，常用者为灵台或天突。第二年用风门（9壮）、灵台（9壮），或膻中（7壮）。第三年用膏肓（9壮）、大杼（9壮）。如发时喘息特甚，不能平卧，呈端坐呼吸者，第一年即加灵台（9壮），痰涎壅盛加天突（5壮），显著瘦弱者加膏肓（9壮），肾虚气逆而致喘者加气海（9壮），平时痰多湿重者加中脘（9壮），常有自汗、盗汗者加陶道（9壮）。上述随症配穴，分别在第一、二年酌情加用1穴。

若有痰，加半夏、枳壳；风痰，再加南星（姜汁炒）；湿痰脾困少食，加白术、苍术；有痰而口燥咽干，勿用半夏、南星，宜加知母（蜜水拌炒）、贝母、栝蒌仁、黄芩炒。

愚按：前症若因脾气虚而为湿痰者，宜用补中益气汤；若因肾经虚热而口燥咽干者，宜用六味丸。

若夏月热痰，或素热有痰，加黄芩、黄连、知母、石膏。

愚按：前症若心火乘肺，轻则用麦门冬汤，重则用人参平肺散；若上焦实热用凉膈散，虚热用六君子汤；中焦实热用竹叶石膏汤，虚热用竹叶黄芪汤；下焦虚热用六味丸。

一武职，因饮食起居失宜，咳嗽吐痰，用化痰止嗽之药。时仲夏，左尺洪数而无力，胸满，面赤，唾痰腥臭，自汗。余曰：肾虚水泛为痰，而反重亡津液，得非肺痈乎？不信，仍服前药。翌日吐脓，脉数，右寸为甚。用桔梗汤一剂，数脉与脓顷减，又二剂，将愈，佐以六味丸而痊。

上半日咳者，胃中有火，加贝母、石膏、黄连；五更咳者，同上。

愚按：前症若胃中热甚为患者，宜用本方泄之；若胃中微热为患者，当用竹叶石膏汤清之；若胃中虚热所致者，须用补中益气汤补之；俱少佐以治痰之剂。其五更咳嗽者，当作脾虚宿食为痰治之。

一儒者，咳嗽，用二陈、芩、连、枳壳，胸满气喘，侵晨吐痰，加苏子、杏仁，口出痰涎，口干作渴。余曰：清晨吐痰，脾虚不能消化饮食也；胸满气喘，脾虚不能生肺金也；涎沫自出，脾虚不能收摄也；口干作渴，脾虚不能生津液也。用六君子加炮姜、肉果温补脾胃，更用八味丸以补土母而安。

若咳嗽久肺虚，滋气补血，加人参、黄芪、阿胶、当归、生姜、天门冬、款冬花、马兜铃、芍药酒炒之类；肺热喘咳，去人参，用沙参，此兼补血气也。

愚按：肺属金，生于脾土。凡肺金受邪，由脾土虚弱，不能生肺，乃所生受病。治者审之！

黄昏咳者，火浮于肺，不可正用寒凉药，宜加五味子、五倍子、诃子皮敛而降之。

愚按：前症属脾肺气虚，以致肾经阳虚阴弱，而虚火上炎；或房劳太过，亏损真阴为患。法当补脾肺、生肾水，不可专主于肺也。

若午后嗽者，属阴虚，即劳嗽也。宜补阴降火，加川芎、当归、芍药、熟地、黄柏、知母、竹沥、姜汁、天门冬、栝蒌仁、贝母，此专补阴血也。

愚按：前症属肾气亏损，火炎水涸，或津液涌而为痰者，乃真脏为患也，须用六味地黄丸壮肾水滋化。源为主，以补中益气汤养脾土生肺肾为佐。设用清气化痰，则误矣。

司厅陈国华，素阴虚，患咳嗽，自谓知医，用发表化痰之剂，不应，用清热化痰等药，愈甚。余以为脾肺虚。不信，用牛黄清心丸，反加胸腹作胀，饮食少思。遂朝用六君、桔梗、升麻、麦门、五味补脾土以生肺金，夕用八味丸补命门火以生脾土，诸症渐愈。

中翰鲍羲伏，患阴虚咳嗽，服清气化痰丸及二陈、芩、连之类，痰益甚，用四物、黄柏、知母之类，腹胀音哑，右关脉浮弦，左尺洪大。余朝用补中益气汤加山茱、麦门、五味，夕用六味地黄丸加五味子，三月余，喜其慎疾得愈。

若火郁嗽，为痰郁火邪在中，宜开郁消痰，用诃子皮、香附_{童便}_浸、栝蒌仁、半夏曲、海石、青黛、黄芩为末，蜜调为丸，嚼化，仍服前补阴降火药。失治则成劳。

愚按：前症若因肺胃蕴热，痰气不利，宜用前药；若因脾肺不清，气郁痰滞，用二陈加山栀、枳壳、桔梗；若因郁结伤脾，气血虚损，用济生归脾加山栀、桔梗；若因怒动肝火，脾土受克，用四君子加山栀、柴胡；若劳役失宜，伤损元气，用补中益气加山栀、桔梗。

一妇人不得于姑，患咳，胸膈不利，饮食无味。此脾肺俱伤，痰郁于中。先用归脾汤加山栀、抚芎、贝母、桔梗，诸症渐愈。

一妇人，咳嗽，胁痛，发热，日晡益甚，用加味逍遥散加熟地治之而愈。后因劳役多怒，前症仍作，又少阳寒热往来，或咳嗽，遗尿，皆属肝虚火旺，阴挺，痿痹，用前散及地黄丸而痊。

若痰积、食积作咳嗽者，用香附、栝蒌仁、贝母、海石、青黛、半夏曲、软石膏、山楂、枳实、黄连姜炒，为末，蜜调噙化。

愚按： 前症若因饮食停滞胃口湿热所化者，宜用本方；若因脾胃气虚而痰积滞，用六君子加枳壳、木香；若因脾胃气虚而食积滞，用六君子加神曲、麦芽。夫早间吐痰咳嗽，属食积；喘促咳嗽，属肺气虚火旺。大抵当助胃壮气为主，不可专攻其痰。

若劳嗽见血，加阿胶、当归、芍药、天门冬、知母、贝母、桑白皮，亦于前肺虚、阴虚二条择用。大抵咳嗽见血，多是肺受热邪，气得热而变为火，火盛而阴血不宁，从火上升，故治宜泻火滋阴，忌用人参等甘温之药。然亦有气虚而咳血者，则宜用人参、黄芪、款冬花等药，但此等症不多耳！

愚按： 前症亦有劳伤元气，内火妄动而伤肺者；亦有劳伤肾水，阴火上炎而伤肺者；有因过服天门、生地寒药，损伤脾胃，不能生肺气而不愈者；有因误用黄柏、知母之类，损伤阳气，不能生阴精而不愈者。

凡此皆脾肺亏损，而肾水不足，以致虚火上炎真脏为患也。须用补中益气汤补脾土而生肺金，用六味地黄丸滋肾水而生阴精，否则不救。

一武职，素不慎起居，吐痰，自汗，咳嗽，发热。服二陈、芩、连、山栀之类，前症不减，饮食少思；用四物、二陈、芩、连之类，前症愈甚，反添胸膈不利，食少，晡热；加桑皮、杏仁、紫苏之类，胸膈膨胀，小便短少，用四苓、枳壳之类，小便不通，饮食不进。余视之，六脉洪数，肺肾二部尤甚。余曰：脾土既不能生肺金，而心火乘之，必变肺痈之症也。不信，仍服前药，后吐痰唾脓，复求治。余曰：胸膈痞满，脾土败也。已而果殁。

因咳而有痰者，咳为重，主治在肺；因痰而致咳者，痰为重，主治在脾。但是食积成痰，痰气上升，以致咳嗽，只治其痰，消其积，而咳自止，不必用肺药以治咳也。

愚按：前论治法最是。仍分六淫、七情及五脏相胜、脾肺虚实以治之，否则恐成肺痈之症。

一男子，脾胃不和，服香燥行气之剂，饮食少思，两胁胀闷；服行气破血之药，致饮食不入，右胁胀痛，喜手按之。余曰：乃肝木克脾土，而脾土不能生肺金也，用滋化源之药，四剂诸症顿退。余又曰：火令在迩，当再补脾土以养肺金。不信，后复作吐脓而殁。

【**点评**】咳嗽是肺病的主症之一，是由外邪侵袭肺系，或脏腑功能失调，内伤及肺，使肺气失于肃降所成。临床以咳嗽、咯痰为主要表现。有声无痰为咳，有痰无声为嗽，有声有痰为咳嗽，二者经常同时出现，难于截然分开，故以咳嗽并称。咳嗽既是一个独立的证候，又是肺系多种疾病的一个症状。

《素问·宣明五气论》曰："肺为咳"，说明咳的病位在肺。《素问·咳论》又曰："五脏六腑皆令人咳，非独肺也"。外邪自口鼻、皮毛而入，首先犯肺，肺卫受邪，肺气上逆，产生咳嗽。外感咳嗽，由于六淫的性质不同，侵犯人体之后，肺气不宣表现的症状会有较大的不同，如风寒多从皮毛而入，因此恶寒、咳嗽明显；风热多从口鼻而入，发热、咳嗽更明显。另外，虽然多影响肺脏，但也会出现传变，影响到他脏，如肺与大肠相表里，则经常同时有大肠病变，尤其小儿多咳嗽同时见到泄泻。内伤咳嗽则是因脏腑功能失调，五脏病变，累及于肺致肺失肃降所致。其中肺脏虚损，气阴两伤，肃降无权；脾虚湿盛聚痰，上贮于肺；肝失条达，郁而化火，熏灼于肺；大肠燥热，上传及肺等均能致肺失宣降而发生咳嗽。所以在治疗上不仅仅治肺，还需要多方面综合考虑。

《医醇賸义》将五脏之咳作了区分，在症状上，心咳时，症状突出的是"咳而失气";肝咳则为"咳呕胆汁";脾咳为"呕甚则长虫出";肺咳为"咳而遗矢";肾咳为"咳而遗溺"。实际上这种咳嗽还与六腑直接相关,心咳,是因为心与小肠相表里,小肠咳则气达于大肠,所以出现"失气";肝与胆相表里,所以肝咳"则胆不安而汁内沸";脾与胃相表里,脾咳则胃不安故发呕,且"呕甚则长虫亦随气而出也";肺与大肠相表里,肺咳故大肠出气;肾与膀胱相表里,"咳则气不能禁而遗溺也"。

《血证论》认为,咳嗽侧卧一边,翻身则咳益甚者,是瘀血为病。可以用血府逐瘀汤加减治疗。

痰饮

痰属湿热,乃津液所化,因风寒湿热之感,或七情饮食所伤,以致气逆液浊,变为痰饮,或吐咯上出,或凝滞胃膈,或留聚肠胃,或客于经络四肢,随气升降,遍身上下无处不到。其为病也,为喘,为咳,为恶心呕吐,为痞隔壅塞、关格异病,为泄,为眩晕,为嘈①杂、怔忡、惊悸,为癫狂,为寒热,为痛肿,或胸间辘辘有声,或背心一点常如冰冷,或四肢麻痹不仁,皆痰所致。百病中多有兼痰者,世所不知也。痰有新久、轻重之殊。新而轻者,形色清白,气味亦淡;久而重者,黄浊稠结,咳之难出,渐成恶味酸辣腥臊咸苦,甚至带血而出。治法:痰生于脾胃,宜实脾燥湿;又随气而升,宜顺气为先,分导次之;又气升属火,顺气在于降火。热痰则清之;湿痰则燥之;风痰则散之;郁痰则开之;顽痰则软之;食积则消之;在上者吐之;在中者下之;又中气虚者,宜固中气以运痰。若攻之太重,则胃气虚而痰愈甚矣。

---

① 嘈:原作"糟",据文义改。

主方：二陈汤

橘红　半夏汤泡　白茯苓　甘草炙　生姜

上方总治一身之痰。如要下行，加引下药；上行，加引上药。

若湿痰多软，如身体倦怠之类，加苍、白术；寒痰痞塞胸中，倍加半夏，甚者加麻黄、细辛、乌头之类。

【点评】上行可加升麻、柴胡类；下行可加旋覆花、苏子类。二陈汤中常加乌梅以敛肺气，若脾胃痰湿较重，生姜可改干姜。

愚按：痰者，脾胃之津液，或为饮食所伤，或因七情、六淫所扰，故气壅痰聚。谚云：肥人多痰，而在瘦人亦有之，何也？盖脾统血、行气之经，气血俱盛，何痰之有？皆由过思与饮食所伤，损其经络，脾血既虚，胃气独盛，脾为己土，胃为戊土，戊癸化火①，是以湿因气化，故多痰也。游行周身，无所不至。痰气既盛，客必胜主，或夺于脾之大络之气，则倏然仆地者，此痰厥也。升于肺者，则喘急咳嗽；迷于心，则怔忡恍惚；走于肝，则眩晕不仁，胁肋胀痛；关于肾，不哈②而多痰唾；留于胃脘，则呕泻而作寒热；注于胸，则咽膈不利，眉棱骨痛；入于肠，则漉漉有声，散则有声，聚则不利。窃谓若脾气虚弱，不能消湿，宜用补中益气汤加茯苓、半夏；若因脾气虚弱湿热所致，宜用东垣清燥汤；若因胃气虚弱，寒痰凝滞者，宜用人参理中汤；若因脾胃虚寒而痰凝滞者，宜用理中化痰丸；若因脾虚而痰滞气逆，宜用六君子加木香；若因脾胃虚弱而肝木乘侮，宜用六君子加柴胡，头痛宜用半夏白术天麻汤；若因脾肾虚弱，寒邪所乘，以致头痛，宜用附子细辛汤。

若风痰，加南星、枳壳、白附子、天麻、僵蚕、猪牙皂角之类；气虚者，更加竹沥，气实加荆沥，俱用姜汁。

---

① 戊癸化火：因为戊为阳土，癸为阴水，阳土煎熬阴水，故化为痰湿。

② 哈：似应为"咯"。

【点评】若风痰串经，如西医所说泰齐综合征（非化脓性肋软骨炎），出现肋间神经疼痛，呼吸时加重者，可加白芥子、白附子、瓜蒌壳类药。

愚按：《脉诀》云：热则生风，故云风自火出。若风邪气滞，痰蕴于胸中者，宜用之；若因肺经风热而生痰者，宜用金沸草散；若因风火相搏，肝经风热炽盛而生痰者，宜用牛黄抱龙丸或牛黄清心丸；若因肝经血燥而生痰者，宜用六味地黄丸；若因热盛制金，不能平木而生痰者，宜用柴胡栀子散；若因中气虚弱，不能运化而生痰者，宜用六君、柴胡、钩藤。

若热痰，加黄芩、黄连。痰因火盛逆上，降火为先，加白术、黄芩、软石膏、黄连之类。眩晕、嘈杂者，火动其痰也，亦加山栀、黄芩、黄连。

愚按：前方若肺胃实火者，宜用之；若风寒郁热，宜用参苏饮加山栀、片芩；若中气虚热，宜用补中益气加半夏、桔梗；若肾虚阴火炎上，宜用六味丸；若肾气虚，寒痰上涌，用八味丸。

若血虚有痰者，加天门冬、知母、栝蒌仁、香附米、竹沥、姜汁；带血者，再加黄芩、白芍药、桑白皮；血滞不行，中焦有饮者，取竹沥和生姜、韭菜自然汁，服三、五盏，必胃中烦躁不宁，后自愈。

愚按：前方苦寒、甘寒、辛辣，降火化痰，行气破血之剂，须审有是病而乃服是药可也。病去六七，即当止之，过剂则反伤中气，而病益甚。大凡内因之症，原属脾胃虚弱，当审所致之由，而调养之，若稍重其剂，复伤胃气，虚症蜂起。

若气虚有痰者，加人参、白术；脾虚者，宜补中气，以运痰降下，加白术、白芍药、神曲、麦芽，兼用升麻提起；内伤挟痰，加人参、黄芪、白术之类，姜汁传送，或加竹沥尤效。

愚按：前症若脾肺气虚，不能运化而有痰者，宜用六君子加木香；若肺气虚弱，不能清化而有痰者，宜用六君子加桔梗；若因脾经气滞而痰中有血者，宜用加味归脾汤；若因肝经血热而痰中有血者，宜用加味逍遥散；若因肝肾阴虚而痰中有血者，宜用六味地黄丸；若因过服寒凉之剂而唾痰有血者，必用四君子汤之类以主之。

若食积痰，加神曲、麦芽、山楂、黄连炒、枳实以消之，甚者必用攻之，宜丸药。若兼血虚者，用补药送下；中焦有痰者，食积也，胃气亦赖所养，若攻之尽，则虚矣。

愚按：前症若元气素实，偶因饮食过多而致者，宜用主方消导宿滞。盖食痰多因脾虚，食难消化而作痰也；血虚者，多因脾气衰弱不能生血也，皆当调补脾胃之气，则无食积之患，而血自生矣。故东垣云：脾胃之气实，用黄连、枳实泻之；虚，用白术、陈皮补之。其方内用神曲、麦芽。说见上卷。

府庠沈文姬母，食湿面，吞酸，呕吐，绝食，服芩连等剂，加寒热，口干，流涎，又食冬瓜一星，而呕吐愈甚。余谓此脾气虚寒也，急用盐、艾、附子炒热，熨脐腹；又以其子口气接其母气①，神气少苏；以参、术、附子、陈皮为末，丸如粟米大，津咽五、七粒，次日加至十余粒，渐服煎剂一二匙，乃思粥饮；又以参、术等药，五十余剂而愈。(详见《内科摘要》。)

若喉中有物，咯不出，咽不下，此痰结也。用药化之，加咸药软坚之类，宜栝蒌仁、杏仁、海石、桔梗、连翘、香附，少佐朴硝、姜汁，炼蜜和丸，噙服之。脉涩者，卒难开，必费调理。气实痰热结者，吐难得出，或成块吐咯不出，气滞者难治。

愚按：此方治形症充实之法也。前症有因脾经郁结而伤阴血者；有因肾水亏损而阴火上炎者；有因脾肺火郁而生痰者。治法：若因七情郁结，痰涎滞于喉间者，先用局方四七汤调和滞气，后用归脾汤调补脾血。脾火伤血，用加味归脾汤；肾水亏损，用六味地黄丸；肺经

---

① 其子口气接其母气：即母子间口对口呼吸，有如人工呼吸样。这里是用借孩子的少阳之气，以补母亲的脾肺之气的意思。

郁火，用知母茯苓汤。若妇人患此，而兼带下，皆由郁结伤损肝脾，当佐以四七汤，送青州白丸子。此等症候，属脾胃气虚为本，而气滞痰结为末也。古方用十枣汤、控涎丹、神佑丸、滚痰丸，异香枳实、利膈涤痰、透罗破饮、降气化痰等汤，苏合香丸之类，皆形病充实之药也，西北人用之，多有效验。其属虚弱者，皆致肚腹胀满而殁。

大参李北泉，时吐痰涎，内热作渴，肢体倦怠，劳而足热。余曰：此肾水泛而为痰，法当补肾。不信，另用化痰汤、滚痰丸，吐泻不食，头晕眼闭。余用六君子汤数剂，胃气渐复；用六味丸，诸症渐愈。

一儒者，咳嗽痰盛，胸腹不利，饮食少思，肢体倦怠，脉浮大，按之微弱。服二陈、枳壳等药，愈盛。余曰：脾肺肾虚也。用补中益气汤、六味地黄丸而愈。

若痰在肠胃间，可下而愈，枳实、甘遂、巴豆、大黄、芒硝之类；痰在脾里膜外①，非姜汁、竹沥不能及；在四肢，非竹沥不开；在经络中，亦用竹沥，必佐以姜、韭汁。膈间有痰，或癫狂，或健忘，或风痰，俱用竹沥，与荆沥同功。气虚少食，用竹沥；气实能食，用荆沥。痰在胁下，非白芥子不能达。

愚按：前症多因饮食、起居、七情失宜，耗损元气，内火动而为患者，当求其属，而治其本可也。前法乃慓悍之剂，非灼见形气俱充实者，决不可用。必先察其病形脉症，则知所挟之邪，随其表里、上下、虚实以治之。若夫挟寒、挟虚之症，不可不论也。

一儒者，脾气虚弱，呕吐痰涎，因怒胸腹膨胀，饮食少思。左关脉弦长，按之无力；右关脉弦长，按之微弱。此木克土也。用六君子加柴胡、山栀、木香治之而愈。

一妇人，脾胃虚弱，饮食素少，忽痰壅气喘，头摇目扎，手扬足掷，难以候脉，视其面色，黄中兼青。此肝木乘脾胃也。用六君子加

---

① 脾里膜外：此词常用为"皮里膜外"。

柴胡、升麻治之而苏；更以补中益气加半夏调理而痊。

若老痰，用海石、半夏、栝蒌仁、香附米、连翘之类。五倍子佐他药，大治顽痰，宜作丸服。

愚按：前症若脾气壅滞，痰客中焦者，宜先用此方以治其痰，后用六君子以调补脾气，其痰自消。若始未悉治其痰，则脾气益虚，津液不行，而痰益盛矣。

一男子，吐痰，胸膈不利，饮食少思，服海石、栝蒌之类，不应。余曰：此脾气虚弱，不能消导而为痰，当健脾为主。彼不信，又服驱逐之剂，其痰如涌，四肢浮肿，小腹肿胀，小便涩滞。余曰：此复损脾肾所致也。先用金匮加减肾气丸、补中益气汤治之，诸症渐减；又用八味丸兼前汤而愈。

一男子，素吐痰，遇怒其痰益甚，胸膈痞满。此肝木制脾土也。用六君加木香治之而痊。

一妇人，素郁结，胃膈不宽，吐痰如胶。用加味归脾汤乃瘥。

一妇人，吐痰，头晕，带下青黄。用四七汤送白丸子，小柴胡加白术、茯苓治之而安。

人身上中下有块，是痰也。问其平日好食何物？吐下后方用药。若头面颈颊身中有结核，不痛、不红、不作脓者，皆痰注也，宜随处用药消之。

愚按：前症若脾肺气逆，而痰滞于肉里，或散，或作肉色不变，亦不作痛，按之不硬，此为痰核，宜推其因，而治其本，则痰自消。若因郁怒，亏损肝脾，或因暴怒，触动肝胆经火，以致血病结核，或筋挛于项侧耳前后，或胸胁肿痛，或发寒热，此为瘰疬，宜用柴胡清肝散加钩藤钩、山栀，以养血气、清肝火。若肉色不变，晡热内热，属肝经血虚火旺，宜用逍遥散加龙胆草，以养肝血、清肝火。或结于肢节，或累累如贯珠，其色不变，亦为肝火血燥而筋挛，宜用柴芍参苓散加钩藤以养血气，佐以六味丸以生肾水。

儒者杨泽之，性躁好色，缺盆结一核。此肝火血燥筋挛，法当滋肾水、生肝血。不信，乃内服降火化痰，外敷南星、商陆，转大如碗。余用补中益气及六味地黄，间以芦荟丸，年余元气渐复而肿消。

一妇人，经事不调，肝胆经分结核，如榛如豆，不计其数，肉色不变，大按方痛。或投化痰消毒之药，不按自痛，发热作渴，日晡益甚。余谓属肝火之症，用养血、解郁、清肝之药，百余剂诸症已退，惟项核未消；更以当归龙荟丸数服，及四物、柴胡、山栀而愈。

一妇人，耳前后结核，耳内微肿，寒热，口苦，用小柴胡、山栀、桔梗、川芎，四剂而愈，后因恚怒，耳前后、头两角俱痛，发热憎寒，以小柴胡、山栀、川芎、桔梗、羌活，二剂而愈。详见《外科枢要》。

滚痰丸攻泻肠胃痰积及小儿食积痰、急惊风痰甚者，最为要药，常宜合备，但须量人虚实而用之。

愚按： 滚痰丸夺旗斩关回生起死之剂，必痰滞胸膈，秘结不利，形气病气俱实者，乃可用之。或脾气不能摄涎而上泛，或肾气不能摄水而上溢，苟误认为实痰而用之，祸在反掌，江南人尤慎之。

一妇人，元气素弱，痰气时作，或咽间不利，或胸痞等症。余以为郁结伤脾，用加味归脾汤治之而愈。后遇恚怒，前症仍作，惑于众言，以为痰饮，妄用祛痰之剂，吐泻数次，变诸异症，口噤不醒。余以为脾胃复伤，日用六君子一剂，米饮浓煎，常服匙许，至四日渐进粥食，乃服前药，间以归脾汤，喜其善调养，两月余诸症悉愈。

【**点评**】痰饮作为一种病症来论述的，首见于《金匮要略》："其人素盛今瘦，水走肠间，沥沥有声，谓之痰饮……病痰饮者，当以温药和之。心下有痰饮，胸胁支满，目眩，苓桂术甘汤主之。"属于饮证之一。本论所说的痰饮，应该属于《金匮要略》中所说的饮证：痰饮、悬饮、溢饮、支饮、留饮。除此之外，《诸病源候论》还提到了流饮、癖饮、肺饮、伏饮、积饮等。总之为人体水液代谢紊乱所引起的一系列病症，而且以水饮不按水道运行，随处停留为主。由于停聚时间长短不一，水饮较多，有可见征兆者一般称之为饮证；水液较少，或煎熬成痰，无明显征兆，但有特殊症状者，一般称之为痰。

这里要注意的是，痰饮与痰症不完全一样，虽然痰症很多，在很多病症中多有兼夹，但痰症以痰的征象为主，多与脾胃气虚相关；痰饮则多由水液代谢紊乱为主，以水饮的征象为主，与肺、脾、肾三脏关系不调相关。当然，二者也会互相转化，痰饮也会生成痰，出现痰症；痰症较重也会影响到水液代谢，出现痰饮证。

水饮征象比较明显的时候，一般直接攻水，如甘遂半夏汤、十枣汤等；留存水饮的时候，一般多用利水，如木防己汤、泽泻汤等。若兼有痰的时候，则必需使用温法，如苓桂术甘汤、苓甘五味姜辛汤等；若痰较重时，则多使用二陈汤、温胆汤等。

本论主要以二陈汤作为主方，可见是以论痰为主。论中内容也是以论述风痰、热痰、血虚有痰、气虚有痰、痰结、老痰等为主要内容。

1968年诊治噎膈证。黄岗山垦殖场一工人，患饮食不下多年，附近的医生几乎全都找过，症状未见缓解。恰值我大学毕业被分到该垦殖场附近工作，该患者听说有新医生来到，即来会吾。见其人年近40，身体瘦弱，面色憔悴，但声音洪亮，诉其患食物不下症，西医诊为贲门痉挛，虽饮食正常，但每食后食物停留在胸骨后面，不能下到胃中，自觉心下部堵塞，在胸骨后形成一条下宽上窄的堵塞膨胀区，上至喉头下，下至心下处，人体直立的时候食物重坠感明显，躺卧时好转。到下一餐饭前出现呕吐，呕吐物没有明显不良气味，吐出部分食物后，重坠感减轻，不影响下一餐饮食。大有朝食暮吐，暮食朝吐的表现。大便正常，每天一次，就是量比较少。体重不断减轻，身体渐有虚弱的感觉。口干，不欲饮水，心烦易怒。舌苔白而稍腻，舌质稍红，脉弦。见其前医大多使用通法，诸如沉香、白芥子、枳壳、枳实、木通等。治法虽无大不妥，但似有隔靴搔痒之嫌，故屡治不爽。

此为食噎症（贲门痉挛），乃肝气横逆脾土所致。起于饮食不周，脾土不健，肝气太旺，终至肝脾不调。脾虚而胃不和，升降失调，脾不运化，胃不受纳，湿滞而不能雾化，胃燥不得甘露，脾不能升且胃不能降，如天地之不交也。天地不交则阻结于中，上不能上，下不能下，食物不能进入胃中，乃天气不能下地也；肝气旺而脾胃愈弱，故升更强而降更弱，虽易饿而不化食，食停而呕吐也。调和脾土，疏达肝气，虽为治疗之大法，但解结理气为其要点。故选用启膈散加礞石滚痰丸，饭前服用启膈散，中饭、晚饭前各服一次；饭后服用礞石滚痰丸（正常量一半）。在服用礞石滚痰丸后平卧一段时间，等下坠感缓解后再起身活动。

5剂后症状明显改善，自觉胸骨后的重坠膨胀感减轻，呕吐量减少，大便量增加。10剂后，自觉胸骨后的重坠膨胀范围变小，时间变短，一般在饭前一个小时左右消失。呕吐次数减少（不是每次饭前必定呕吐），呕吐主要是痰涎或少量食物。服至20剂，症状基本消失，遂停药。

拟治岭南诸病

春秋时月，人感山岚瘴雾之气，发寒热，胸膈饱闷，不思饮食，此毒气从鼻口入内也。治当清上焦、解内毒、行气降痰，不宜发汗。

主方

黄连姜炒　黄芩　木香　厚朴姜制　枳实麸炒　半夏汤洗　桔梗　柴胡　川芎　木通各一钱　生甘草七分　升麻　苍术泔浸，盐水炒，各一钱五分上姜、水煎，食前热服。

愚按： 岭南炎方濒海，地卑土薄，故阳气常泄，阴气常盛，四时放花，冬无霜雪，一岁之间，暑热过半，穷腊久晴，或至摇扇。人居其间，气多上壅，肤多汗出，腠理不密，盖阳不反本而然也。阳燠既泄，则使人本气不坚，阳不下降，常浮而上，气浮而不坚，则玄府开疏，汗液易泄，故内寒外热、上热下寒之症由生也。治当固阳气、实腠理为主。若多用表散之药，则阳气愈虚，风邪益盛，鲜有不误者矣。苟系外邪为患，则当解散之。外邪既解，而病仍作，肺气伤也，用补中益气汤。若头目不清，胃气不能上升也，加蔓荆子。若饮食少思，胃气虚也，用四君子汤。若食而难化，脾气虚也，用六君子加芍药、当归。若畏寒冷饮食，或作吞酸，脾气虚寒也，前药更加炮姜；不应，再加吴茱萸四分，黄连二分。余各当推而治之。岭南瘴疠为患诸症，详见卫生篇。凡宦游此地者，当备此书而常览之。

若寒温失节，汗身脱衣巾，感冒风寒之气，气闭发热，头疼，此则伤寒类也。但岭南气温，易出汗，故多类疟，重则寒热不退，轻则为疟。南方气升，故岭南人得此病者，卒皆胸满，痰涎壅塞，饮食不进，与北方伤寒只伤表而里自和者不同。治当解表清热、降气行痰，此方用于寒凉时月，及虽在温暖时而感冒风寒者。

羌活　苍术沮浸　柴胡　黄芩　橘红　半夏汤洗　枳实　甘草炙　川芎各一钱

上姜、水煎，食前服，渣随服①，取汗出止服。

愚按： 前症若内停饮食，外感风寒，用藿香正气散；若脾气虚弱，而寒热，作呕，用金不换散。盖岭南之地，湿热熏蒸，腠理不闭，津液妄泄，阳气内虚，法当调补肺气为主。盖肺主气而司腠理，肺气虚则腠理不密，故津液妄泄，多患前症。若外邪既去，当补脾土以生肺金。

---

① 渣随服：指用药渣继续煎水，随时服用。

瘴疟、时疟寒热往来。

柴胡　知母各一钱五分，炒　苍术泔浸　黄芩酒炒　干葛　陈皮　半夏汤洗　川芎各一钱　甘草七分，炙

上姜三片，乌梅二个，水煎，侵晨①、午前服。

愚按： 前症若因外邪未解，而寒热往来者，宜用原方解散之；若因脾气素弱，或服前药外邪既去而寒热不止，或欲呕少食者，脾气亏损也，宜用补中益气汤加半夏、干葛、茯苓调补之。若午前寒热，属气虚，用四君子加当归、升麻；若午后寒热，属血虚，用八珍汤加柴胡、升麻。大凡病久气虚而血弱者，必发热，须用四君之类调补脾胃，脾胃一健，气血自生。若误认为血虚而用四物沉阴之剂径生其血，则脾土复伤，诸脏皆病，虚症蜂起，反为难治，甚致不救。

疟久者，加人参一钱五分，当归一钱；汗多者，去苍术，换白术，加白芍药酒炒一钱五分。

愚按： 疟久不愈，属中气虚不能滋养诸脏，但调补脾胃，诸病自退。其汗自出者，乃阳气虚而不能卫固于腠理也，用四君加归、芪、陈皮；未应，加姜、桂。手足逆冷，急加附子。盗汗者，阴虚而腠理不密也，宜用八珍加肉桂、五味子。烦热作渴，暂用当归六黄汤，其中三黄俱炒黑，倍加参、芪，汗既止，仍用八珍散之类。若肾气素虚，发热作渴，宜六味丸。手足逆冷，或痰气上攻，宜用八味丸。若邪气既散，而寒热仍作，此真气虚也，即用补中益气汤。若气血虚而寒热者，用八珍汤。若治失其宜，则元气亏损，变症百出，不但久疟而已矣。

疟后变成痢疾，宜从虚治，故用补脾胃药。

黄连炒　木香　缩砂　黄芩炒　橘皮　白术　当归酒洗，各一钱　白芍药炒，二钱　甘草炙，五分

上姜、水煎，食前服。

---

① 侵晨：指清晨，刚刚开始的早晨。

愚按：前症乃病气有余、形气不足而变症也，宜用原方，以清解脾胃邪热。若病气形气俱不足而不能愈，宜补中益气汤滋养诸脏自愈。

若温暑之月，民病天行瘟疫热病，治宜清热解毒之剂，兼治内外，愈后随当调理脾胃，以壮元气。

枯黄芩　升麻　干葛　知母酒炒，各一钱　人参　石膏　白芍药各一钱半　黄连酒炒，四分　甘草七分　羌活二钱　生地黄酒洗，五分

上姜、水煎，食前热服，渣继服。

愚按：前症若邪在足阳明，表里不解者，宜用本方和解之。若疏通过度，胃气亏损，而发热烦渴者，用竹叶黄芪汤以生津液；若误汗亡阳，而发热烦渴者，用升阳益胃汤；若误下亡阴。而发热烦躁者，用理中汤。

若胸膈痞闷，痰涎壅塞者，加枳实、半夏各一钱，生姜汁四五匙。脾胃不实，加白术一钱半。

愚按：前症若形病表里俱实，而痰邪痞闷者，宜用本方。若脾肺气虚，痰涎不得运化而痞闷者，宜用六君子，少加桔梗、枳壳。若脾胃虚弱，不能摄涎归源而痞闷者，宜用六君、炮姜。

若时气发热，变为黄病，所谓瘟黄也。治宜内泻湿热。

茵陈　黄连姜水炒　山栀仁　白茯苓　厚朴姜水炒　木通　白术　人参各一钱　木香七分　白芍药酒炒　干葛各一钱半

上姜、水煎，食前服，渣继服。

愚按：前症若因湿热壅滞所致者，宜用此方。若因病久元气益虚，而脾之正色见于外者，宜用补中益气加茵陈、茯苓。若中气虚寒，四肢厥冷，或浮肿、黑黄者，用人参理中汤加茯苓、茵陈。观东坡任黄州，用圣散子，正谓此意。土人不知，反用槟榔导损真气，疏泄腠理，外邪易感，病由是作。若节饮食、慎起居、适寒暑、固元气，以却外邪，虽患是症，亦为轻浅。嘉靖甲申春，南都大疫，煎圣散子，普济老幼并服，来者接踵，死者塞途，良可哀悯！殊不知此方

因岭南风土而作，且浙之与广，相去万里，殊域异方，天时人事，大不相侔，岂有概一治疗而无误者哉！

【点评】古时岭南之地属于边缘荒凉之处，天气炎热潮湿，丛林树木较密，外来者很容易感病，古人认为多是山岚瘴气所致。预防山岚瘴气伤人，最好的方法就是使用灸法，甚至使用瘢痕灸。《备急千金要方》记载："凡入吴蜀地游宦，体上常须三两处灸之，勿令疮暂瘥，则瘴疠温疟毒气不能着人也，故吴蜀多行灸法。"在选用穴位上也是以健脾补阳为主，如选用足三里、中脘、大椎，甚至选用气海、关元等穴。

本论反复强调了岭南之气与中原之气之不同，治疗时也应有所区别，这在临床上很有实用价值。20世纪50年代春季，中国流脑暴发，北京的专家在北方石家庄使用白虎汤取得很好的疗效，南方的广州也接着使用，效果则大为降低。后来根据广州气候特点加用除湿的苍术后，疗效则大为增长。可见中医辨证治疗何等重要。

我这里再次强调，中医所说的疟疾或者山岚瘴气与西医所说的疟疾有相同之处，治疗时可以通用，或互相借鉴，但不能等同。中医有时所说的疟疾仅仅是有寒热往来为主症的疾病，其中就包括了少阳经证，或其他感冒。

卷之三

续医论

喘胀①

喘与胀二症相因，必皆小便不利。喘则必生胀，胀则必生喘，但要识得标本先后。先喘而后胀者主于肺，先胀而后喘者主于脾，何则？肺金司降，外主皮毛。《经》曰：肺朝百脉，通调水道，下输膀胱。又曰：膀胱者，州都之官，津液藏焉，气化则能出矣。是小便之行，由于肺气之降下而输化也。若肺受邪而上喘，则失降下之令，故小便渐短，以致水溢皮肤，而生胀满焉。此则喘为本，而胀为标，治当清金降火为主，而行水次之。脾土恶湿，外主肌肉，土能克水。若脾土受伤，不能制水，则水湿妄行，浸渍肌肉，水既上溢，则邪反侵肺，气不得降而生喘矣。此则胀为本，而喘为标，治当实脾行水为主，而清金次之。苟肺症而用燥脾之药，则金得燥而喘愈加；脾病而用清金之药，则脾得寒而胀愈甚矣。近世治二症，但知实脾行水，而不知分别脾肺二症，予故为发明之。

愚按：*前症若肺中伏热不能生水，而喘且渴者，用黄芩清肺饮以*

---

① 喘胀：自此以下 15 个小标题原本均无，据目录补。

治肺，用五淋散以清小便；若脾肺虚弱，不能通调水道者，宜用补中益气汤以培元气，用六味地黄丸以补肾水；若膏粱厚味，脾肺积热而喘者，宜清胃散以治胃，用滋肾丸以利小便；若心火克肺金而不能生肾水者，用人参平肺散以治肺，用滋阴丸以滋小便；若肾经阴亏，虚火烁肺金而小便不生者，用六味地黄丸以补肾水，用补中益气汤以培脾土；若脾气虚弱不能相制而喘者，用补中益气汤以培元气，用六味地黄丸以生肾水；若肝木克脾土不能相制而喘者，用六君、柴胡、升麻以培元气，六味地黄丸以补肾水；若脾胃虚寒不能相制而胀者，用八味丸以补脾肺、生肾水；若脾肾虚寒不能通调水道而胀者，宜用金匮加减肾气丸补脾肺、生肾水；若酒色过度，亏损足三阴而致喘、胀、痰涌、二便不调或大小便道相牵作痛者，亦宜用此丸，多有生者。

一富商，饮食起居失宜，大便干结，常服润肠等丸，后胸腹不利，饮食不甘，口干，体倦，发热，吐痰，服二陈、黄连之类，前症益甚，小便滴沥，大便泄泻，腹胀少食，服五苓、瞿麦之类，小便不通，体肿，喘嗽，用金匮肾气丸、补中益气汤而愈。

一儒者，失于调养，饮食难化，胸膈不利。或用行气消导药，咳嗽喘促；用行气化痰，肚腹渐胀；用行气分利，睡卧不能，两足浮肿，小便不利，大便不实。肺肾脉浮大，按之微细，两寸皆短。朝用补中益气汤加姜、附，夕用金匮肾气丸加骨脂、肉果，各数剂，诸症渐愈，再佐以八味丸，两月乃能步履，却服补中、八味，半载而康。

【点评】喘胀的症状往往表现为：喘气、呼吸不利，甚至呼吸困难；面目浮肿，甚至全身皮肤水肿；小便短少，甚至小便不利等。主要与水液代谢有关，而且主要与肺、脾、膀胱（肾）三脏腑相关。初起如用越婢汤、麻杏石甘汤，随后用五苓散、猪苓汤，后期用右归饮、左归饮、六味地黄丸、金匮肾气丸等。

本论所说的喘胀与西医所说的急慢性肾小球肾炎，慢性肾盂肾炎，初起肺气肿、肺心病、肺水肿等相近似，可以互相参阅。

王氏认为喘胀病要分清喘与胀二者之间的区别和关系，喘而胀者以肺为主，以治肺为主；胀而喘者以脾为主，以治脾为主。若二者关系颠倒，则会出现治疗失误。主要强调了肺、脾病变和肺、脾之间的关系。

而薛氏则强调了由于肺热而造成脾、膀胱（肾）的病变和脾、膀胱（肾）之间的关系。所以薛氏在肺之时即用五淋散、人参平胃散；在脾则用补中益气汤；在肾则用六味地黄丸或金匮肾气丸。

喘胀病在中后期，喘的症状并不明显，主要是胀，此时出现正如本论所说的由喘转胀的变化。包括小便淋沥，或小便短少，面目轻度浮肿，或下肢浮肿等。某些医生容易误诊为水肿，而使用利尿药，甚至清热利尿，那样不仅无效，时间一长，还会出现病情加重的情况，需引起注意。下面介绍我治疗的一些病例，以供读者参考。

张某，女，西医大夫，1974 年诊治。

20 世纪 60 年代末，我大学毕业后被分配到农村一所医院工作，和我们在一起的医生，大多数都是刚刚工作不久、从学校分配来的。其中有一位刚从医学院毕业的女医生，她患有慢性肾盂肾炎，由于时间较长、反复发作，病情日见加重。一年冬天，疾病再一次发作，除了尿急、尿频、尿痛，腰酸背痛，疲乏无力外，小便检查结果也非常不好。尿中除了红细胞、白细胞，尿蛋白、管型无所不有。她到省城大医院进行尿培养，查出了引起感染的细菌，又使用药物过敏实验，找出了对该细菌敏感的药物。可是服用该药物之后却没有效果。于是她找到我，请我为她开几剂中药。当时我们工作不久，又是很熟悉的人，我有点不好意思独立做主开药，就询问她，你想吃一点什么药呢？她说，你就开一点消炎药给我吃。当时的中药研究已经有按西药分类的方法，有消炎作用的中药大多数是中药中的苦寒清热药。于是我就开了黄柏、黄连、蒲公英、知母、紫花地丁等药。服用3剂后，化验发现疗效不显著。她十分悲观的对我说：看来我的病好不了啦，西药消不了炎，中药也消不了炎，该如何办才好呀。我对她说，中医的治疗是辨证论治，我再按辨证论治的方法给你开点药吃如何？她听了无可奈何地说，那就按你的意思办吧。于是我又给她开了3剂药。服用后，进行尿检，发现除了尚有少量的白细胞和管型外，没有其他发现。她十分惊讶，对我说，你开的是什么药呀，消炎效果这么好？我开的是六味地黄丸（改汤）合防己黄芪汤。我告诉她这些中药并没有很强的消炎作用，其治疗的机理也不在于消炎，而是通过其他方法达到消炎的作用。她觉得很奇怪，为什么消炎药没有消炎，不是消炎药反而消炎。我说这就是中医与西医不同之处。随后原方再服用3剂，症情基本控制。

我分析她的病情，该患者长期使用消炎药治疗，西药消炎药从中医的角度上看，也多是属于苦寒清热的作用。而肾盂肾炎虽然从西医的角度上是病灶在肾，但从中医的角度上看，其病发作多与外邪侵犯有关，由于她年纪尚轻，体质尚好，其病尚未完全至"穷必及肾"的地步，而是伏邪在内，外邪引动内邪而致。伏邪在内，则耗津伤液，必有肾阴虚；外邪内侵，则必有表阳虚。若仅仅使用清热的办法，以解除在内的热邪，长期可致肾之阳气受伤而不足，抗邪之力反弱，故热邪并不能去，阳气反而虚。从人体的正气来说，其病处于在外阳虚，在内阴阳俱虚的状态；从内外之邪来说，人体表阳虚不能抗外邪；在内的肾虚不能清内热。所以用六味地黄丸补在内的肾精而清热，以养内而助外；用防己黄芪汤以驱外邪，以安外而养内，合而用之，故能发挥助正祛邪的作用。

1984年，经朋友介绍，南昌市经委的一位女领导干部带其女儿赵某来找我看病。其女儿16岁，去年患了急性肾炎，住院治疗一个多月，出院后尿中仍有管型和蛋白，有时还有白细胞。找了很多中医治疗，还找了不少"草药医生"治疗，均没有明显效果。并说中草药起码吃了几箩筐，只要听说谁有治疗这方面的特长就找谁，最近听她的朋友介绍我，故而找来。

其女正在中学念书，见其人身材高挑瘦弱，面色滞黄，有腰酸痛，有虚软感，食欲不振，怕冷，小便短，色青，略有尿急的感觉，容易疲倦，学习受影响。月经不能按时来潮，经量比较少。苔白边尖略红，质嫩有齿印和红点，脉略细见涩象。作为母亲看见女儿如此身体状况，心情十分焦急。我思考后对患者的母亲说，今天就不要开药了，先回家停止服用一切药物，每天多喝牛奶，除了早上喝之外，中午和晚上也要喝，而且喝的量要比较大，每次不要少于500ml，10天以后再来看，以后再开中药。她十分的奇怪，但又不好意思多问，很不情愿地带着女儿走了。10天后她带着女儿再次来找我，见面就神色飞扬，话语颇多，说：我真是相信您，不然的话我真不会按照您的意思去做。您想哪，我女儿天天吃药病情还那么重，不吃药还了得。按照您的方法天天喝牛奶，十天后化验结果，尿中除了有微量蛋白质之外，其他的指标全部正常，真是怪了。难道牛奶也能治病？

我告诉她，您的女儿患慢性肾炎，已经病了半年多，所吃的中药大多是清热利尿药，长期使用后，苦寒能伤阳，利尿能伤阴，所以这些中药所起的作用，渐渐从治病变成了致病。这样一来，吃的中药越多，病情反而越重。尤其是那些清热利尿作用很强的中药，对身体的不利影响越大。而牛奶温润，既能养阳，又能养阴。大量饮用，是将营养品变成治疗品。所以才会有这么好的效果。其母亲听了后恍然大悟，原来您要我们多喝牛奶的目的不仅仅是保养身体，而是已经在治疗疾病。上次貌似没有开处方，实际上已经开了处方。

随后开六味地黄丸，嘱其首先服用汤剂，10天后改用丸剂，连服半年。患者及其母亲欣然接受，高兴而去。以后患者母亲经常来报告其女儿的病情，发现尿中蛋白逐渐减少，半年后基本痊愈。嘱其再服用六味地黄丸半年以巩固疗效。

肾炎初期，越婢汤、五苓散等方多为首选，亦可用清热通淋之方。然尿从水出，水由津成，长期服用则有伤津之虞。常见有人治疗此病，初时有效，多用则非但不效，且致病情缠绵难治。故停药、养阴、和液、强腰壮肾之法，往往能取得好的效果。长期服药，若药无功，反能致害，故停药不治即为治之法，为医者当思之。再当今中西医结合诊治之时，常听人叹曰，去尿中蛋白难，往往寄希望于某一二味特效药，吾亦曾试之，虽不能说无效，终很难全效。故辨证论治之法，讲求中医特点，仍值得我们重视。

气虚血虚

气虚补气，用四君子汤；血虚补血，用四物汤。虚甚者，俱加熟附子。盖四君、四物，皆和平宽缓之剂，须得附子健悍之剂行之，方能成功。附子热药，本不可轻用，但当病，虽在暑热时月，亦可用也。予尝治一仆人，五月间病热，口渴，唇干，谵语。诊其脉细而迟，用四君子汤加黄芪、当归、芍药、熟附子，进一服，热愈甚，狂言狂走。或曰附子差矣，诊其脉如旧，仍增附子，进一大服，遂汗出而热退，脉还四至矣。又尝治一妇人，亦夏间病热，初用平调气血，兼清热和解之剂，服二三服不应，热愈甚，舌上焦黑，膈间有火，漱水不咽。诊其脉两手皆虚微，而右手微甚。六七日内谵语撮空，循衣摸床，恶症俱见。后用四物汤加黄芪、人参、白术、陈皮、麦门、知母、熟附子，服之一二时汗出而热退，次日复热，再服仍退，又次日复发，知其虚极也，遂连进十服，皆加附子而安。

愚按：前论正所谓舍时从症，舍症从脉，真有定见者也。

一男子，发热，烦渴，头痛，误行发汗，喘急，腹痛，自汗，谵语，用十全大补加附子治之，熟睡唤而不醒，及觉，诸症顿退，再剂而痊。

黄武选，饮食劳倦，发热恶寒，误用解表，神思昏愦，胸发赤斑，脉洪数而无力。余曰：此内伤元气，非外邪也，急用温补之剂。彼不从，后果殁。

【点评】气虚血虚本为常见之病，多与脾肺相关，但虚之甚则多与肾精相关，也就是因根本虚弱而致。《素问·阴阳应象大论》说："精化为气"，说明气的本源是肾精。《类经》说："冲脉为精血所聚之经"，《内经》所说的太冲脉，就是指冲脉与肾精相合之脉，内含精血。因此在气血十分虚弱的时候需要"治病求本"，"舍症求脉"而温肾补精。

王氏的二例病案，虽然都是热证，但其要点是脉迟、细、虚，属于阴极反阳之证，所以虽然病热，甚至高热，这时用发散药或清热药，均属隔靴搔痒，必不能真正解决问题，甚至伤津耗气，病情加重。而需及早使用附子，温肾回阳，才可扭转颓势。

当年我在农村卫生院工作，一位当地卫校女学生高热数日后入院，经西医补液、消炎等治疗而无效，又一二日出现心衰，由于卫生院条件所限，转县医院。因曾是我的学生，所以我和主治医生陪同到县，参加抢救，经县医院抗心脏衰竭、抗呼吸衰竭后病情稍有好转，我们即回卫生院。出现心衰后，脉象就会有迟、细、弱的表现，虽然此时仍然高热，中医治疗则需要使用附子类药物回阳救逆。数日后传来病逝消息，慨叹不已。

薛氏的黄武选案，发热恶寒，貌似受寒而致（也可能是温热之邪所致），但患者有饮食劳倦在先，所以必有气血虚弱，正气不足以祛邪，故用解表药强力发汗（若当时使用辛凉解表如银翘散情况可能会好一点），汗出邪未去而正伤，邪反入里，出现高热的营分证，而见脉洪数而无力，此时若能壮里温阳，从内托外，也许还能免为救难，可惜患者不从而败。本病开始治疗的时候若能在补养气血的基础上适当使用辛凉解表法，也许不致出现后面的结果。

饮食过伤

饮食过伤，变为异常急暴之症，人多不识。尝有一壮年人，忽得暴病，如中风状，口不能言语，目不识人，四肢不举，急投苏合香丸，不效。予偶过闻之，因询其由，曰适方陪客饮食后，忽得此症。遂教以煎生姜淡盐汤，多饮探吐之，吐出数碗而醒，后服白术、陈皮、半夏、麦芽调理而愈。大抵此等症，多因饮食醉饱之后，或感风寒，或着气恼，而致饮食填塞，胃气不行，内伤特重。若误作中风、中气症，而用驱风解表、行气散气之药，则胃气重伤，死在旦夕。《内经》虽有暴病暴死之症，但恐多有因于食者，前辈不曾明言，故人不识耳！今后遇有此等急症，须要审问明白。若方饮食醉饱，或累伤饮食，重复受伤，但觉胸膈有食滞，只作伤食治之。

愚[①]尝治赵吏部，患吐物出皆酸味，其脉气口大于人迎者二、三倍。僚友速余投剂，余曰：此实邪在上，候其吐尽酸味，不药自愈。翌早吐止而安。

一妇人，饮食后因怒忽患血崩，四肢逆冷，抽搐，口噤，如发痉然，吐痰如涌，灌以二陈、柴胡、山栀、枳壳，吐出酸味，神思稍醒，药止，次日进薄粥少许，但乳胁胀痛，寒热，欲呕，四肢倦怠。余以为悉属肝火炽盛，致脾气不能运化。先用六君、柴胡、山栀、钩藤钩，诸症顿退，惟四肢不遂，血崩如初。或又以为肝火未息，欲投

———————

① 愚：按本书体例，此处应该为"愚按"。

清肝凉血之剂，余以为肝脾气血俱弱，先用补中益气汤培其脾土，而血气归经，又用四物、参、术、柴胡养肝筋，而四肢便利。余见异症名要。

头痛

久头痛病，略感风寒便发，寒月须重绵厚帕包裹者，此属郁热，本热而标寒。世人不识，率用辛温解散之药，暂时得效，误认为寒。殊不知因其本有郁热，毛窍常疏，故风寒易入，外寒束其内热，闭逆而为痛。辛热之药，虽能开通闭逆，散其标之寒邪，以热济热，病本益深，恶寒愈甚矣。惟当泻火凉血为主，而佐以辛温散表之剂以从法治之，则病可愈，而根可除也。

愚按：前症多主于痰，痛甚者乃风毒上攻。有血虚者，有诸经气滞者，有气虚者，有四气外伤，有劳役所伤；有可吐者，有可下者，当分虚实寒热兼变而治之。若夫偏正头风，久而不愈，乃内挟痰涎，风火郁遏经络，气血壅滞，甚则目昏紧小，二便秘涩。宜砭出其血①，以开郁解表。余尝治尚宝刘毅斋，但怒则两太阳作痛，先用小柴胡加茯苓、山栀，后用六味丸以生肾水，而不再发。

谭侍御，每头痛必吐清水，不拘冬夏，吃姜便止。余作中气虚寒，用六君、当归、黄芪、木香、炮姜而瘥。

商仪部，劳则头痛。余作阳虚不能上升，以补中益气加蔓荆子而瘥。

眼赤肿痛

眼赤肿痛，古方用药，内外不同。在内汤散，用苦寒辛凉之药以

---

① 若夫偏正头风……宜砭出其血：此症治疗，若属实证，可在太阳穴处点刺出血 1 ~ 2 滴；若属虚证可针刺太阳穴，并留针 15 ~ 30 分钟。

泻其火；在外点洗，则用辛热辛凉之药以散其邪。故点药莫要于冰片，而冰片大辛热，以其性辛甚，故借以拔出火邪，而散其热气。古方用烧酒洗眼，或用干姜末、生姜汁点眼者，皆此意也。盖赤眼是火邪内炎，上攻于目，故内治用苦寒之药，是治其本，如锅底之去薪也。然火邪既客于目，从内出外，若外用寒凉以阻逆之，则郁火内攻不得散矣。故点眼用辛热，而洗眼用热汤，是火郁则发，因而散之，从治法也。世人不知冰片为劫药，而误认为寒，常用点眼，遂致积热入目，而昏暗障翳，故云眼不点不瞎者此也。又不知外治忌寒凉，而妄将冷水冷物冷药挹洗，致昏瞎者有之。

愚按：前症若体倦少食，视物昏花，或饮食劳倦益甚者，脾胃虚也，用补中益气汤；眵多紧涩，赤脉贯睛，或脏腑秘结者，用芍药清肝丸；若赤翳布白，畏日羞明，或痛如刺者，上焦风热也，用黄连饮子；若久视生花，畏日，远视如雾者，神气伤也，用神效黄芪汤。大凡午前甚而作痛者，东垣助阳活血汤；午后甚而作痛者，黄连天花粉丸；午后甚而不痛者，东垣益阴肾气丸。能近视不能远视，地芝丸；能远视不能近视，定志丸。故东垣先生云：五脏六腑之精气，皆禀受于脾，上贯于目。脾者，诸阴之首也；目者，血脉之宗也。故脾虚则五脏之精气皆失所司，不能归明于目矣。心者，君火也，主人之神，宜静而安，相火代行其令。相火者，包络也，主百脉，皆荣于目。既劳役运动，势乃妄行，又因邪气所并，而损血脉，故诸病生焉。凡医者不理脾胃及养血安神，治标不治本，是不明正理也。若概用辛凉苦寒之剂，损伤真气，促成内障之症矣。

给事张禹功，目赤不明，服祛风散热药，反畏明重听，脉大而虚。此因劳心过度，饮食失节。以补中益气汤加茯神、酸枣、山药、山茱、五味，顿愈。又劳役复甚，用十全大补汤兼以前药，渐愈，却用补中益气汤加前药而痊。

耳鸣如蝉

耳鸣证，或鸣甚如蝉，或左或右，或时闭塞，世人多作肾虚治，不效。殊不知此是痰火上升，郁于耳中而为鸣，郁甚则壅闭矣。若遇此症，但审其平昔饮酒厚味，上焦素有痰火，只作清痰降火治之。大抵此症多先有痰火在上，又感恼怒而得，怒则气上，少阳之火客于耳也。若肾虚而鸣者，其鸣不甚，其人多欲，当见在劳怯等症。

愚按：前症若血虚有火，用四物加山栀、柴胡；若中气虚弱，用补中益气汤；若血气俱虚，用八珍汤加柴胡；若怒便聋而或鸣者，属肝胆经气实，用小柴胡加芎、归、山栀；虚用八珍汤加山栀。若午前甚者，阳气实热也，小柴胡加黄连、山栀；阳气虚用补中益气汤加柴胡、山栀。午后甚者，阴血虚也，四物加白术、茯苓。若肾虚火动，或痰盛作渴者，必用地黄丸。经云头痛耳鸣，九窍不利，肠胃之所生也。脾胃一虚，耳目九窍皆为之病。

少宰李蒲汀，耳如蝉鸣，服四物汤耳鸣益甚。余以为足三阴虚，五更服六味地黄丸，食前服补中益气汤，顿愈。

少司马黎仰之，因怒，耳鸣，吐痰，作呕，不食，寒热，胁痛。用小柴胡合四物加山栀、茯神、陈皮而瘥。

【点评】因耳为宗筋所聚，五脏六腑之精均上注于耳。五脏六腑之火皆可上炎至耳，此时多为实热证。而肾开窍于耳，肾气不足则耳窍不灵，此时多为虚寒证。以上情况均会出现耳鸣的症状。《医贯》说："耳鸣以手按之而不鸣，或减轻者，虚也；手按之而愈鸣者，实也。"

耳鸣往往出现在很多虚证中，这时主要治疗该虚证则耳鸣自然会减轻或痊愈。若耳鸣成为主症的时候，则需针对耳鸣进行治疗。这种情况多见于实证，需要分辨火、痰、湿，进行针对性治疗。火邪偏重的时候，又多为肝、胃之火。一般情况下，如薛氏所说用小柴胡汤加清热药即可。若火气较旺，可用当归六黄汤。若肝火太旺，则用龙胆泻肝汤，火减少之后，改用知柏地黄丸善后；若胃火较旺，则用清胃散和泻黄汤；若痰阻可用小柴胡汤合温胆汤；若湿较重，可用小柴胡汤和三仁汤。这时针灸效果也很好，可选中渚、耳门作为主穴，若火重，加太冲、神庭；若痰重，加丰隆、中脘；若湿重，加太白、阴陵泉；若有瘀血阻滞，加地机、中都。

20世纪80年代末，内蒙古自治区一位省级领导，因工作繁忙，在北京期间突患耳鸣，而且耳鸣十分强烈，以左侧耳鸣为甚，影响工作和睡眠。烦躁、头痛头晕头昏，眼目红赤，脾气很大，苔黄白相间厚腻，舌质红，脉弦。自述服西医无效，所以请我针灸。选中渚、耳门、角孙、太冲，用泻法，留针30分钟。第二天症状明显减轻，因工作原因，不能在北京停留，故再针1次，并处龙胆泻肝汤3剂。并相邀我有机会去内蒙古，后多有联系，自述服药后症状减轻。

鼻塞

鼻塞不闻香臭，或但遇寒月多塞，或略感风寒便塞，不时举发者，世俗皆以为肺寒，而用解表通利辛温之药不效。殊不知此是肺经素有火邪，火郁甚则喜得热而恶见寒，故遇寒便塞，遇感便发也。治法：清肺降火为主，而佐以通气之剂。若如常鼻塞不闻香臭者，再审其平素只作肺热治之，清金泻火清痰，或丸药噙化，或末药轻调，缓服久服，无不效矣。此予所亲见而治验者。其平素原无鼻塞旧症，一时偶感风寒，而致窒塞声重，或流清涕者，自作风寒治。

愚按：前症若因饥饱劳役所伤脾胃，发生之气不能上升，邪害空窍，故不利而不闻香臭者，宜养脾胃，使阳气上行则鼻通矣。按东垣云：胆移热于脑，则辛頞鼻渊，治之以防风汤。大抵胃气不和之所致者多矣。

一男子，房劳兼怒，风府胀闷，两胁胀痛。余作色欲损肾，怒气伤肝，用六味地黄丸料加柴胡、当归，一剂而安。

一男子，面白，鼻流清涕，不闻香臭，三年矣。余以为肺气虚，用补中益气加麦门、山栀而愈。

牙床肿痛

牙床肿痛，齿痛摇动，或黑烂、脱落，世人皆作肾虚治，殊不知此属阳明经湿热。盖齿虽属肾，而生于牙床，上下床属阳明大肠与胃，犹木生于土也。肠胃伤于美酒厚味膏粱甘滑之物，以致湿热上攻，则牙床不清，而为肿为痛，或出血，或生虫，由是齿不得安而动摇、黑烂、脱落也。治宜泻阳明之湿热，则牙床清宁，而齿自安固矣。

愚按：齿痛若因手足阳明经湿热，用东垣清胃散；若因风寒入脑，脑痛齿亦痛，用羌活附子细辛汤；若因思虑伤脾，用归脾汤；若因郁火所致，用越鞠丸；若因酒面炙爆而发，用清胃散；若因饮食伤脾，用六君子汤；若因劳伤元气，用补中益气汤；若因脾胃素弱，用六君、当归、升麻；若因肾经阴虚，用六味丸；若因肾经阳虚，用八味丸；若阴阳俱虚，用十补丸；若脾肾虚寒，用安肾丸。徐用诚先生云：凡齿病恶寒热等症，属手足阳明经；齿摇、断脱，属足少阴经；齿蚀肿痛、出血，皆胃火所致也。亦有诸经错杂之邪与外因为患者。

廷尉张中梁，齿动摇，用安肾丸；考功杨仲玉，齿动，用补中益气汤；侍御王济川，齿摇龈露，用承气汤；文选郑伯兴，齿脑痛，用羌活附子汤；颜金宪，齿痛，用凉膈散；郭职方，过饮，用清胃散；党吏部，风热，用犀角升麻汤；朱工部，血气虚，用十全大补汤；沈大尹，头脑齿痛，头重，手足厥冷，此风寒入脑，用麻黄附子细辛汤：并愈。

小便不禁

小便不禁或频数，古方多以为寒，而用温涩之药，殊不知属热者，盖膀胱火邪妄动，水不得宁，故不能禁而频数来也。故年老人多频数者，是膀胱血少，阳火偏旺也。治法当补膀胱阴血、泻火邪为主，而佐以收涩之剂，如牡蛎、山茱萸、五味子之类，不可用温药也。病本属热，故宜泻火。因水不足，故火动而致小便多，小便既多，水益虚矣，故宜补血、泻火治其本也，收之、涩之治其标也。

愚按：经云膀胱不约为遗溺。小便不禁，常常出而不觉也。人之旋溺，赖心、肾二气之所传送，盖心与小肠为表里，肾与膀胱为表里。若心肾气亏，传送失度，故有此症。治宜温暖下元，清心寡欲。又有产褥不顺，致伤膀胱，若内虚寒者，秘元丹、韭子丸之类；若内虚湿热者，六味地黄丸，或加五味、杜仲、补骨脂，年老者，八味丸。产褥收生不谨，损破尿胞者，参术补胞汤加猪羊胞煎之。窃谓肝主小便，若肝经血虚，用四物、山栀；若小便涩滞，或茎中作痛，属肝经湿热，用龙胆泻肝汤。若小便频数，或劳而益甚，属脾气虚弱，用补中益气汤加山药、五味子；若小便无度，或淋沥不禁，乃阴挺痿痹也，用六味地黄丸；若小便涩滞，或补而益甚，乃膀胱热结也，用五淋散。其脾肺燥不能化生者，黄芩清肺饮；膀胱阴虚，阳无所生者，滋肾丸；膀胱阳虚，阴无所化者，六味丸。若阴痿，思色精不出，茎道涩痛如淋，用加减八味丸料加车前、牛膝；若老人精竭复耗，大小便牵痛如淋，亦用前药，不应，急加附子，多有生者。

刘大参，年逾六旬，形气瘦弱，小便不禁或频数，内热口干，或咳痰喘晕。余以为肺肾气虚，用六味丸、益气汤以滋化源。彼不信，反服补阴、降火、涩精之剂，阴窍作痛，或小便不利。仍服前药，不两月而愈。

大尹刘天锡，内有湿热，大便滑利，小便涩滞，服淡渗之剂，愈加滴沥，小腹腿膝皆肿，两眼胀痛。此肾经虚热在下，反服淡渗，导损阳气，阴无以化。遂用地黄、滋肾二丸，小便如故，更以补中益气汤加麦门、五味兼服而愈。

州守王用之，肚腹膨胀，饮食少思，服二陈、枳实及淡渗之类，小便不利，大便不实，咳嗽，腹胀，手足俱冷。余谓足三阴虚寒，用金匮肾气丸而康。

【点评】小便不禁，是指常常出而不觉也。也就是小便频数而量不一定多，甚至自我控制不住而下注。王氏强调了火象，是因水不足而火动的原因。可见主要指肾阴虚而招致膀胱之火。因此他说的泻火邪，并不用清热泻火药，而是用补阴血以泻火。

薛氏则将小便不禁，分属不同脏腑，其中心肾气亏、脾气虚弱、膀胱阴虚、膀胱阳虚、产褥损伤等都属于虚证；而肝经火旺、膀胱热结则属于实证。

一般来说，小便不禁中，火症相对容易治疗，而阴虚火旺者难治。

前些年，一老年女医生和我在同一医院工作，患小便不禁，且淋涩疼痛，自服西药无效，找我开中药，我用八正散加生地、草薢、益智仁，服1剂药症状即明显减轻，3剂药得以痊愈。后她主动找我聊天，说没想到中药效果这么好，要将处方留下来，以后患病再用等等。

一老年高干患者，患有前列腺肥大，因受寒后发热入院。发热控制后，出现小便不禁，时有淋沥，小便呈乳白色，次数多量少，处方六味地黄丸合草薢分清饮，小便颜色变青绿色，改用金匮肾气丸等，小便颜色恢复正常，但排尿仍然不畅，西医建议在膀胱开孔插管而停中药。

男子阴痿

男子阴痿不起，古方多云命门火衰。精气虚冷固有之矣，然亦有郁火甚而致痿者，《经》云：壮火食气。譬如人在暑热而倦怠痿弱，遇冬寒而坚强也。予尝亲见一二人，肾经郁火而有此症，令服黄柏、知母清火坚肾之药而效，故须审察，不可偏认作火衰也。

愚按：阴茎属肝之经络。盖肝者木也，如木得湛露则森立，遇酷热则萎悴。若因肝经湿热而患者，用龙胆泻肝汤以清肝火、导湿热；若因肝经燥热而患者，用六味丸以滋肾水、养肝血而自安。

学士徐崦西，口干有痰，欲服琼玉膏。余曰：此沉阴降火之剂，君面白、口干而有痰，属脾肺气虚也，当用温补之剂。不信，仍服两月余，大便不实，饮食少思，且兼阴痿，始信余言。先用补中益气加茯苓、半夏二味，以温补脾胃，饮食渐加，大便渐实，乃去二味，服月余而痊，更服六味丸三月余，阴道如常。矧琼玉膏、固本丸、坎离丸，此辈俱是沉寒泻火之剂，非肠①胃有燥热者不宜服。若足三阴经阴虚发热者，久而服之，令人无子。盖谓损其阳气，则阴血无所生故也。屡验。

[点评] 阴痿，出于《灵枢·经脉》，《景岳全书》又称阳痿，指男性未到肾衰年纪，而出现阴茎不举，或举而不坚者。

1968 年，我在农村中医诊所工作不久，来了一位年纪 20 多岁的年轻人，身体情况尚好，就是有遗精、阳痿病。患者心情烦躁，情绪比较低落。自述开始主要是遗精，由于次数比较多，因此心情有点紧张，找当地中医看过，吃了不少中药，不仅遗精没有好转，还逐渐发展成了阳痿。现在虽然阴茎不是完全不能勃起，但软而无力，越是想勃起，越是没有力量。该年轻人还没有

---

① 肠：原作"腹"，据聚锦本改。

结婚，担心长此以往，会影响以后的婚姻。

我想起在大学学习的时候，我的老师张海峰教授，曾经讲过治疗阳痿的要点：他认为年龄比较大的人（比如50岁以上）出现阳痿，一般为阳气虚衰；年纪比较轻的人出现阳痿，比较多的是因为阳强。前者多应该补肾阳，后者多应该泻肝火。现在很多人缺乏这种认识，以为阳痿都属于萎而不用，一味补肾阳。这种方法对年纪比较大的人可能有效，而对年轻人则如火上浇油，不仅不能治愈阳痿，反而给以后的治疗增加困难。通过以后的继续学习，我感觉到，张教授的这种认识很有道理。年轻人性要求一般比较强烈，遗精或者手淫多有发生，一些人自我控制能力比较弱，性兴奋点一直处于高位，在大脑中形成了恶性刺激点。由于人的自我保护能力，就会在大脑内自动出现另一个兴奋点，以压制恶性刺激点，从而出现阳痿。这时越是增强性兴奋，比如服用补肾阳的药，强壮肾阳，大脑中的恶性刺激点越兴奋，另一个点的压制就越强，遗精、阳痿的表现就越加明显，甚至完全不能勃起。这时候若是使用泻肝火的药，降低性兴奋点，另一个压制点就会减弱，直至消失，遗精、阳痿从而得以治愈。因此张教授主张此时应该使用龙胆泻肝汤对阳痿进行治疗。并介绍说，他治疗此病已经取得很好效果。一般龙胆泻肝汤先服用3~5剂，症状减轻后，改用知柏八味丸，继续服用一段时间，以巩固疗效。

以此为据，我为该患者使用龙胆泻肝汤3剂。复诊时，该患者述其睡眠有了明显好转，阴茎勃起也有了好转，则改用知柏八味丸连续服用一个月。并嘱其按时睡觉，按时起床，不要为有时出现的遗精担心，放松心情，主动调整情绪。该患者半年后遇见我说，阳痿基本痊愈。他第二年结婚，后生一男孩。

过去我认为患阳痿多为城市居民，农村患病人数比较少，后来发现二者并无明显差别。

不久，我调到另一所农村卫生院工作，该院一位化验员的丈夫也患有遗精、阳痿，夫妻之间因没有性生活，所以也没有孩子，二人十分苦恼。患病后一直找中医医生治疗，不间断服用锁阳、淫羊藿、鹿茸等中药，毫无效果，直至现在已经20多年，年近50矣。他们问我还能有什么办法没有？我诊其脉，脉弱，苔白厚腻，望其面，憔悴而黄滞。身体虚弱，而且长期壮肾阳，肾之阳气不堪消耗，至此已殆尽，延寿已成主要目的，何求子嗣矣。我觉得已经没有治疗价值。他们自知如此，也没有强人所难。

梦遗精滑

梦遗、精滑，世人多作肾虚治，而用补肾涩精之药不效，殊不知此症多属脾胃，饮酒厚味，痰火湿热之人多有之。盖肾藏精，精之所生，由脾胃饮食化生，而输归于肾。今脾胃伤于浓厚，湿热内郁，中气浊而不清，则其所化生之精，亦得浊气。肾主闭藏，阴静则宁。今所输之精，既有浊气，则邪火动于肾中，而水不得宁静，故遗而滑也。此症与白浊同。丹溪论白浊，为胃中浊气下流，渗入膀胱，而云无人知此也。其有色心太重，妄想过用而致遗滑者，自从心肾治，但兼脾胃者，多须要审察。

愚按： 遗精有四：有用心过度，心不摄肾而致者；有因色欲不遂，精气失位输精而出者；有色欲太过，滑泄不禁者；有年壮气盛，久无色欲，精气满溢者。有小便出多不禁者，或不出小便而自出，或茎中出而痒痛常如欲小便者，宜辰砂妙香散，或威喜丸。大抵调补元气为主。圣人教人收心养性，厥有旨哉！

少宰汪涵斋，白浊，用补中益气汤加茯苓、半夏，倍白术，愈而复作，肌体消瘦，不时眩晕，用八味丸而痊。

司厅陈石镜，属脾虚，用补中益气、六味地黄而愈。

光禄柴黼庵，因劳，赤白浊如注，用归脾汤而愈。

司厅张检斋，小腹不时作痛，茎出白淫，用小柴胡加山栀、龙胆草、山茱、芎、归而愈。

【点评】白淫见于《素问·痿论》："思想无穷，所愿不得，意淫于外，入房太甚，宗筋弛纵，发为筋痿，及为白淫。"王冰注："白淫，谓白物淫衍，如精之状，男子因溲而下，女子阴器中绵绵而下也。"从西医的角度看，男子应与前列腺液相近，女子应指白带。

由于白淫与精液分泌相关，所以二者经常同时出现。白淫与遗精、滑精病因相同，病症相近，故治疗时常常一起考虑。具体的治疗方法本论有所介绍，还可参阅男子阴痿一节。

妇人女子经脉不行

妇人女子经脉不行，有脾胃损伤而致者，不可便认作经闭血死，轻用通经破血之药。遇有此症，便须审其脾胃如何？若因饮食劳倦损伤脾胃，少食恶食，泄泻，疼痛，若因误服汗下攻伐药，伤其中气，以致血少而不行者，只宜补养脾胃，用白术为君，茯苓、芍药为臣，佐以黄芪、甘草、陈皮、麦芽、川芎、当归、柴胡等药。脾旺则能生血，而经自行矣。又有饮食积滞，致损脾胃者，亦宜消积补脾。若脾胃无病，果有血块凝结，方宜行血通经。

愚按：《经》曰：饮食入胃，游溢精气，上输于脾，脾气散精，上归于肺，通调水道，下输膀胱，水精四布，五经并行。又曰：二阳之病发心脾，有不得隐曲，女子不月。二阳，谓阳明胃与大肠也。故心脾平和，则百骸、五脏皆润泽而经候如常，苟或心脾受伤，则血无所养，亦无所统而月经不调矣。是故调经者，当理心脾为主。丹溪先生亦曰：先期而至者，血热也；后期而至者，血虚也。窃谓先期而至者，有因脾经血燥，有因脾经郁火，有因肝经怒火，有因血分有热，有因劳役火动；过期而至者，有因脾经血虚，有因肝经血虚，有因气虚血弱。主治之法，脾经血燥者，加味逍遥散；脾经郁火者，归脾汤；肝经怒火者，加味小柴胡汤；血分有热者，加味四物汤；劳役火动者，补中益气汤；脾经血虚者，人参养荣汤；肝经血虚者，六味地黄丸；气虚血弱者，八珍汤。盖血生于脾土，故云：脾统血。凡血病当用苦甘之剂，以助阳气而生阴血。大凡肝脾血燥，四物为主；肝脾血弱，补中益气为主；肝脾郁火，归脾汤为主；肝经怒火，加味逍遥散为主。病因多端，不能悉举，治当临症制宜可也。

一妇人，晡热，肢体瘦倦，食少无味，月经不行，或鼻衄，或血崩，半载矣。或用顺气、清热、止血等剂，不应，更加寒热，且时欲作呕。余以为郁怒亏损脾胃，虚火错经妄行而然耳。遂朝用补中益气汤，夕用六味地黄丸，各数剂，半载而痊。

一妇人，素沉静，晡热内热，月经不调，后每一二月，或齿缝或舌下或咽间出血碗许，如此年余，服清热凉血调理之药益甚，问治于余。余谓肝脾气郁，血热上行。先用加味归脾汤，后用加味逍遥散，摄血归源而经自调，前症顿愈。

一室女，年十七，腿外臁忽肿起一红点，作痒，搔破日出鲜血如注，及飞小虫甚多。审其由，每先寒热，两耳下或结核。盖外臁、耳下俱属胆经，胆为肝之腑，肝主风，热生虫，血得风而妄行，肝火旺而血出，其肝胆阴阳俱虚矣。凡病虚则补其母，肾乃肝之母，用六味丸滋肾水以生肝木，四物、柴胡、山栀、钩藤生肝血以抑风热而瘥。

妇人半产

妇人半产，多在三个月及五月、七月，除跌扑损伤不拘外，若前次三个月而堕，则下次必如期复然。盖先于此时受伤，故后至期必应，乘其虚也。遇有半产者，产后须多服养气血、固胎元之药，以补其虚损。下次有胎，先于两个半月后，即用固胎药十数服，以防三月之堕；至四个半月后，再服八、九服防过五月；又至六个半月后，再服以防七月；及至九个月内，服丹溪达生散十数服，可保无虞。其有连堕数次，胎元损甚者，服药须多，久则可以留。方用四物汤加白术、人参、陈皮、茯苓、甘草、阿胶、艾叶、条芩，多气加香附、缩砂，有痰加姜制半夏。调理妊娠，在于清热养血。条实黄芩为安胎圣药，清热故也，暑月宜加用之。养胎全在脾胃，譬如钟悬于梁，梁软则钟下坠，折则堕矣。故白术补脾，为安胎君药。若因气恼致胎不安者，宜用川芎、陈皮、茯苓、甘草，多加缩砂，少佐木香以行气。

愚按：半产重于大产，大产如瓜熟自落，栗熟自脱，半产如生采其皮壳，断其根蒂，岂不重于大产？但人轻忽致死者多矣。治法宜补形气、生新血、去瘀血，若未足月，痛而产，芎归补中汤，倍加知母止之；若产而血不止，人参黄汤补之；若产而心腹痛，当归川芎汤主之；胎气弱而小产者，八珍汤固之；若下血过多而发热，圣愈汤，汗不止，急用独参汤；发热烦躁，肉𥆧筋惕，八珍汤；大渴面赤，脉洪而虚，当归补血汤；身热面赤，脉沉而微，四君子、姜、附。

一妇人，胎已六月，每怒气便见血，甚至寒热、头疼、胁胀、腹痛、少食、作呕。余谓寒热、头疼，肝火上冲也；胁胀、腹痛，肝气不行也；少食、作呕，肝侮脾胃也；小便见血，肝火下流也。用小柴胡加芍药、炒黑山栀、茯苓、白术而愈。

一妇人，胎及六月，形体倦怠，饮食少思，劳役便血，胎动不安。用六君、生熟地、升麻、柴胡而愈。

一妇人，每胎三四月，作痛欲堕。余以为痛胎，用当归二钱，熟地黄三钱，而愈。

东垣丹溪治病方论

东垣、丹溪治病，多自制方，盖二公深明本草药性，洞究《内经》处方要法，故能自制。自宋以来，《局方》盛行，人皆遵用，不敢轻率自为。《局方》论症治病，虽多差谬，丹溪曾辨论之，然方皆名医所制，其君臣佐使、轻重缓急、大小多寡之法则不瘥也。近见东垣、丹溪之书大行，世医见其不用古方，也率皆效颦，治病辄自制方，然药性不明，处方之法莫究，卤莽乱杂，反致生无甚有变症多端，遂难识治耳！且夫药之气味不同，如五味子之味厚，故东垣方少者五六粒，多者十数粒，今世医或用二三钱；石膏味淡薄，故白虎汤用半两，今世医不敢多用；补上治上剂宜轻小，今不论上下，率用大剂；丸散汤液各有攸宜，今不论缓急，率用汤煎。如此类者多矣。今之医者，若不熟读《本草》，深究《内经》，而轻自制方，鲜不误人也！

愚按： 方，仿也，仿彼而准此也。至于应用，更贵权宜，非曰确然不可移而屹然不可动者也。是以《素问》无方，《难经》亦无方，汉时才有方，盖仿病因以立方也。

【点评】医学大家，在诊疗过程中多是有经可凭，有方可依，在炉火纯青的时候也多有自创处方，因此发展了中医药事业。正如没有规矩，不得方圆一样，初学者还是得依规行文为好，在模仿的过程中渐加深入而有所创新。医生水平高低的区别不仅在是否容易误诊上，更多的是在其中的微细之中。东施效颦不仅贻笑大方，而且较量出功底的深浅。故王氏认为方有大小，药有轻重，都是值得细究的地方，这很值得当今的我们认真思考。

从整个中医处方的历史来看，大处方多出现在丸药组方上，汤药中并不多见。其主要原因是"汤"者"荡"也，也就是要求作用相对专一，药力相对集中，以解决主要矛盾为主，在解决主要矛盾的同时解决次要矛盾。另外汤药用水煎，假若中药分量太大，不仅不好煎，放多了水，病人喝不完，放少了水，一些药物成分没有煎出。《伤寒论》中药量较大，但药味较少，煎水较多，但分多次服用，且有效则止后服，一剂药要当几剂药用，可见也和当今大处方不可同日而语。现在使用大处方的医生比比皆是，一方面是因为某些医生片面追求经济效益所致；另一方面也是中药在种植、炮制等各个环节上，都有可能造成有效成分的损失或意外成分的加入。还不要轻视道地药材的作用，不同地区土壤不一样，耕种方法不一样，即使造成药材成分哪怕是有一点点相差，尤其是微量元素的差别，都会影响疗效，使治疗离经叛道，这些都需要重新认识，而这个认识过程在短时间内是无法完成的。所以，只依靠大处方，是解决不了中药治疗效果退化难题的。那样不但增加了病人的负担，疗效也不见得能够提高。如何平衡经济效益与药效之间的关系，恐怕不单是靠中医界所能解决的问题了。

或问东垣丹溪治病之法

或问：今人有言，东垣之法宜用于北，丹溪之法可行于南，如何？曰：东垣北医也，罗谦甫传其法，以闻于江浙；丹溪南医也，刘宗厚世其学，以鸣于陕西。果如人言，则《本草》《内经》皆神农黄帝、岐伯之说，亦止宜施于北方耶？夫五方所生异病，及治之异宜，《内经·异法方宜论》《五常政大论》已详言之矣。又如北方多寒，南方多热，江湖多湿，岭南多瘴，谓其得此气多，故亦多生此病，非谓北病无热、南病无寒也。至于治寒以热，治热以寒，则五方皆同，岂有南北之异耶？但人之脏腑，火各居二，天之六气，热居三分又半，故天下之病，热多而寒少，观《内经·至真要大论》病机一篇可见。又湿热相火致病甚多，自太仆注文湮没，以致《局方》偏用湿热之药，故丹溪出而阐《内经》之旨，辨《局方》之偏论湿热相火之病，以补前人之未备耳！后人不识，见其多用芩、连、栀、柏等苦寒之药，遂以为宜于南，浅矣哉！

愚按：前论内云火症固多，但虚实不同，治法亦异，故王太仆先生曰：大寒而甚，热之不热，是无火也；大热而甚，寒之不寒，是无水也。昼见夜伏，夜见昼止，不时而动，是无火也。大抵病热，作渴饮冷，便秘，此症属实，为热故也。或恶寒发热，引衣蜷卧，或四肢逆冷，大便清利，此属真寒；或躁扰狂越，欲入水中，不欲近衣，此症属虚，外假热而内真寒也。故虚劳发热之症，治以寒药而不愈者，为此故也。由此观之，则热症常少，而寒症常多矣。故无火者，当用八味丸，益火之源以消阴翳；无水者，用六味丸，壮水之主以镇阳光。然其所以致疾者，皆由气血方长，而劳心亏损；或精血未满，而纵情恣欲，根本不固，火不归经，以致见症难名。虽宜常补其阴以制其火，然而二尺各有阴阳，水火互相生化，当于二脏中各分①阴阳虚实，求其所属而平之。若左尺脉虚弱而细数者，是左肾之真阴不足也，用六味丸；右尺脉迟软，或沉细而数欲绝者，是命门之相火不足也，用八味丸；至于两尺微弱，是阴阳俱虚，用十补丸。此皆滋其化源也。设使概服黄柏、知母沉阴泻火之药，反戕脾胃，多致不起。详见《玉机微义》。治验见内科方。

暑病 第一卷内备用治暑方，并入于此，以便观览

夏至日后病热为暑，暑者相火行令也。夏月人感之，自口齿而入，伤心包络之经，其脉虚，或浮大而散，或弦细芤迟。盖热伤气则气消，而脉虚弱，其为症：汗，烦则喘喝②，静则多言，身热而烦，心痛，大渴引饮，头疼，自汗，倦怠少气，或下血，发黄，生斑。甚者火热致金不能平木，搐搦，不省人事。治暑之法，清心、利小便最

---

① 各分：原做"分各"，据文义互乙。
② 喝：原作"渴"，据《素问·生气通天论》改。

好。暑伤气，宜补真气为要。又有恶寒，或四肢逆冷，甚者迷闷不省，而为霍乱吐利，痰滞呕逆，腹痛泻痢。此则非暑伤人，乃因暑而自致之病也。以其因暑而得，故亦谓之暑病，治法不同。

若行人或农夫，于日中劳役得之者，是动而得之，阳症也。其病必苦头痛，发燥热，恶热，扪之肌肤大热，必大渴引饮，汗泄，无气以动，乃天热外伤元气也。宜清暑益气，用香薷、黄连、扁豆、人参、黄芪、五味、知母、石膏之类。

暑热发渴，脉虚，宜用**人参白虎汤**：人参一钱五分，知母二钱，石膏五钱，甘草二钱。竹叶石膏汤亦好：石膏一两，半夏二钱五分，甘草二钱，人参二钱，麦门冬五钱，入竹叶，水煎。

东垣清暑益气汤，治长夏湿热蒸人，人感之，四肢困倦，精神短少，胸满气促，肢节作痛，或气高而喘，身热而烦，心下痞闷，小便黄数，大便溏而频，或痢，或渴，不思饮食，自汗，体重：黄芪、升麻、苍术各一钱，人参、白术、神曲、陈皮各五分，甘草炙、黄柏、麦门冬、当归各三分，葛根、泽泻、青皮、五味各二分。

若暑热之时，无病之人，或避暑热，纳凉于深堂大厦，凉台冷馆、大扇风车得之者，是静而得之，阴证也。其病必头痛，恶寒，身形拘急，肢节疼痛而烦心，肌肤大热，无汗。此为阴寒所遏，使周身阳气不得伸越，宜用辛温之剂以解表散寒，用厚朴、紫苏、干葛、藿香、羌活、苍术之类。若外既受寒，内复伤冰水生冷瓜果之类，前药再加干姜、缩砂、神曲之类。此非治暑也，治因暑而致之病也。若外不受寒，止是内伤冰水冷物，腹痛泄泻，或霍乱吐逆，宜**缩脾饮**：砂仁、草果、甘草、扁豆、干姜、乌梅，或理中汤加神曲、麦芽、缩砂、苍术。此专治内，温中消食也。

若吐泻，脉沉微甚者，不可用凉药，可用**附子大顺散**：熟附子、甘草、干姜、杏仁、桂，或附子理中汤加芍药。

夏月多食冷物及过饮茶水，致伤脾胃，吐泻霍乱。故治暑药多用温脾消食、治湿利小便。医者要识此意。

若既伤暑热，复伤生冷，外热内寒，宜先治其内，温中消食，次治其外，清暑补气，而以理脾为主，于前阴阳二条内相兼取用。东垣清暑益气汤，已兼此意。其用黄芪、升麻、人参、白术、甘草、麦门冬、当归、五味、黄柏、葛根，是清暑补气也；苍术、神曲、陈皮、泽泻、青皮，是治内补脾也。

愚按：前症又当分别中暑中暍，脉虚脉沉、无汗有汗、发热不热、作渴不渴、或泻不泻、饮寒饮热，辨其阴阳虚实，不可泛投寒凉之剂。盖为夏月伏阴在内，古人用附子大顺散之类温补阳气，厥有旨哉！何今之老弱，至夏月患食少，体倦，发热作渴，或吐泻，腹痛，头痛诸症，反服香薷饮，复伤元气，无不招引暑症，以致不起。至若清暑益气汤内用猪苓、泽泻之类，必审其果有湿热壅滞，方可用之，否则亏损其阴，而伤其目矣。用当审察！

仪部李北川，仲夏患腹痛吐泻，两手足扪之则热，按之则冷，其脉轻胗①则浮大，重胗则微细。余曰：此阴寒之症也。急服附子理中汤，不应仍服，至四剂而愈。

注夏病属阴虚元气不足，宜补中益气汤去柴胡，升麻，加黄柏_炒、白芍药。挟痰者，加半夏、陈皮。

愚按：丹溪先生云：天地以五行更迭衰旺而成四时，人之五脏六腑亦应之而衰旺。四月属巳，五月属午，为火太旺，火为肺金之夫，火旺则金衰；六月属未，土大旺，土为水之夫，土旺则水衰，况肾水尝藉肺金为母，以补其不足。古人于夏月必独宿而淡味，保养金、水二脏。《经》曰：冬藏精者，春不病温。十月属亥，十一月属子，正火气潜藏，必养其本然之真，而为来春发生之本。若于此时不恣欲以自戕，至春升之际，根本壮实，何病之可言哉？

文选姚海山，仲夏头痛，发热，气高而喘，肢体倦怠，两手麻木。余谓热伤元气，用人参益气汤顿安，又用补中益气汤加麦门、五

---

① 胗：同"诊"。下同。

味而痉。

若夏月伤暑，发热，汗大泄，无气力，脉虚细而迟。此暑伤元气也，服后方：

人参　黄芪蜜炙　麦门冬去心　白芍药　陈皮　白茯苓各一钱　黄连炒　甘草炙，各五分　黄柏三分　白术一钱五分　香薷　知母各七分

上姜、水煎，食前温服。

愚按：前症有热伤元气而汗出者，有劳伤元气而汗出者，有因元气素虚腠理不密而汗出者。治法：暑伤元气者，清暑益气汤；劳伤元气者，补中益气汤；元气素虚而自汗者，十全大补汤。如兼盗汗，佐以六味丸加五味子。前云大汗，无力，脉虚细迟，属阳气虚弱，纳黄柏、知母恐复损阳气，芍药、茯苓恐导损阴气也。治者审之！

若夏秋暑热，因过用冷物茶水伤其内，又过取凉风伤其外，以致恶寒发热，胸膈饱闷，饮食不进，或兼呕吐、泄泻，此内外俱伤寒冷也。

人参　干姜炒紫色　厚朴姜水炒　陈皮　羌活　枳实　白茯苓各一钱　白术一钱五分　甘草炙，五分

上姜、水煎，食前温服。

愚按：前症宜用此方，如未应，宜用藿香正气散。若内外已解，寒热未退，或饮食不进，宜用六君子。

《保命集》云：霍乱属阳明症，宜用和中、平胃、建中汤辈，或四君子汤。脉浮，自汗，四君子加桂枝主之；脉浮，无汗，四君子加麻黄。吐利转筋，胁下痛，脉弦者，木克土也，用平胃散加木瓜，或建中加柴胡、木瓜；吐利转筋，腹痛，体重，脉沉而细，四君子加白芍药、良姜。吐利，四肢拘急，脉沉而迟，属少阴，四君加姜、附、厚朴；吐利，四肢厥冷，脉微缓，属厥阴，建中加归、附。吐利，头痛而身热，热多欲饮水者，五苓散；寒多不欲水者，理中丸主之。元戎云：太阴症霍乱者，理中加橘红；下腹痛，手足逆冷，理中加熟附子；吐利后转筋者，理中加火煅石膏一两。

上舍徐民则，夏月入房及食冰果面食，而患腹痛。余曰：此阴寒之症也，急用附子理中汤以回阳。不信，别用二陈、枳实、黄连香薷饮之类而死。

进士刘华甫，夏月食生冷果品，患前症，余用附子理中汤一钟顿安。（凡方内用木瓜者，俱用砂器煎炒，恶铁故也。余方仿此。）

若夏暑在途中，常服以壮元气、清热驱暑。服之免中暑、霍乱、泄泻、痢疾等症。

人参一钱二分　白术一钱五分　五味子十粒，杵碎　麦门冬去心　白芍药炒　白茯苓各一钱　知母炒　陈皮　香薷各七分　黄芩炒，三分　甘草炙，五分

上姜、水煎，食前温服。

愚按： 前症若人元气虚弱，宜用补中益气去柴胡、升麻，加麦门、五味，或少加炒黑黄柏。人参益气汤亦可用。

若遇劳倦辛苦，用力过多，即服后方二、三服，免生内伤发热之病。此方主于补气。

黄芪一钱半，蜜炙　人参　麦门冬去心　陈皮各一钱　白术一钱　甘草炙，七分

上姜、枣、水煎，食前温服。劳倦甚，加熟附子四五分。

愚按： 前论开世俗之蒙瞆，济无穷之夭枉。纳附子若素畏寒饮食者，尤宜用。若素喜寒饮食者，以肉桂或炮姜代之亦可。若①因暑热伤气，而四肢困倦，或手足麻木者，先用人参益气汤，后用补中益气汤。

若人过劳心思虑，损伤精神，头眩目昏，心虚气短，即服后方补血为主。

人参一钱　五味子十五粒，杵　当归一钱，酒洗　麦门冬去心，五分　白芍药炒，一钱　山栀子炒，五分　茯神去心，一钱　酸枣仁炒，一钱　生地黄酒洗，五分　甘草　陈皮　川芎各五分

---

① 若：此下原有"可"字，据文义删。

上水煎服。

愚按：前症宜用此方，不宜多服。其麦门冬、芍药、山栀、生地苦寒，恐复损脾气。若脾胃素虚热而患前证，但以补中益气汤加麦门、五味亦可。若因饥渴劳役，或因误行攻伐，以致气高而喘，身热而烦，或自汗，此为阳气内伤，宜用补中益气汤。若因饥饱劳役，或因误出汗，以致肌①热，大渴引饮，目赤面红，脉洪大，按之如无，此为血脱烦躁，宜用当归补血汤。

【点评】 王氏认为暑者相火行令也，是因为夏至日后，太阳逐渐向南半球转移，阴气开始生长，而天气却有更加炎热的一段时间，这种热不是太阳直接作用的结果，而是土地、空气中余热散发而引起的，故不是君火，而是相火。这时由于天气变化，阴阳交接，故出现长夏湿气，所以暑热是湿热蕴蒸较为明显的时候。湿热犯人与热邪犯人又不同，所以治疗上有其特点。王氏以清心利尿为主，就是清热利湿的一种方法。由于暑热容易伤气，所以还需注意补益中气。一般情况之下使用沙参或西洋参，较重的时候可以使用党参或红参。由于天热，人体阳气外泄，而出现内虚，体质较弱者，或素有心肾阳虚者，这时还可以使用温里之法，如附子、肉桂、干姜。

王氏认为暑证除了阳证、阴证之外，还有所谓"自致之病"。暑天过饮寒凉之品，若既伤暑热，复伤生冷，外热内寒，或外既受寒，内复伤冰水、生冷瓜果之类而产生的疾病。这时可以先温中消食，然后再治其外之邪。东垣清暑益气汤，已兼此意。其用黄芪、升麻、人参、白术、甘草、麦门冬、当归、五味、黄柏、葛根，是清暑补气也；苍术、神曲、陈皮、泽泻、青皮，是治内补脾也。

关于暑证的论述，还可参阅本书第一章的"伤暑发热"和

---

① 肌：原作"饥"，据文义改。

"备用要方（暑证）"的内容。

附：滑伯仁先生《诊家枢要》

脉者，气血之先也。气血盛则脉盛，气血衰则脉衰；气血热则脉数，气血寒则脉迟；气血微则脉弱，气血平则脉治。又长人脉长；短人脉短；性急人脉急，性缓人脉缓。左大顺男，右大顺女。男子尺脉常弱，女子尺脉常盛。此皆其常也，反之者逆。

左右手配脏腑部位

左手寸口，心、小肠脉所出；左关肝、胆脉所出；左尺肾、膀胱脉所出。命门与肾脉通。

右寸肺、大肠脉所出；右关脾、胃脉所出；右尺三焦、心[①]包络脉所出。

五脏平脉

心脉浮大而散，肺脉浮涩而短，肝脉弦而长，脾脉缓而大，肾脉沉而软滑。

心合血脉，心脉循血脉而行，持脉指法如六菽之重。按至血脉而得者为浮，稍稍加力脉道粗者为大，又稍加力脉道阔软者为散。

肺合皮毛，肺脉循皮毛而行，持脉指法如三菽之重。按至皮毛而得者为浮，稍稍加力脉道不利为涩，又稍加力不及本位曰短。

肝合筋，肝脉循筋而行，持脉指法如十二菽之重。按至筋而脉道

---

① 三焦、心：原做"心三焦"，据文义改。

如筝弦相似，稍加力脉道迢迢者为长。

脾合肌肉，脾脉循肌肉而行，持脉指法如九菽之重。按至肌肉如微风轻柳梢之状为缓，次稍加力脉道敦实者为大。

肾合骨，肾脉循骨而行，持脉指法按至骨上而得者为沉，次重以按之脉道无力者为软，举指来疾流利者为滑。

凡此五脏平脉，要须察之久久成熟，一遇病脉，自然可晓。经曰：先识经脉，而后识病脉。此之谓也。

【点评】这里所说的三菽、六菽、九菽、十二菽，是用豆子的重量来比拟诊脉手指下压的重量。一般诊脉时手指轻轻触及脉口的皮肤，逐渐加力，最终达到上述豆子的重量。不要一下子就用那么大的下压力，那样会将脉气压散，就不容易体会到脉形的变化。而且每个手指针对的是不同的脏腑，所以各个手指的下压力是不一样的，即后文所说的"持脉之要有三：曰举，曰按，曰寻"。有时为了细细体会某一脏腑的脉象变化，可将其他手指提起来，单单用该脏腑处的手指由轻至重的体会脉形。有时各个手指还需要互相配合，如滑脉就是在某一手指逐渐下压的同时，相邻的手指在脉跳时逐渐抬起以体会"如盘滚珠"的变化。

四时平脉

春弦，夏洪，秋毛，冬石，长夏四季脉迟缓。

【点评】由于四时气候的不同，五脏的平脉，还会随季节的不同出现春弦、夏洪、秋毛、冬石，长夏四季脉迟缓的表现，这时仍然属于正常脉象。

呼吸浮沉定五脏脉

呼出心与肺，吸入肾与肝，呼吸之间，脾受谷味，其脉在中。心、肺俱浮，浮而大散者心，浮而短涩者肺；肾、肝俱沉，牢而长者肝，濡而来实者肾；脾为中州，其脉在中。

因指下轻重以定五脏

即前所谓三菽、六菽①之重也。

三部所主 九候附

寸为阳，为上部，主头项以下至心胸之分也；关为阴阳之中，为中部，主脐腹肚胁之中也；尺为阴，为下部，主腰足胫股之分。凡此三部之中，每部又各有浮、中、沉三候，三而三之，为九候也。浮主皮肤，候表及腑；中主肌肉，以候胃气；沉至筋骨，候里及脏也。

持脉

凡诊脉之道，先须调平自己气息，男左女右，先以中指定得关位，却齐下前、后二指。初轻按以消息之，次中按以消息之，次重按以消息之，然后自寸、关至尺逐部寻究。一呼一吸之间，要以脉行四至为率，闰以太息，脉五至，为平脉也。其有太过、不及，则为病脉；看在何部，各以其部断之。

凡诊脉须要先识时脉。胃脉与腑脏平脉，然后及于病脉。时脉谓

---

① 六菽：原作"五菽"，据上文改。

春三月六部中俱带弦，夏三月俱带洪，秋三月俱带浮，冬三月俱带沉。胃脉谓中按得之脉和缓。腑脏平脉已见前章。凡人腑脏脉既平，胃脉和，又应时脉，乃无病者也，反此为病。

凡诊脉之际，人臂长则疏下指，臂短则密下指。三部之内，大小浮沉迟数同等，尺寸阴阳高下相符，男女左右强弱相应，四时之脉不相戾，命曰平人。其或一部之内独大独小、偏迟偏疾、左右强弱之相反、四时男女之相背，皆病脉也。凡病之见在上曰上病，在下曰下病，左曰左病，右曰右病。左脉不和为病在表，为阳，主四肢；右脉不和为病在里，为阴，主腹脏：以次推之。

凡取脉之道，理各不同；脉之形状，又各非一。

凡脉之来，必不单至，必曰浮而弦、浮而数、沉而紧、沉而细之类，将何以别之？大抵提纲之要，不出浮、沉、迟、数、滑、涩之六脉也。浮、沉之脉，轻手、重手而取之也；迟、数之脉，以己之呼吸而取之也；滑、涩之脉，则察夫往来之形也。浮为阳，轻手而得之也，而芤、洪、散、大、长、濡、弦，皆轻手而得之之类也；沉为阴，重手而得之也，而伏、石、短、细、牢、实，皆重手得之之类也。迟者一息脉二至，而缓、结、微、弱皆迟之类也。或曰滑类乎数，涩类乎迟，何也？然脉虽似，而理则殊也。彼迟、数之脉，以呼吸察其至数之疏数，此滑、涩之脉，则以往来密察其形状也。数为热，迟为寒，滑为血多气少，涩为气多血少。所谓提纲不出乎六字者，盖以其足以统夫表里、阴阳、冷热、虚实、风寒湿燥、脏腑气血也。浮为阳，为表，诊为风、为虚；沉为阴，为里，诊为湿、为实，迟为在脏，为寒，为冷；数为在腑，为热，为燥，滑为血有余；涩为气独滞也。人一身之变，不越乎此。能于是六脉之中以求之，则疢疾在人者，莫能逃焉。

持脉之要有三：曰举，曰按，曰寻。轻手循之曰举，重手取之曰按，不轻不重委曲求之曰寻。初持脉，轻手候之，脉见皮肤之间者，阳也，腑也，亦心、肺之应也；重手得之，脉附于肉下者，阴也，脏也，亦肝、肾之应也；不轻不重中而取之，其脉应于血肉之间者，阴阳相适冲和之应，脾、胃之候也。若浮、中、沉之不见，则委曲而求之。若隐若见，则阴阳伏匿之脉也。三部皆然。

察脉须识上下、来去、至止六字，不明此六字，则阴阳虚实不别也。上者为阳，来者为阳，至者为阳；下者为阴，去者为阴，止者为阴也。上者自尺部上于寸口，阳生于阴也；下者自寸口下于尺部，阴生于阳也。来者自骨肉之分而出于皮肤之际，气之升也；去者自皮肤之际而还于骨肉之分，气之降也。应曰至，息曰止也。

【点评】说明事物上为阳，下为阴，来者为阳，去者为阴，至者为阳，去者为阴，均是阴阳本性所决定。人体经脉（包括血脉）与自然界阴阳动态相合，成阴升阳降的走势。阳在上，是阴从下升而转化成阳；阴在下，是阳从上降而转化成阴。故王氏说从尺部上至寸部，指阴经经脉向上循行，至手指端转化为下一阳经，故是阳生于阴。寸部到尺部，指阳经经脉向下循行，至心胸和足趾端转化为下一阴经，故是阴生于阳。

参见太极阴阳图，并参以人体举手直立势的经脉循行方式（阳经向下行，阴经向上行），以体会阴阳上下转换的关系。

上图为"静态"的太极图，阳在上，阴在下，阴中有阳，阳中有阴，阴阳之间有互动。

上图为"动态"的太极图，表明阳从阴生，阴从阳生；阳从左升，阴从右降。

明脉须辨表里、虚实四字。表，阳也，腑也，凡六淫之邪袭于经络，而未入于胃腑及脏者，皆属于表也；里，阴也，脏也，凡七情之气郁于心腹之内不能越散，饮食五味之伤流于腑脏之间不能通泄，皆属于里也；虚者，元气之自虚，精神耗散，气力衰竭也；实者，邪气之实，由正气本虚邪得乘之，非元气之自实也。故虚者补其正气，实者泻其邪气。《经》曰：所谓邪气盛则实，精气夺则虚。此大法也。

凡脉之至，在筋肉之上，出于皮肤之间者，阳也，腑也；行于肌肉之下者，阴也，脏也。若短小而见于皮肤之间者，阴乘阳也；洪大而见于肌肉之下，阳乘阴也。寸尺皆然。

【点评】王氏以浮、沉、迟、数、滑、涩六脉为二十八脉之纲要，其中浮沉以诊脉轻重进行分辨；迟数以脉跳快慢进行分辨；滑涩以脉形进行分辨。

诊脉首先要知道平脉，以平辨病。五脏六腑皆有自己特有的正常脉象，此为平脉；而四时也皆有其特有的变化，这种变化王氏也称之为平脉。五脏六腑之平脉兼有四时的平脉，此时还是属于平脉。

诊脉的时候，下指要注意举、按、寻，即轻、中、重的关系。肺在上属阳中之阴，所以诊肺之脉的时候，指头的下压重量不要超过三菽；心在上属阳中之阳，所以诊心脉的时候指头的下压稍重，为六菽；脾胃在中，所以在诊脉的时候指头下压的重量为九菽；肝在下，为阴中之阳，故诊脉时指头下压重量稍重，为十二菽；肾在下，为阴中之阴，故诊脉时指头下压的重量最重，为下压至骨。

脉贵有神

东垣云：不病之脉，不求其神，而神无不在也；有病之脉，则当求其神之有无。谓如六数、七极，热也，脉中（此中字浮中沉之有）

有力（言有胃气）即有神矣，为泄其热；三迟、二败，寒也①，脉中有力（说并如上）即有神矣，为去其寒。若数极、迟败中，不复有力，为无神也，将何所恃耶？苟不知此，而遽泄之、去之，神将何以依而主耶？故经曰：脉者气血之先，气血者人之神也。善夫！

【点评】王氏认为病脉也需分辨有神或无神，在诊脉时若中按有力则为有神，否则为无神。有神时，显示正气抗邪尚有力，所以治疗效果会更好，无神时往往预示病情比较危急，治疗更为困难。

脉阴阳类成

浮，不沉也。按之不足，轻举有余，满指浮上曰浮。为风虚动之候，为胀，为风，为痞，为满不食，为表热，为喘。浮大，伤风鼻塞；浮滑疾，为宿食；浮滑，为饮。左寸浮，主伤风发热，头疼目眩及风痰。浮而虚迟，心气不足，心神不安；浮散心气耗，虚烦；浮而洪数，心经热。关浮，腹胀。浮而数，风热入肝经；浮而促，怒气伤肝，心胸逆满；浮大，胸胁胀满。尺浮，膀胱风热，小便赤涩。浮大而芤，男子小便血，妇人崩带；浮而迟冷，疝脐下痛。右寸浮，肺感风寒，咳喘，清涕，自汗，体倦。浮而洪，肺热而咳；浮而迟，肺寒喘嗽。关浮，脾虚中满不食。浮大而涩，为宿食；浮而迟，脾胃虚。尺浮，风邪客下焦，大便秘。浮而虚，元气不足；浮而数，下焦风热，大便秘。

沉，不浮也。轻手不见，重手乃得，为阴逆阳郁之候，为实，为

---

① 六数、七极，热也……三迟、二败，寒也：此说出自《佛点头脉诀》，作者、年代不详。原文是"三迟二败冷危困，六数七极热生多"。三迟二败意思是：一息脉三至为迟脉，主寒冷，一息脉二至为病情危重。六数七极意思是：一息脉六至为数脉，主热。一息脉七至为疾（极）脉，主阳极阴竭，元气将脱，病情危重。

寒，为气，为水，为停饮，为癥瘕，为胁胀，为厥逆，为洞泄。沉细为少气，沉迟为痼冷，沉滑为宿食，沉伏为霍乱。沉而数内热；沉而迟内寒；沉而弦心腹冷痛。左寸沉，心内寒邪为痛；胸中寒饮胁疼。关沉，伏寒在经，两胁刺痛。沉弦，痃癖内痛。尺沉，肾脏感寒，腰背冷痛，小便浊而频，男为精冷，女为血结。沉而细，胫酸阴痒，溺有余沥。右寸沉，肺冷寒痰停蓄，虚喘少气。沉而紧滑，咳嗽；沉细而滑，骨蒸寒热，皮毛焦干。关沉，胃中寒积，中满吞酸。沉紧悬饮；尺沉病水，腰脚疼；沉细下利，又为小便滑，脐下冷痛。

迟，不及也。以至数言之，呼吸之间，脉仅三至，减于平脉一至也。为阴盛阳亏之候，为寒，为不足。浮而迟，表有寒；沉而迟，里有寒。居寸为气不足；居尺为血不足。气寒则缩，血寒则凝也。左寸迟，心上寒，精神多惨；关迟，筋寒急，手足冷，胁下痛；尺迟，肾虚便浊，女人不月。右寸迟，肺感寒，冷痰气短。关迟，中焦寒及脾胃伤冷物，不食；沉迟，为积；尺迟，为脏寒泄泻，少腹冷痛，腰脚重。

数，太过也。一息六至，过平脉两至也。为烦满。上为头疼、上热；中为脾热口臭、胃烦、呕逆。右[1]为颊热、目赤；左下为小便黄赤、大便秘涩。浮数，表有热，沉数，里有热。

虚，不实也。散大而软，举按豁然，不能自固，气血俱虚之诊也。为暑，为虚烦、多汗，为恍惚、多惊，为小儿惊风。

实，不虚也。按举不绝，逼逼而长，动而有力，不疾不迟。为三焦气满之候，为呕，为痛，为气塞，为食积，为气聚，为痢，为伏阳在内。左寸实，心中积热，口舌疮，咽痛。实大，头面热风，烦躁体疼，面赤；关实，腹胁痛，满实而浮大肝盛，目暗赤痛；尺实，少腹痛，小便涩，实而滑淋沥、茎痛、溺赤。实大，膀胱热溺难。实而紧，腰痛，右寸实胸中热，痰嗽烦满；实而浮，肺热，咽燥痛，喘咳

---

① 右：据文义其后当有"上"字。

气壅。关实，伏阳蒸内，脾虚食少，胃气滞。实而浮，脾热消中，善饥，口干，劳倦。尺实，脐下痛，便难，或时下痢。

洪，大而实也。举按有余，来至大而去且长，腾上满指。为荣络大热，血气燔灼之候；为表里皆热。为烦，为咽干，为大小便不通。左寸洪，心经积热，眼赤，口疮，头痛，内烦；关洪，肝热及身痛，四肢浮热；尺洪，膀胱热，小便赤涩。右寸洪，肺热毛焦，唾黏咽干。洪而紧，喘急。关洪，胃热，反胃，呕吐，口干。洪而紧，为胀。尺洪，腹满，大便难，或下血。

微，不显也。依稀轻细，若有若无。为血气俱虚之候，为虚弱，为泄，为虚汗，为崩漏败血不止，为少气。浮而微者，阳不足，必身恶寒；沉而微者，阴不足，主脏寒下利。左寸微，心虚忧惕，荣血不足；关微，四肢恶寒拘急；尺微，败血不止，男为伤精尿血，女为崩带。右寸微，上焦寒痞，冷痰不化，中寒少气；关微，胃寒气胀，食不化，脾虚噫气，心腹冷痛；尺微，脏寒泄泻，脐下冷痛。

弦，按之不移，举之应手，端直如丝弦。为血气收敛，为阳中伏阴，或经络间为寒所入，为痛，为疟，为拘急，为寒热，为血虚盗汗，为寒凝气结，为冷痹，为疝，为饮，为劳倦。弦数为劳疟，双弦①胁急痛，弦长为积。左寸弦，头疼，心惕，劳伤，盗汗，乏力；关弦，胁肋痛，痃癖。弦紧为疝瘕，为瘀血；弦小寒癖。尺弦，少腹痛。弦滑，腰脚痛。右寸弦，肺受寒咳嗽，胸中有寒痰；关弦脾胃伤冷，宿食不化，心腹冷痛，又为饮；尺弦脐下急痛不安，下焦停水。

【点评】王氏形容弦脉为端直如丝弦，就好像按在琴弦上。脉跳起来的时候较硬、较强、较细，甚至还有弹手的感觉。这里要注意的是，弦脉和细脉不会同时出现，细脉相对较弱，脉管的硬度、强度都远不及弦脉。所以在写脉诊的时候，若是写脉弦细，是指脉象为弦脉，但感到脉管相对较细，而不是跳动有弱小的感

---

① 双弦：指两手寸口都出现弦脉。

觉。也就是说这时候的"细",不是指细脉,而是指粗细。与细脉的脉跳较弱不同。所以不能理解为脉象既是弦脉又是细脉。

缓,不逮也。往来迂缓,呼吸徐徐,以气血向衰,故脉体为之徐缓尔!为风,为虚,为痹,为弱,为痛。在上为项强;在下为脚弱。浮缓为风;沉缓血气虚。左寸缓,心气不足,怔忡多忘,亦主项背急痛;关缓风虚眩晕,腹胁气结;尺缓肾虚冷,小便数,女人月事多。右寸缓,肺气浮,言语气短;关缓,胃弱气虚,浮缓,脾气虚弱,不沉不浮从容和缓,乃脾家本脉也;尺缓,下寒脚弱,风气秘滞,浮缓,肠风泄泻,沉缓小腹感冷。

滑,不涩也。往来流利,如珠走盘,不进不退,为血实气壅之候,盖血不胜于气也。为呕吐,为痰逆,为宿食,为经闭。滑而不断经不闭;其断者经闭。上为吐逆,下为气结。滑数为结热。左寸滑,心热,滑而实大,心惊舌强;关滑,肝热,头目为患;尺滑,小便淋沥,尿赤,茎中痛。右寸滑,痰饮呕逆,滑而实,肺热毛发焦,膈壅咽干,痰嗽,头目昏,涕唾黏;关滑,脾热口臭及宿食不化、吐逆,滑实,胃热;尺滑,因相火炎而引饮多,脐冷腹鸣,或时下利,妇人主血实气壅,月事不通。若和滑为孕。

【点评】滑脉就是诊脉的时候感觉脉跳较圆滑、较充实、较有力,且有移动感。我们在诊脉时可以在脉跳起来的瞬间,将三根指头中的一根指头突然向下压,其他两根指头轻轻上抬,这两根上抬的指尖就会明显感到脉跳出现的充实而圆润的脉管跳动,好像一颗珠子突然移动到其他位置一样。所以古人称之为"如盘滚珠"。

涩,不滑也。虚细而迟,往来极难,参伍不调,如雨沾沙,如轻刀刮竹然。为气多血少之候,为少血,为亡汗,为血痹痛,为伤精。女人有孕为胎痛,无孕为败血病。左寸涩,心神虚耗不安及冷气心痛；关涩，肝虚血散，肋胀胁满身痛；尺涩，男子伤精及疝，女人月事虚败，若有孕主胎漏。右寸涩，荣卫不和，上焦冷痞，气短，臂痛；关涩，脾弱不食，胃冷而呕；尺涩，大便涩，津液不足，小腹寒，足胫逆冷。经云：滑者伤热，涩者中雾露金革①。

【点评】涩脉就是诊脉时，感到脉管较尖细，搏指的力量较弱，一般脉律较快。有时因为有寒邪，也会有脉律较慢的时候。涩脉的脉象就好像用较轻的砍刀，在竹子表面用力从上向下刮动，由于砍刀比较轻，所以在刮动的时候，砍刀会自然有节律的弹跳起来，这种感觉就和诊涩脉的感觉相近，所以古人形容涩脉如"轻刀刮竹"。

长，不短也。指下有余，而过于本位，气血皆有余也。为阳毒内蕴，三焦烦郁，为壮热。

短，不长也。两头无中间有，不及本位，气不足以前导其血也。为阴中伏阳，为三焦气壅，为宿食不消。

大，不小也。浮取之若洪而浮，沉取之大而无力。为血虚气不能相入也。《经》曰：大则病进。

小，不大也。浮沉取之悉皆损小。在阳，为阳不足；在阴，为阴不足。前大后小，则头疼、目眩；前小后大，则胸满、短气。

紧，有力而不缓也。其来劲急，按之长，举之若牵绳转索之状。为邪风激搏，伏于荣卫之间，为痛，为寒。浮紧为伤寒身疼；沉紧为腹中有寒，为风痫。左寸紧，头热目痛项强，紧而沉，心中气逆冷痛；关紧，心腹满痛，胁痛肋急，紧而盛，伤寒浑身痛，紧而实，疢癖；尺紧，腰脚脐下痛，小便难。右寸紧，鼻塞、膈壅，紧而沉滑，肺实咳嗽；关紧，腹痛吐逆，紧盛腹胀伤食；尺紧，下焦筑痛。

---

① 金革：指肺气不畅，宣散不力，故水液代谢不利，雾露蕴遏上焦，失去清明，出现心烦、胸闷等症状。

【点评】王氏形容紧脉为按之长，举之若牵绳转索之状。所谓牵绳转索是指绳索拉直后转动的感觉。在制作绳索的时候就是一头旋转，另一头不停地进行编制，好像扎辫子一样，这时若手触及转动的绳索，就会有这种牵绳转索的感觉。也就是一方面有较硬的感觉，另一方面脉跳起来的时候诊脉的手指面感到脉跳触手点在稍前或稍后变动。

弱，不盛也。极沉细而软，怏怏不前，按之欲绝未绝，举之即无。由精气不足，故脉息痿弱而不振也。为元气亏耗，为痿弱不前，为痼冷，为哄热①，为泄精，为虚汗。老得之顺，壮得之逆。左寸弱，阳虚，心悸自汗；关弱，筋痿无力，妇人主产后客风面肿；尺弱，小便数，肾虚耳聋，骨肉酸痛。右寸弱，身冷多寒，胸中短气；关弱，脾胃虚食不化；尺弱，下焦冷痛，大便滑。

动，其状如大豆厥厥动摇，寻之有，举之无；不往不来，不离其处，多于关部见之。动为痛，为惊，为虚劳体痛，为崩脱，为泄痢。阳动则汗出，阴动则发热。

【点评】动脉多在关部出现，就是用力按之，才会感到脉跳，而且脉跳较强。轻按的时候又似乎感觉不到脉跳，所以感到有时有脉跳，有时又没有脉跳。动脉虽强但不一定会每次都会感觉到有脉跳。这里要注意的是，没有脉跳不是停搏，而是感觉脉跳不明显，没有明显冲击感。

伏，不见也。轻手取之绝不可见，重取之附着于骨。为阴阳潜伏、关膈闭塞之候，为积聚，为癥疝，为食不消，为霍乱，为水气，为荣卫气闭而厥逆。关前得之为阳伏，关后得之为阴伏。左寸伏，心气不足，神不守常，沉忧抑郁；关伏，血冷，腰脚痛及胁下有寒气；

---

① 哄热：指热气向外发散，他人也能感觉有热感。实热出现这种情况，有时虚热较甚也会出现此类表现。

尺伏，肾寒精虚，疝瘕寒痛。右寸伏，胸中气滞，寒痰冷积；关伏，中脘积块作痛及脾有停滞；尺伏，脐下冷痛，下焦虚寒，腹中痼冷。

促，阳脉之极也。脉来数，时一止复来者曰促。阳独盛而阴不能相和也，或怒逆上亦令脉促。促为气涌，为狂闷，为瘀血发狂，又为气，为血，为饮，为食，为痰。盖先以气热脉数五者，或一有留滞乎其间，则因之而为促，非恶脉也。虽然，加即死，退即生，亦可畏哉！

【点评】促脉的脉跳较快，但中间出现间歇性停跳。王氏认为若因各种原因引起身体气机有热，出现脉跳较快，脉跳 5 次偶尔出现 1 次停跳（注意，是偶尔停跳，不是每 5 次一定停跳 1 次，若是 4 次或更短次数出现停跳，则说明病情趋向严重），这时可能是热邪壅遏所致，并不是心脏本身的问题，因此不能算是险恶的脉象。只要热像减退，促脉即可消失。

结，阴脉之极也。脉来缓，时一止复来者曰结。阴独盛而阳不能相入也。为症结，为积聚，为七情所郁。浮结为寒邪滞经；沉结为积气在内，又为气，为血，为饮，为痰。盖先以气寒脉缓而五者，或一有留滞于其间，则因而为结。故张长沙谓结、促皆病脉。

【点评】结脉是由阴邪固结而成，如《伤寒论》说："脉按之来缓，时一止复来者，名曰结。又脉来动而中止，更来小数，中有还者反动，名曰结阴也。"也就是脉跳比较缓慢，往往跳动 5 次停跳 1 次（注意，是偶尔停跳，不是每 5 次一定停跳 1 次，若是 4 次或更短次数出现停跳，则说明病情趋向严重），寒邪会影响到心脏本身，所以相对促脉而言，结脉可能会有心脏本身的问题，病情相对比较严重。

芤，浮大而软，寻之中空傍实，傍有中无，诊在浮举重按之间，为失血之候。大抵气有余血不足，血不能统气，故虚而大若芤之状也。左寸芤，主心血妄行，为吐为衄；关芤，主胁间血气痛，或腹中瘀血，亦为吐血目暗；尺芤，小便血，女人月事为病。右寸芤，胸中积血，为衄，为呕；关芤，肠痛、瘀血及呕血不食；尺芤，大便血。又云前大后细，脱血也，非芤而何？

【点评】芤脉古人形容为如按葱管，就是轻按的时候感觉脉跳明显，稍加重按则脉跳的感觉不明显，而只能感觉到脉管的两侧边缘有较模糊的脉跳。本节这里形容为中空傍实，傍有中无。这是因为气血虚弱，脉跳的冲击力不够而引起的。

革，沉伏实大，如按鼓皮曰革。气血虚寒，革易常度也。妇人则半产漏下，男子则亡血失精，又为中风、寒湿之诊。

濡，无力也。虚软无力，应手散细，如绵絮之浮水中，轻手乍来，重手却去。为气血俱不足之候，为少气，为无血，为疲损，为自汗，为下冷，为痹。左寸濡，心虚易惊，盗汗，短气；关濡，荣卫不和，精神离散，体虚少力；尺濡，男为伤精，女为脱血，小便数，自汗多。右寸濡，关①热憎寒，气乏体虚；关濡，脾软不化物，胃虚不进食；尺濡，下元冷惫，肠虚泄泻。

【点评】濡脉为浮细而软。也就是轻按的时候感觉如细脉状，稍加重按，则感觉脉管很软，脉跳虽有，但冲击力不强，甚至很平和，脉体较宽，和轻按时完全不同。

牢，坚牢也。沉而有力，动而不移。为里实表虚，关中气促，为劳伤痿极。大抵其脉近乎无胃气者，故诸家皆为危殆之脉，云亦主骨间疼痛，气居于表。

疾，盛也。快于数为疾，呼吸之间脉七至，热极之脉也。在阳犹可，在阴为逆。

---

① 关：疑为"尺"字之误，指尺肤有热感。

细，微眇也。指下寻之，往来微细如线。盖血冷气虚，不足以充故也。为元气不足，乏力无精，内外俱冷，痿弱洞泄，为忧劳过度，为伤湿，为积，为痛在内及在下。

【点评】细脉，一是脉跳起来的时候，感觉脉管较细；二是脉跳的冲击力较弱；三是重按则脉跳不明显或感觉不到脉跳。

代，更代也。动而中止，不能自还，因而复动，由是复止，寻之良久，乃复强起为代。主形容羸瘦，口不能言。若不因病而人羸瘦，其脉代止，是一脏无气，它脏代之，真危亡之兆也。若因病而气血骤损，以至元气不续，或风家、痛家脉见止代，只为病脉。故伤寒家亦有心悸而脉代者，腹心痛亦有结涩止代不匀者，勿以为凶。盖凡痛之脉，不可准也。又妊娠或有脉代者，此必三月余之胎也，亦无虑焉。

【点评】代脉就是有规律的停跳。一般来说 5 跳停 1 次为一脏无气；4 跳停 1 次为三脏无气；3 跳停 1 次为二脏无气；2 跳停 1 次为一脏无气。停跳的时间越短，病情越重。《伤寒论》在结代脉的时候可以使用炙甘草汤救治。但在 5 跳 1 代的时候效果相对较好，其他情况则效果不确定。

散，不聚也。有阳无阴，按之满指，散而不聚，来去不明，漫无根柢。为气血耗散，腑脏气绝。在病脉主虚阳不敛，又主心气不足，大抵非佳脉也。

【点评】散脉就是脉跳既无节律，轻重也不相同，而且重按无力。所以是散而不聚，来去不明，漫无根柢。

卷之四

风症

问：左手臂挛缩，不能伸举，手指拳缩，肩背重坠，有似筋牵引作痛，伸缩间骨节处筋作痛，左足大指、中指常欲反张难屈，左手指掌时常作麻，指缝近掌处但觉有物夹于其间，左足底近前高突处如肿硬急胀，摸之无形，步履时只多如一毡垫者。语言短涩，拜起头晕，口眼㖞斜，舌根痰缠，胸膈痰碍，咽中有痰核。左肋下有痰核，不时打寒噤、嚏喷、呵欠便牵动手足之病。左耳、左面、左体使手或粗衣摸擦，则皮肤痛。左腮、左项、左胁肋皆时常木而急，如有物粘贴其上。左体或头项或手足作痒，左眼时常泪流凝不干，左口角似宽纵，左面上似虫蚁游行，被风吹袭，左鼻孔清涕出，即打嚏喷等症。

答：大经小络贯串一身谓之脉。脉者，血之隧道也。血随气行，周流无停。筋者，周布四肢，百节络联而束缚之。此属肝木得血以养之，则和柔缓而不急。脉皆起于手足指端，故十二经皆以手足名之，而筋则无处无之。皮毛者，属肺，主外，而易于感冒。人身之血行于脉络，而外充于皮毛，渗透肌肉，滋养筋骨，故百体和，运动无碍。若气滞则血滞，气逆则血逆，得热则瘀浊，得寒则凝泣，衰耗则营运不周，渗透不遍，而外邪易侵矣。津液者，血之余，行乎脉外，流通一身，如天之清露。若血浊气滞，则凝聚而为痰。痰乃津液之变，如天之露也。故云痰遍身上下无处不到，盖即津液之在周身者。津液生于脾胃，水谷所乘，浊则为痰，故痰生于脾土也。所以古人论中风偏枯、麻木、酸痛、不举诸症，以血虚、死血、痰饮为言，是论其致病之根源。至其得病，则必有所感触，或因风，或因寒，或因湿，或因酒，或因七情，或劳力、劳心、房劳汗出，因感风寒湿气，遂成此病。此血病、痰病为本，而外邪为标。其病中于皮毛、血脉、经络、肌肉、筋骨之间，而未入脏腑。故邪在皮毛、肌肉，则不知痛痒，麻木不仁，如有一物重贴于其上，或如虫游行，或洒洒寒栗，或肿胀，或自汗，遇热则或痒，遇阴虚则沉重酸痛。邪入血脉、经络，则手足指掌肩背腰膝重硬不遂，难于屈伸举动，或走注疼痛。所陈诸症，皆外自皮毛至筋骨之病。凡脉所经所络，筋所会所结，血气津液所行之处，皆凝滞郁遏不得流通而致然也，亦何必一一强度某病属某经、某病属某脏，而杂治之哉！若邪入脏腑，则为危病，而难于用药，东垣书论之明矣。《经》云：知其要者，一言而终；不知其要，流散无穷。此之谓也。

【点评】王氏此问答主要说到风证中的一个特殊表现，即皮肤肌肉处有肿硬急胀、麻木、疼痛、蚁行感，并予以解答。

王氏认为这些表现是由于气血行于经络而布散全身各处，一旦气血出现不调，则气滞而致血滞，气逆而致血逆，得热则瘀浊，得寒则凝泣，衰耗则营运不周，渗透不遍，血瘀痰凝以致抗邪能力减弱，而容易引起外邪侵犯，加重血瘀痰凝，而在皮肤肌肉出现如此种种表现。

从王氏描述的病机来看，风证的内因是血瘀痰凝，外因是风寒湿气入侵而致。这种外邪主要停留在皮肤肌肉等处，没有进入到脏腑。

愚按：《难经》曰：邪在气，气为是动；邪在血，血为所生病。经云：阳之气，以天地之疾风名之。此风非外来风邪，乃本气病也。

故诸方多言皆由气体虚弱、荣卫失调，或七情过度，以致真气耗散，腠理不密，邪气乘虚而入及其中也。然左半体者，肝肾所居之地：肝主筋，肾主骨，肝藏血；肾藏精，精血枯槁，不能滋养，故筋骨偏废而不用也。河间曰：风病多因热甚。俗云风者，言末而忘其本也。《经》云：汗出偏沮，使人偏枯。如树木一枝津液不到，则此枝枯槁，被风所害。由此观之，实因肝肾二经精血枯槁之所致也。前症云云，亦当察其形症，审其兼变而治之，尤不可泥执于风。经曰：三阴三阳发病为偏枯痿易，四肢不举，亦未尝必指于风也。其真中者，当辨其中脏中腑而治之。眼瞀者，中于肝；舌不能言者，中于心；唇缓、便秘者，中于脾；鼻塞者，中于肺；耳聋者，中于肾。此五者病深，多为难治。中血脉者，外无六经之形症，内无便溺之阻隔，肢不能举，口不能言，用大秦艽汤主之。中腑者，多兼中脏。如左关脉浮弦，面目青，左胁偏痛，筋脉拘急，目瞤，头目眩，手足不收，坐踞不得，此中胆兼中肝也，用犀角散之类。如左寸脉浮洪，面赤，汗多，恶风，心神颠倒，言语謇涩，舌强，口干，忪悸恍惚，此中小肠兼中心也，用麻黄散之类。如右关脉浮缓或浮大，面唇黄，汗多，恶风，口歪，语涩，身重，怠惰嗜卧，肌肤不仁，皮肉瞤动，腹胀不食，此中胃兼中脾也，用防风散之类。如右寸脉浮涩而短，必鼻流清涕，多喘，胸中冒闷，短气，自汗，声嘶，四肢痿弱，此中大肠兼中肺也，用五味子汤之类。如左尺脉浮滑，面目黧黑，腰脊痛引小腹，不能俯仰，两耳虚鸣，骨节疼痛，足痿，善恐，此中膀胱兼中肾也，用独活散之类。此皆言真中风之症治也。其间亦有气血之分焉。气虚而中者，右手足不仁，用六君子汤加钩藤、姜汁、竹沥；血虚而中者，左手足不仁，用四物汤加钩藤、竹沥、姜汁；气血俱虚而中者，左右手足皆不仁，用八珍汤加钩藤、姜汁、竹沥。

其与中风相类者，不可不别。如中于寒，谓冬月卒中寒气，昏冒，口噤，肢挛，恶寒，脉浮紧，用麻黄、桂枝、理中汤之类；中于暑，谓夏月卒冒炎暑，昏冒，痿厥，吐泻，喘满，用十味香薷饮之类；中于湿，丹溪所谓因湿土生痰，痰生热，热生风也，用清燥汤之类加竹沥、姜汁。因于火者，河间谓五志过极，火盛水衰，热气怫郁，昏冒而卒仆也，用六味丸、四君子汤、独参汤之类；内有恚怒伤肝，阴火上炎者，用小柴胡汤之类；中于气者，由七情过极，气厥昏冒，或牙关紧急，用苏合香丸之类；食厥者，过于饮食，胃气不能营运，故昏冒也，用六君子加木香；劳伤者，过于劳役，耗损元气，脾胃虚衰，不任风寒，故昏冒也，用补中益气汤；房劳者，因肾虚耗，气不归源，故昏冒也，用六味丸。此皆类于中风者也。

夫中风者，《内经》主于风，此真中风也。若河间主于火，东垣主于气，丹溪主于湿，皆是因火、因气、因湿而为暴病、暴死之症类中风，而非真中风也。治者审之！

卒中昏愦，口眼㖞斜，痰气上涌，咽喉有声，六脉沉伏，此真气虚而风邪所乘，以三生饮①一两，加人参一两，煎服即苏。若遗尿，手撒，口开，鼾睡，为不治，用前药亦有得生者。三生饮乃行经络、治寒痰之药，有斩关夺旗之功，每服必用人参两许，以祛其邪而补助真气。否则不惟无益，适足以取败矣。观先哲用芪附、参附等汤，其义可见。

大尹刘孟春，素有痰，两臂顽麻，两目流泪，服祛风化痰药，痰愈甚，臂反痛不能伸，手指俱挛。余曰：麻属气虚，误服前药，肝火炽盛，肝血干涸，筋无所养，虚而挛耳！当补脾肺、滋肾水，则风自息、热自退、痰自清。遂用六味地黄丸、补中益气汤，不三月而痊。

一儒者，素勤苦，恶风寒，鼻流清涕，寒噤，喷嚏，属脾肺气虚，反服祛风之药，肢体麻倦，痰涎自出，殊类风症。余以为风剂耗散元气，阴火乘其土位，以补中益气汤加麦门、五味子治之而愈。

举人于尚之，素肾虚积劳，足痿不能步履，后舌喑不能言，面色黧黑。余谓肾气虚寒，不能运及所发，用地黄饮子治之而愈。后不慎

---

① 三生饮：出自《太平惠民和剂局方》，组成为：南星（生用）一两，木香一分，川乌（生去皮）、附子（生去皮），各半两。

调摄而复作，或用牛黄清心丸之类，发热痰甚，诚似中风，用祛风化痰之类，小便秘涩，口舌干燥，仍用前饮及加减八味丸渐愈，又用补中益气汤而痊。

一膏粱之人，素不慎起居，忽失音不能语，神思昏愦，痰涎上涌。余谓河间云：夫喑属肾经虚寒，其气厥不至。《医学纲目》云：少阴气至则啮舌，少阳气至则啮颊。今失音，肾气不能上接清阳之气也。不信，仍用风药，后啮舌，始信余言。先用地黄饮子及六味地黄丸而愈。

仪部袁补之，患前症，不信余言，数服祛痰之剂，后啮舌而殁。

一男子，体肥善饮，舌本强，语涩，痰壅，口眼歪斜，肢体不遂。余谓脾虚湿热痰涎所致，用六君子、煨干葛、山栀、神曲而愈。

外舅年六十余，素善饮，两臂作痛。余曰：此脾虚有湿也。不信，恪服祛风治痰之药，更加麻木，发热，体软，痰壅，腿膝拘痛，口噤，语涩，头目晕重，口角宽纵，痰涎流出，两月后遍身如虫行，搔起白屑，始信。余曰：臂麻体软，脾无用也；痰涎涌出，脾不能摄也；口斜语涩，脾气伤也；头目晕重，脾气不升也；痒起白屑，脾气不能营也。遂用补中益气汤加神曲、半夏、茯苓，三十余剂诸症悉愈；又用参术膏而痊。

一男子，元气素弱，或头目眩晕，或肢体倦热，仲夏因劳役，饮食不时，两手麻木，肢体倦怠。余以为暑热伤元气，用人参益气汤而愈。

一男子，卒中，口眼歪斜，言语不出，恶见风寒，四肢拘急，脉浮而紧。此属脾胃受症，故舌本强而不能言，用秦艽升麻汤治之稍愈，乃以补中益气汤加山栀治之而痊。

一妇人，怀抱郁结，筋挛骨痛，喉间似有一核，服乌药顺气等药，口眼歪斜，臂难伸举，痰涎愈多，内热晡热，食少，体倦。余以郁火伤脾，血燥生风，用加味归脾汤加丹皮、山栀二十余剂，形体渐健，饮食渐加；又用加味逍遥散十余剂，痰热少退，喉核少消；更用升阳益胃汤数剂，诸症渐愈，但臂不能伸，此肝经血少而筋挛耳，用地黄丸而愈。

一产妇，两手麻木，服愈风丹、天麻丸，遍身皆麻，神思倦怠，晡热作渴，自汗盗汗。余谓气血俱虚，用十全大补汤数剂，诸症悉退，又数剂而全愈，但内热，用加味逍遥散而痊。

一产妇，筋挛臂软，肌肉抽掣，皆属气血虚，用十全大补汤而痊。

【点评】薛氏强调了风证不是外邪入侵，而引河间曰：风病多因热甚。也就是热盛生风，故称之为类中风，而不是真中风。他引《经》云：汗出偏沮，使人偏枯。形容如树木一枝津液不到，则此枝枯槁，被风所害，与自然界大风掀树折枝不同。这比王氏所说更为贴切。

薛氏还提出了中风病的特有症状与五脏的关系，指出眼瞀者，中于肝；舌不能言者，中于心；唇缓、便秘者，中于脾；鼻塞者，中于肺；耳聋者，中于肾。此五者病深，多为难治。

治疗上薛氏说中血脉者，用大秦艽汤主之。中腑者，多兼中脏，用犀角散之类。中小肠兼中心也，用麻黄散之类。中胃兼中脾也，用防风散之类。中大肠兼中肺也，用五味子汤之类。中膀胱兼中肾也，用独活散之类。紧接着还以外六淫所伤的病情及其治疗方法进行对比，以使读者明辨是非。

可见薛氏认为风证虽然可以停留于肌表，仍然与五脏有关，五脏虚而致血瘀痰凝引起内风所伤。

问：两腿自膝以下，或时内热，或骨中觉热，或有一点酸痛热者何？

答：此血热也。但是风病，其血必热；惟其血热，故风寒之气一袭之，则外寒束内热而为痛。丹溪论痛风，谓血热得寒，污浊凝滞，所以作痛。遇夜痛甚，行于阴也；遇风雨阴寒痛甚，寒湿胜也。又风病必血燥，风木生火，故血热而燥。

愚按： 前论最为切当。临川陈先生云：医风先医血，血行风自灭。盖肝藏血而主风，又肝气为阳为火，肝血为阴为水。若肝火旺则肝血必虚，故凡风病多因肝经风火为患，当推五脏相胜相生，以益其血。《经》云：肾藏精而主骨，故肾虚者则骨中热，或涌泉穴，或两胫、两足内热。多患骨痿，以致不起，属足三阴亏损之虚热耳！滋其化源，庶可保其生也。

金宪高如斋，两腿逸则筋缓痿软而无力，劳则作痛如针刺，脉洪数而有力。余曰：此肾肝阴虚火之象也，用六味地黄丸而愈。

知州韩廷仪，先患风症，用疏风、化痰、养血之药而痊。其腿膝骨内发热作痛，服十味固本丸、天麻丸益甚，两尺脉数而无力。余以为肾水虚不能生肝木，虚火内动而作，非风邪所致也。不信，又服羌活愈风丹之类，四肢痿软，遍身麻木，痰涎上涌，神思不清。余曰：皆脾气亏损，不能营养周身，又不能摄涎归源。先用六君子加芎、归、木香数剂，壮其脾气以摄涎归源；又以八珍汤数剂，以助五脏生化之气，以荣养周身，而诸证渐愈。乃朝以补中益气汤培养脾肺，夕以六味地黄丸滋补肝肾，如此三月余而安。

一妇人，因怒患痰厥而苏，左手臂不能伸，手指麻木，口㖞眼斜，痰气上攻，两腿骨热，或骨中酸痛，服乌药顺气散之类，诸症益甚，不时昏愦，更加内热晡热。余以为肝经血虚，内热生风，前药复耗肝血，虚火炽盛而益甚也。先以柴胡栀子散，调养肝经气血；数日后用八珍汤加钩藤钩散，诸症稍愈；又用加减八味丸料，少加酒炒黄柏、知母黑色者数剂，诸证顿退；乃服八珍汤、柴胡栀子散，半载而痊。后劳役即有复作之意，服柴胡栀子散随安。

[点评] 薛氏认为风证之风与血热有关，其中一是血不养肝，致肝阳化火，肝热生风，所以需要按照治风先治血，血行风自灭的方法进行。二是肾阴亏虚，阴虚而火旺，因而出现骨中热的表

现。所以治疗必需滋其化源以解根本，才可以收到好的效果。薛氏也提到风证与三阴经均有关，但比较强调肝肾二经。其实，足太阴脾经与脾脏关系密切，故与水痰湿的变化密切相关，这也是风证致病的主要原因之一，也是值得重视的。这种看法在本节的后文中就有所体现。

问：有医教以四物汤、二陈汤间服，后惑于南星、半夏不可轻服之言，二陈通不入口，专用四物，而痰药亦少用，枳术丸可专服否？

答：此少差耳。用血药而无行痰、开经络、达肌表之药以佐之，血药属阴，性颇凝滞，焉能流通经络、驱逐病邪以成功也！故古人以乌头为半身不遂行经络者此也。盖风疾原于血虚血热挟火与痰，经络肌表之间病根在矣，后因感冒凉风寒气，或因过饮助痰火，或因恼怒逆肝气，遂成半身不遂之症。世谓之风病，其病成于肌表皮毛筋骨经络之间，未入五脏六腑，故治之亦兼在外，而不专于内。若只用四物汤，是专补内也。此病之痰亦在经络，若只用枳术丸，是亦专治内也。须补养其内以固本，攻治其外以去邪，斯为可耳！

【点评】王氏说明风证在表的时候，可以以里托表，但不能专一托里而不祛表邪。因此四物汤及二陈汤之类的方剂可以配合使用。因邪在表为主，故要重视流通经络，祛除病邪，而血药属阴，流通能力不强，不能有效解除外邪。

愚按：前症若因肾虚阴火而肝燥者，宜用六味地黄丸生肾水滋肝血；若因怒动肝火而血耗者，用四物加柴、栀、丹皮、茯苓以清肝火、生肝血；若因脾经郁结而血耗者，用归脾、四物二汤以补脾气、生肝血；若脾气虚而痰滞者，用二陈加白术、柴胡健脾气以化痰；若因脾虚湿而风痰不利者，用二陈加南星、苍术、防风胜湿以化痰；脾经湿而为痰者，用二陈加白术、防风；脾气郁而滞者，用归脾汤加柴胡、半夏；肾经败液而为痰者，用六味丸。

顾宪幕，年六十，不慎饮食起居，左半身手足不遂，汗出痰壅，或用参、芪之类，汗止，神清，左腿自膝至足指仍旧肿坠，痰多，作痛，肝、肾、脾脉洪大而数，重按则软涩。余以为足三阴虚，朝用补中益气汤加黄柏、知母数剂，诸症悉退，但自弛守禁，不能全愈。

靳阁老夫人，先胸胁胀痛，后四肢不收，自汗如水，小便自遗，大便不实，口紧，目瞤，饮食颇进，十余日，或以为中脏，公甚忧。余曰：非也。若风既中脏，真气既脱，恶症既见，祸在反掌，焉能延之？乃候其色，面目俱赤而或青；诊其脉，左三部洪数，惟肝尤甚。余曰：胸乳胀痛，肝经血虚，肝气痞塞也；四肢不收，肝经血虚，不能养筋也；自汗不止，肝经风热，津液妄泄也；小便自遗，肝经热甚，阴挺失职也；大便不实，肝木炽盛克脾土也。遂用犀角散，四剂诸症顿愈；又用加味逍遥散，调理而安。后因郁怒，前症复作，兼发热，呕吐，饮食少思，月经不止，此木盛克土，而脾不能摄血也。用加味归脾汤为主，佐以逍遥散，调补肝脾之气、清和肝脾之血而愈。后每遇怒或睡中手足搐搦，复用前药即愈。

大参朱云溪母，于九月内忽仆地，痰昧不省，唇口喝斜，左目紧小，或用治痰调血之剂，其势稍缓。至次年四月初，其病复作，仍进前药，势亦渐缓。至六月终，病乃大作，小便自遗，或谓风中于脏，以为不治。余诊之，左关弦洪而数，此属肝火血燥也。遂用六味丸加五味、麦冬、芎、归，一剂而饮食顿进，小便自调；随用补中益气加茯苓、山栀、钩藤、丹皮而安；至十月复以伤食，腹痛作泻，左目仍小，两关尺脉弦洪鼓指。余以六君加木香、吴茱、升麻、柴胡，一剂而痛泄俱缓；复以六君加肉果、补脂，一剂诸脉顿平，痛泄俱止。余谓左关弦洪，由肝火血燥，故左目紧小；右关弦洪，由肝邪乘脾，故唇口歪斜，腹痛作泻；二尺鼓指，由元气下陷。设以目紧、口喝误作风中，投以风药，以腹痛、泄泻误作积滞，投以峻剂，复耗元气，为害甚矣。后卧火箱，热蒸太过，致痰喘，误服寒凉之剂益甚。后请诊，辞不治，果殁。

　　一妇人因怒仆地，语言謇涩，口眼㖞斜，四肢拘急，汗出，遗尿，六脉洪大，肝脉尤甚。皆由肝火炽盛，肝主小便，因热甚而自遗也。用加味逍遥散加钩藤及六味丸，寻愈。

　　一老妇，两臂不遂，语言謇涩，服祛风之药，反致筋挛骨痛。余谓此肝火、血虚所致。用八珍汤补气血，用地黄丸补肾水，佐以排风汤，年余而愈。

　　一妇人，经行口眼歪斜，痰涎上涌。此血虚而肝火动，用加味逍遥散加牡丹皮治之寻愈，后因饮食停滞，日吐痰涎。此脾气虚而不归经也，用六君子二十余剂而安。

　　一妇人，因怒口眼歪斜，痰涎上涌，口噤发搐。此脾肺气虚而肝木旺，用六君子加木香、钩藤钩、柴胡治之渐愈，又用加味归脾汤调理而安。

　　一产妇，勤于女工，忽仆地，牙关紧急，痰壅气喘，四肢不遂。此气血虚而发痉，朝用补中益气汤加茯苓、半夏，夕用八珍汤加半夏，各三十余剂，不应。此虚之未复，药力之未及也，仍用前二汤，各五十余剂寻愈。

　　一妇人，素有内热，月经不调，经行后四肢不能伸舒，卧床半载。或用风湿痰火之剂，不效，其脉浮缓，按之则涩，名曰痹症，属风寒所乘。用加味逍遥散加肉桂、防风，四剂顿愈；更以八珍汤，调理两月余而瘥。

　　一妇人，素经水过期，因劳怒四肢不能屈曲，名曰疭症，此血虚而风热所乘。先用八珍汤加钩藤、柴胡，渐愈，更佐以加味逍遥散调理而痊。

　　一妇人，四肢挛屈烦痛，自汗，小便短少，畏见风寒，脉浮弦缓，此气血虚而风寒湿热相搏。先用东垣清燥汤渐愈，再用加味逍遥散及八珍汤加牡丹皮而痊。

　　一妇人，素有痰火，忽然昏愦，瘛疭抽搐，善伸，数欠，四肢筋挛，痰涎上升。此肺金燥甚，血液衰少而然也。用清燥汤、六味丸兼服，寻愈。

一妇人，肢节作痛，不能转侧，恶见风寒，自汗盗汗，小便短少，虽夏亦不去衣，其脉浮紧。此风寒客于太阳经。用甘草附子汤一剂而瘥。

一妇人，因怒发搐，呕吐痰涎，口噤，昏愦，气口脉大于人迎。此气滞而食厥。用平胃散加茯苓、半夏、木香治之而苏，更以六君子加木香渐愈，乃去木香，又二十余剂而痊。

【点评】从薛氏所引病案来看，他所认为的风证包含较广，有口眼㖞斜的小中风，有四肢痿软的风痱症，也有肢体疼痛的风痹症，还有半身不遂的中风症，甚至还包含了情绪变化引起的抽风症。治疗时虽然重视肝、肾、脾三阴经、脏，但强调了肝、脾的变化。所以有肾虚阴火而肝燥、怒动肝火而血耗、脾经郁热而血耗、脾虚生痰湿等分类。

问：或谓二陈汤、南星、半夏一切燥药，止能治痰饮、湿痰，其于阴虚火动之痰，殊无相干，且与补阴药相反。

答：阴虚火动之痰，不宜用南星、半夏，若中风偏枯麻木症之痰，必用南星、半夏也。盖其感病在肌表经络筋骨之间耳！

愚按：丹溪先生云：痰病之原，有因热而生痰者，亦有因痰而生热者，有因风、寒、暑、湿而得者，有因惊而得者，有因气而得者，有因食积而得者，有脾虚不能运化而生者。若热病则多烦热；风痰多成瘫痪奇症；冷痰多成骨痹；湿痰多怠惰软弱；惊痰多成心痛、癫疾；饮痰多胁痛、臂痛；食积痰多成癖块痞满，其为病种种难名。窃谓前症若因肾水虚弱，阴亏难降，使邪水上溢，故多痰唾，宜滋其化源，其痰自消；若因肝木侮脾土，而风痰壅滞者，先用南星、半夏清其痰，后用六君子之类调胃气，痰自不生，若概用风药耗其阳气，而绝阴血之源，适足以成其风益其病也。

冢宰刘紫岩，因劳下体软痛，发热痰盛，用清燥汤入竹沥、姜汁，服之热痛减半，再剂而全愈。

庠生陈时用，素勤苦，复因劳怒，口斜痰甚，脉滑数而软。余谓劳伤中气，怒伤肝火。用补中益气汤加山栀、茯苓、半夏曲、桔梗，数剂而愈。

锦衣杨永兴，筋骨软痛，气粗痰盛，作渴喜水。或用愈风汤、天麻丸，更加痰甚体麻。余以为脾肾俱虚，用补中益气汤、加减八味丸，三月余而痊。

陶天爵外家媵素多，时患头晕痰甚，劳则肢体痿软，筋骨作痛，殊类风症。余以为肾虚不能纳气归源，用加减八味丸而痊。后因房劳气恼，头晕项强，耳下作痛，此肝火之症。仍用前药滋肾水、生肝血、制风火而愈。

【点评】本节认为痰湿阻滞经络可以用燥湿化痰、通经活络的半夏、南星等药。阴虚火旺而有痰湿阻滞者，薛氏认为其治疗宜滋其化源，其痰自消。根据薛氏的陶天爵病案来看是使用加味八味丸，可做参考。

薛氏认为风痰多成瘫痪奇症；冷痰多成骨痹；湿痰多怠惰软弱；惊痰多成心痛、癫疾；饮痰多胁痛、臂痛；食积痰多成癖块痞满。可见同样是痰证，其变化也是多种多样的。

问：倒①仓吐痰，不尽病根，痰又甚作，胸膈之上、咽喉之下居多，夜间更为所苦，吐甚难出。后服萝菔子②，欲吐之，因空腹，遂入大肠作痢。

答：病在肠胃者宜用之。肠胃如仓，《格致余论》说明"倒仓"二字，宜玩。仓中有陈腐败谷，须倒之。肠胃中有痰血积滞，须涤荡之。牛肉属坤土，本补脾胃之物，非吐下药也。特饮③之过多，满而

---

① 倒（dào 到）："倾倒"的倒音，不念"颠倒"的倒音。
② 萝菔子：指莱菔子。
③ 饮：当作"食"字。

致吐下耳！此借补以为泻，故病去之后，胃得补而气发生，乃巧法也。若病不属肠胃者，岂可轻用？古人治风，初病时，痰涎壅塞胸膈，阻碍经络，药无所施，故先吐去其痰，方可施法。今既倒仓之后，岂可复行吐下哉！吐下之后，再行吐而行下，是虚虚也。痰久积在胸膈肠胃者，固宜吐下之，但痰日逐生，岂倒仓可尽其根！但恐倒仓之后，胃虚而痰易生，故丹溪先生云：宜补中气以运痰也。又皮肤经络隧道之间，俱为邪所客，而阻滞少通，则津液行于其间者，亦聚而为痰。于是日逐饮食入胃，所生之津液不得流散，而化为痰饮，聚于胸膈，上升于咽喉，宜其多也。此亦因外而伤内。

愚按：前症若因脾气亏损，痰客中焦，闭塞清道，以致四肢百骸发为诸病者，理宜壮脾气为主，兼佐以治痰，则中气健而痰涎自化。若倒仓之后，而痰反甚，此脾气愈虚，则津液反为痰者，理宜补中益气，非参、术、二陈之类不能治，最忌行气化痰及倒仓之法。

州判蒋大用，年五十，形体魁梧，中满吐痰，劳则头晕，所服皆清痰理气。余曰：中满者，脾气亏损也；痰盛者，脾气不能运也；头晕者，脾气不能升也；指麻者，脾气虚而不能周也。遂以补中益气加茯苓、半夏以补脾土，八味丸以补脾母而愈。《乾坤生意》方云：凡人手指麻软，三年后有中风之疾，可服搜风顺气丸、天麻丸、秦艽汤之类以预防之。彼惑此而恪服之，以致大便不禁，饮食不进而殁。窃谓预防之理，当养气血、节饮食、戒七情、远帏幕①，若服前药以为预防，适所以反招风而取中也。

秀才刘允功，形体魁梧，素不慎酒色，因劳怒气，头晕仆地，痰涎上涌，手足麻痹，时或面赤，口干引饮，六脉洪而无力甚数。余曰：肺主气，肾藏气。今肾虚不能纳气归源，阳独居上，故作头晕；又不能摄水归源，饮停于中，故化而为痰。阳气虚热而麻痹，虚火上炎而作渴。当滋化源，用补中益气合六味地黄丸料，一服而愈。后劳

---

① 远帏幕：即远房事。

役或入房即作，用前药随愈。

【点评】本节所引《格致余论》"倒仓"，指用吐下之法将危重的宿食快速排除、倒掉，以去痰之根，这在积食较重的时候是可以使用的。但由于攻击力量较强，可能伤及脾胃，所以要根据实际情况而使用。若是体弱多病之人，则不宜使用此法。所以说倒仓之后，一般"宜补中气以运痰也。"

薛氏所引州判蒋大用案，还认为《乾坤生意》所说预防中风使用力量较强的行气化痰之方，容易引起脾胃受伤，尤其是老年人或体虚之人，伤及后天治本，会危及生命。还是应该养气血、节饮食、戒七情、远帷幕为主，增强脾胃的功能，以防止痰湿的化生，从根本上进行预防才是正确之法。

问：自倒仓后，常觉口中痰甚而有热，颇易饥，有痰，常少用石膏泻之稍可。

答：倒仓后胃虚，不可用石膏。脾胃阴血虚则阳火旺，火能消食，故易饥。暂用石膏泻胃火，故觉效，然非正法，只以白术补脾，而用白芍药生血，甘草缓中泻火，陈皮、茯苓行痰，则王道之治也。

【点评】正常健壮之人倒仓之后，胃气受到一定损害，所以一方面会有胃气虚而致痰湿增生的情况；另一方面胃腑会自身进行弥补而提升阳明之气，故有胃热出现。这时若用石膏清胃热，则容易使阳明之气受伤，损及脾胃正气，故应以补脾胃为主，王氏认为可以使用白术、白芍、甘草、陈皮、茯苓等。因倒仓后，脾胃津液损伤较大，若热象很重，还可以加用补脾阴之药，如怀山药、玉竹、天冬、北沙参等。

愚按：倒仓之后而火反旺者，乃脾胃虚寒之假症也，设认为实热则误矣。东垣先生《脾胃论》言之最详。若人气高而喘，身热而烦，或扬手掷足，口中痰甚者，属中气虚弱而变症也，宜用补中益气汤；

若人形怯气弱，畏恶风寒，或肢体蜷挛而痰上涌者，属脾气虚弱而不能摄涎也，宜用六君子汤；若兼口角流涎者，属脾气虚寒而不能主涎也，用张氏温脾散，如不应，急用六君子加附子；若因命门火衰不能生脾土者，急用八味丸；若人素肾虚发热，或肾虚有痰者，兼以六味丸料；若人素阳虚恶寒，或肾虚有痰者，兼以八味丸料。

一儒者，脾肾素虚而有痰，或用导痰之法，痰甚，作渴，头晕，烦热。余谓中气虚弱而变症，用补中益气汤而愈。后劳役发热、头晕，此气虚不能上升也，用前汤加蔓荆子而愈。后又劳神，畏见风寒，四肢逆冷，口沃痰涎。余以为脾气虚寒之真病，以六君子加炮姜、肉桂而愈。

一男子，素肾虚而咳痰，亦用导痰之法，虚症悉具，痰涎上涌，小便频数。余谓足三阴虚而复损也，朝用补养脾气汤培养脾肺之气，夕用六味丸加五味子收敛耗散之精而愈。

【点评】薛氏认为倒仓之后，还可能出现脾胃虚寒而见虚火上炎的"虚热证"，这是在脾胃受伤较重的时候有可能出现的情况，属于阴火之类，比王氏所说的倒仓之后的病情更重。所以不仅需要补养脾胃，有时还需要使用补火生土之法，才会收到较好的效果，故使用附子、肉桂、炮姜等温里药。

问：自倒仓后，行动颇觉眩晕作痰，每晕必于劳役后方作，又平日大便常不结实，近亦结燥。

答：倒仓非正对病症，故诸风病未见退，而痰多、便结、头眩、眼花，皆吐下后元气虚故也。倒仓大肠亡阳，故结燥。黄连苦寒性燥，苦能燥湿，寒能去热。黄连能实大肠，平日大便常不实者，乃肠胃中有湿热，因服黄连，亦见结实。

【点评】因倒仓之后脾胃虚损，中元之气不足，运化水湿功能减弱，故出现水湿阻滞，大便先硬后溏。若出现湿热蕴蒸，说明在倒仓前，由于积食已然化热，倒仓后热邪乘虚得以发展，故王氏认为可以使用黄连苦寒燥湿之药，以清中焦湿热。

愚按： 倒仓之后，胃气受伤，元气亏损，不能化生阴精，而虚火内作，以致前症也，当甘补之。经曰：土位之主，其泻以苦，其补以甘是也。盖头晕眼花，胃气不能上升也；大便不实，脾虚不能约制也；大便结燥者，血虚不能濡润也。经云：肾主大便。又云：肾主五液。若肾气调和，津液滋润，则大便自然通调矣。凡此皆宜实脾土、补肺金，诸病自愈。若因大肠火燥而大便秘结者，宜用六味地黄丸；若因脾胃虚弱而大便不实，用六君、炮姜；若因脾肾虚弱而大便不实者，须用四神丸、补中益气汤。

大尹陈克明，导痰后痰益多，大便不实，喜极热饮食，手足逆冷。余谓命门火衰而脾肺虚寒，不能摄涎归源。用八味丸而寻愈。

进士张禹功，饮食停滞，胸满唾痰，或用药导之，痰涎上涌，眩晕，热渴，大便秘结，喜冷饮食，手足发热。余谓肾水虚弱，津液难降，败液为痰。用六味丸而愈。

问：近有欲为温针者，乃楚人法。其法针于穴，以香白芷作圆饼套针上，以艾针温之，多取效。

答：古者针则不灸，灸则不针，未有针而加灸者，此后人俗法也。此法行于山野贫贱之人，经络受风寒致病者，或有效，只是温经通气而已，于血于痰无预也。古针法妙甚，但今无传，恐不得精高①之人，误用之，则危拙出顷刻，惟灸得穴，有益无害，日后宜行之。

【点评】 所谓以香白芷作圆饼套针上，以艾针温之，应该是指先在穴位上针刺得气，然后将香白芷研末，用姜汁和成饼，中间留一小孔，将饼孔套针，向下进入，置于皮肤部位，然后在饼上放置艾绒施灸。施灸的壮数按病情和患者身体情况而定，一般7~

---

① 精高：指针灸业务精，水平高。

14 壮，患者腹中有较明显热感即可。这样能达到针灸并施的目的。可选用足三里、中脘穴施灸。病情较重者，可加用关元穴。

愚按： 针灸之法，各有所宜，亦各有所禁。经曰：形气不足，病气不足，此阴阳俱不足也，不可刺之，刺之则重不足，重不足则阴阳俱竭，血气皆尽，五脏空虚，筋骨髓枯，老者绝灭，壮者不复矣。东垣曰：脉浮数而发热，咽干，面赤，时渴者，皆热在外也，不可灸，灸之灾害立生。由此观之，所禁所宜，不可不慎，温针之法，尤为乖谬，若用之于寒气之肿、八风之邪，其庶几乎①！

【**点评**】薛氏所说有一定道理。但此类病情绝大多数还不至于出现阴阳俱不足的情况，而且脾胃已经虚弱，服用药物后的吸收转化能力受限，此时医者使用针灸疗法，直接调动患者人体正气，应是一种不错的选择。

问：酒饮数杯，则手足和软如无病者，医劝煮酒药服之何如？

答：酒温行气活血，故饮少觉好，但湿热之味生痰助火，实能增病。又此等病多有因酒后毛窍开、气血热，因为寒风凉气所袭而成，惟五加皮一味浸酒，日逐服数杯，于此病有益。诸药浸酒，惟五加皮与酒相合，且味美。煮酒时入五加皮于内，泥之满月后可服。

愚按： 前方祛风活血之药，如不应，当求其本而治之。

【**点评**】一般来说酒能行气活血，但白酒有增湿之弊，红酒有增热之弊，且并无化痰之功。所以倒仓之后不宜饮酒，尤其是较大量饮酒。王氏认为五加皮浸酒，可以适当服用，是因为五加皮为温热药，行气活血之外，还能祛寒通经，所以有一定的温里祛痰作用，对病情有利而无害。但正如后文薛氏所说，如不应，当

---

① 其庶几乎：意思是那样做也许会有一些效果吧。庶，表示希望发生或出现某事，进行推测，有如但愿，或许之意。

求其本而治之。

此病治法，活血行痰，开经络，通腠理，内固根本，外散病邪。但今倒仓之后，中气未复，宜补中气、理痰为重为先，人参亦可用也。近日之药，重在理脾理痰。故今服四物汤虽多而不应，盖血药阴寒凝滞，且下行，故损胃气。胃气者，上升之清气也。又春宜升，而久服降药，逆天时矣。故云：中气虚而痰易生也。

愚按：《经》云：邪之所凑，其气必虚。留而不去，其病为实。若人脾胃充实，营气健旺，经隧流行，而邪自无所容。今倒仓之后，脾气愈虚，法当补中益气，则中气清和而痰自化。若因脾土虚寒，或命门火衰者，须用八味丸；若因肾气亏损，水泛为痰，或头晕、口干者，用六味丸。

一妇人，元气素虚，劳则体麻、发热，痰气上攻。或用乌药顺气散、祛风化痰丸之类，肢体痿软，涎自出，面色痿黄，形体倦怠，而脾肺二脉虚甚，此虚而类风也。朝用补中益气汤，夕用十全大补汤，渐愈，又用加味归脾汤调理寻愈。

一妇人，素性急，患肝风之症，常服搜风顺气丸、秦艽汤之类，后大怒吐血，唇口牵紧，小便频数，或时自乏。余以为肝火旺而血妄行，遂用小柴胡汤加山栀、牡丹皮，渐愈。后大怒吐血，误服降火、祛风、化痰之剂，大便频数，胸满，少食，用清气化痰之剂，呕而不食，头晕，口干，不时吐痰，用导痰、降火之类，痰出如涌，四肢常冷。余曰：呕而不食，头晕，口干，胃气不能升也；痰出如涌，脾气不能摄涎也；四肢逆冷，脾气不能营运也。用补中益气汤加茯苓、半夏治之，诸症渐愈，又用加味归脾汤兼服而安。

鸿胪王继之室，素有痫症，遇劳役及怒气则发，良久自省。一日因饮食后劳役失宜，发而半日方省，不能言语，或以为风中于脏，用祛风、化痰、顺气之剂及牛黄清心丸，病益甚，六脉浮大，两寸虚而不及本部，且进饮食。余曰：此脾胃之气伤也，若风中于脏，祸在反掌。彼不信，仍用风药，后果卒。

【点评】鸿胪王继之室案，患者原有痫证，但此次发作并非痫证引起，而是"饮食后劳役失宜"所致，医生受痫证之限，而从痫证治疗，确实有点舍近求远。而且痫证与中风完全不同，并无中脏之说，把痫证当中风之中脏来治，更是不当之举，以致"后果卒"。观此病案，医生临证当引以为戒。

常避凉风寒露雾湿气，身热，四肢汗出，或脱衣去靴袜之时，莫当风取凉，最易感也。恼怒尤忌之，酒后忌当风见凉，脱巾袜后，便用手多磨擦，令毛窍闭①。此等病，寒月固怕寒风，暑月外热，毛窍开②尤易感也。

日后若灸火，只灸手足上穴。治风症者，手上如肩髃③、曲池、合谷等是也。口歪斜，可灸颊④车、承浆。口面上艾炷须小，手足上则可粗也。灸火须自上灸下，不可先灸下后灸上。

【点评】面部可使用麦粒灸，需要注意不能烫伤皮肤。就是在患者感到艾炷烧得较热的时候，就应立即将艾炷拿下。面部使用麦粒灸，一般以不超过7壮为好。手肩部的穴位可以使用中艾炷直接灸，由于穴位多在关节处，所以也要注意不能烫伤关节部位，但一般医生掌握较难。还可使用隔物灸，可在白术片上扎多个小孔，然后将白术置于穴位处，用中艾炷施灸，每灸7～14壮即可。王氏说灸火需自上而下，目的是先阳后阴，先壮阳以调动人体的阳气，然后治理阴邪，这样效果就会更好。

愚治一妇人，口眼歪斜，四肢拘急，痰涎不利，而恶风寒，其脉

---

① 闭：原作"开"，据明刻清印本改。
② 开：原作"间"，据明刻清印本改。
③ 肩髃：原作"肩窝"，据文义改。
④ 颊：原作"夹"，据文义改。

浮紧。此风寒客于手足阳明二经，先用省风汤二剂，后用秦艽升麻汤而愈。

一妇人，体肥胖，头目眩晕，肢体麻木，腿足痿软，自汗，声重，其脉滑数，按之沉缓。此湿热乘虚脾气下流于肾肝之部也。用清燥汤、羌活汤渐愈，更佐以加味逍遥散全愈。

面上木处，可将桂枝为末，用牛皮胶和少水化开调敷之，厚一二分。

愚按：前症若属肺气虚弱者，补脾土；如不应，则补其土母。

【点评】面部麻木多因经络阻滞，用桂枝外敷，可以和营解肌，温经通络，故能取得较好效果。若面部麻木较甚，桂枝还可加用酒调和后敷用，但要注意的是敷贴的时间不能太长，一般 2 个小时左右就可将敷贴物取下，或患者感到面部有明显热感的时候取下。以防面部皮肤受伤。

脚底硬木处，可将牛皮胶熔化，入生姜真汁调和，仍入南星末五钱和匀，用厚纸摊贴二三分，乘半热裹贴脚底上，用温火烘之，此外治法也。胶和姜汁，方出《内经》①，用治痹②病，谓风寒湿三气合而成病，客于皮肤肌肉之间，不知痛痒，但不仁如木耳！后人治腰硬作痛及手足痹木而兼痛者，加入乳香、没药，或加羌活、南星末，用之多效。煎调要得法，则如膏药。在手足腰者，用热鞋底熨之。

愚按：《经》云：风寒湿三气杂至，合而为痹。风气胜者为行痹，寒气胜者为痛痹，湿气胜者为着痹。丹溪先生云：大率因血虚受热，其血已自沸腾，或加之以涉水寒湿，热血得寒，污浊凝滞，不得营运，所以作痛。治以辛温，佐以辛凉，流散寒湿，开通郁结，血行气顺，无有不安。若因足三阴亏损，当补元气为主。

---

① 将牛皮胶熔化……方出《内经》：热熨法应是从《灵枢·寿夭刚柔》中来，但具体内容有所不同。

② 痹：原作"脾"，据文义改。

【点评】脚底有硬木感，可以使用热熨法。本节所用的南星、姜汁等贴脚底局部，时间也不要太长，一般半天左右即可，时间长了，局部可能出现水泡。若出现水泡，可用消毒针将其挑破，挤出其中水液，消毒处理后包扎以防感染。

敷贴是治皮肤肌肉，针灸是治血脉经络，滋血是兼治筋骨，筋骨无血则不任矣。

瘫痪痿软之病，此是无血及兼痰火湿热耳。古人云不可作风治。而用风药，谓小续命汤、西州续命汤、排风汤等药，如羌活、防风、麻黄、桂枝、乌头、细辛等剂，皆发散风邪，开通腠理之药，若误用之，阴血愈燥也。

愚按：前症江南之人所致者，多属阴虚气虚、湿热相火。其瘫痪痿软，多属手足阳明等经阴虚湿热，治者审之。

【点评】风证是古来风、痨、臌、膈四大难证之一。《备急千金要方》曰："中风大法有四：一曰偏枯，二曰风痱，三曰风懿，四曰风痹。"从中医风证的角度上说，风痹为风中经络；风懿为风中脏腑；风痱为风邪留滞身体；偏枯为中风证的后遗症。这四种风证，虽然有一定的关联，却又可以是各自独立的证候，各有专有的治疗方法。

如风痹证的中经络多与外邪有关，与中风证的中经络为内因引起不同。风痹证主要表现在关节部位，中风证的中经络主要表现在肌肉、筋膜。

风痱证主要为中风而失音不语者。

风懿又称为风癔，《备急千金要方》说："风懿者，奄忽不知人，咽中塞，窒窒然，舌强不能言，病在脏腑。"即中风病突发后昏迷阶段。

偏枯属于中风后所留下的后遗症。

风证又是针灸最佳适应证的风、痿、痹、痛四大证之一。所以针灸疗法使用较多，从本节内容来看，也是较多选用针灸疗法。

治疗中风证后遗症，针灸疗法有较为完善的治疗思想和手段。历来主要有如下两种：一是通关过节法，即在大关节部位扎针，如本节所说取肩髃、曲池、合谷等，在下肢还可以取环跳、阳陵泉、昆仑等。二是大接经疗法，即取十二井穴，以接通大周天（即中医的气血大循环）。再配合辨证穴位，如有痰取丰隆；瘀血取地机；气虚取足三里；血虚取三阴交，血热取行间，元气虚取气海等。以及对症穴位，如失音用廉泉，甚至金津玉液；昏迷用人中、百会；口㖞用颊车、地仓等。

王氏认为风证以血病、痰病为本，而外邪为标。认为发病因素包括内外因两种。薛氏认为此风非外来风邪，乃本气病也。从薛氏所引病案来看，好像是主要指内风所引起的中风证，实际上薛氏所说的风证也包含了外风因素，如口眼㖞斜的小中风，也有肢体疼痛的风痹症就是。当然还有半身不遂的中风症，四肢痿软的风痿症，甚至还包含了情绪变化引起的肝风症及饮食不调的脾风证等多属于内风。可见王氏和薛氏所认定的风证所包含的范围较广。

拟治诸方

治半身不遂，手足欠利，语言费力，呵欠，喷嚏，面木，口眼歪斜宽弛，头目眩晕，痰火炽盛，筋骨时痛，或头痛，心悸。

川芎一钱二分　当归　生地黄姜汁水炒　熟地黄　牛膝酒洗　橘红盐水洗　黄芩酒炒　酸枣仁炒，各八分　红花酒洗　甘草炙，各四分　羌活　防风　柳桂各六分　南星制　半夏制　白芍药酒炒　白茯苓　天麻各一钱　白术一钱五分　黄柏酒炒，三分上水煎，入淡竹沥、姜汁二三茶匙，侵晨①服。

四物汤加红花、牛膝，共六钱二分，补血凉血活血。

二陈汤加南星、白术、黄芩，治湿痰、风痰、火痰。再加竹沥、姜汁，以行肌表经络之痰，共五钱九分。羌活、防风、天麻、柳桂，皆行经络肌表，辛温开发之剂，引送血药，流散邪滞。柳桂横行手臂，牛膝、黄柏行腰腿。白术为君，佐以茯苓、甘草、白芍药、橘红、半夏，又以固脾胃之气血，以营运诸药输送各经。酸枣仁佐川芎、当归、羌活，入肝治筋骨酸疼湿痹；又佐地黄、当归，入心治心虚振悸。

四物汤得羌活、防风、柳桂、南星、半夏为佐使，则经络肌表筋骨之血，皆补其虚而活其滞矣。南星、半夏二味虽燥，共止二钱，羌活、防风、柳桂虽辛温，三味止一钱四分，通共三钱四分，温燥之药加于血药六钱二分之内，况又有黄芩、黄柏、甘草苦寒甘寒药共一钱五分，多寡悬绝，焉得燥吾之血耶？此正君臣佐使、分两多少之法。痰之为物，遍身上下无处不到。故古人用二陈汤通治之，随其所在而用药引导之。今用天麻、南星、竹沥、姜汁导之入手足经，加以白术、黄芩降其膈上之火痰。

冬寒月，减黄芩二三分，或加炮川乌二分。若用川乌，减桂，只用一二分。风病减去，可去川乌、桂，减南星、羌活。若素有火，黄芩不必减。羌活风家要药，若寒凉月，重有感冒，可加至一钱。有汗而恶风，此真感风症也，可加桂枝六七分，病减则减去之。川乌、桂枝、羌活、防风、南星等药，皆行经络、开发腠理之剂，故治风家必用之。风能燥，故必用滋血润燥药。邪既客于经络肌表之中，则津液不得流通，凝滞而为痰饮，故必用治痰。风也，血也，痰也，三者相因，但各有轻重先后之不同。或先因中风，则治风为重；或先因血虚、血热，则治血为重；或先因痰，则治痰为重。

【点评】这是一首以二陈汤、四物汤、半夏白术天麻汤为主，

---

① 侵晨：亦作"侵早"，指破晓；天刚亮。

治疗风证的通用处方，适用面比较广。中风病也可以使用，中风前肝火旺的时候，可加入芦荟，去柳桂、羌活、防风、甘草；痰湿重时可加入白芥子、车前子，去黄柏、甘草；风邪重时，可加龙骨、牡蛎，去柳桂、羌活。已经半身不遂时，可加入虫类药，去甘草、黄芩、黄柏。

西医认为中风病多有血压高，而甘草所含成分有升高血压的作用，所以应当慎用或不用。

愚按：五脏之病，相乘伏匿，隐显莫测，参以徐用诚先生五脏治要，尤善。详见一卷或问仲景处方药品条内。

张仲景小续命汤，是论风也；刘、张、丹溪诸说，是论血与痰火也。要在随症推移消息之耳！

愚按：前症多因饮食失节、起居失宜，亏损元气，腠理不致，外邪所侵，或劳伤元气，怒动肝火，皆属内因所致也，前药亦当审而用之。

太宜人，年七十五，遍身作痛，筋骨尤甚，不能伸屈，口干，目赤，头眩，痰涌，胸膈不利，小便赤涩而短少，夜间痰热殊甚，遍身作痒如虫行。此肝经气燥而风动也。用六味地黄丸料加山栀、柴胡治之而愈。

一男子，时疮愈后，遍身作痛，服愈风丹，半身不遂，痰涎上涌，夜间痛甚。余作风客淫气，治以地黄丸而愈。

一老妇，两臂不遂，语言謇涩，服祛风之药，筋挛骨痛。此因风药亏损肝血，用八珍汤补气血，用地黄丸补肾水，乃佐以愈风丹而愈。

一妇人，因怒吐痰，胸满作痛，服二陈、四物、芩、连、枳壳之类，不应，更加祛风之剂，半身不遂，筋挛痿软，日晡益甚，内热，口干，形气殊倦，此足三阴亏损之症也。余用逍遥散、补中益气、六味地黄调治。喜其谨疾，年余诸症悉愈，形体康健。

倒仓后脾虚痰盛，宜先理中治痰，且将风药、血药减去，俟中气复，然后通用。

白术　白芍药_{各一钱半}　陈皮_{八分}　白茯苓　人参　半夏_{姜制}　栝蒌仁_{各一钱}　甘草_炙　黄芩_{酒炒}　枳实_{麸炒，各五分}　香附米_{盐水炒}　桔梗　麦门冬　麦芽_{炒，各七分}　黄连_{姜炒，四分}

上水煎，入竹沥三匙、姜汁三匙服。

若寒月觉胃中冷，易泄，加炒干姜一、二分。

愚按：前云倒仓后脾虚痰盛矣，然而方内芩、连、栝蒌、枳实之类，苦寒泄气克滞之剂，虽兼六君子之调补，恐所益不偿所损，虽加干姜一二分，亦恐未能济其寒也。盖痰之为病，有因热而生痰者，亦有因痰而生热者，有因饮食积滞而得者，有因肾水亏损津液败浊而似痰者，有因肾水不足阴火上炎而生痰者，有因脾肺气虚不能摄涎而似痰者，不能枚举，当各推所因而治之。然倒仓之后而痰反盛，必因中气复伤所致，故治痰用峻厉之剂而痰愈甚者，乃脾气愈伤，津液不能运化而然耳！前症当补脾胃调中气，则津液各归其所，而为元气矣。

【点评】倒仓之后，脾胃受损，因而引起痰涎较甚，此时痰涎是标，脾胃虚损是本。王氏此方是标本同顾，选方平稳，临床之时只要善于变通，使用时作为主方加以变化，应该是较为可靠的方剂。王氏及薛氏的加减法可以参阅。

薛氏对王氏所制此方，提出了不同看法，也应该比较中肯。因为这时的标，还不至于影响到整个病情发展。《内经》认为急则治其标的情况主要有三种，即中满、大小便不利（不通）。所以此时采用治本为主，而且强调本而标之是可行的。薛氏强调补脾胃以壮元气，正是宗李东垣所说。

倒仓后大便燥结，头晕、眼花未除，加当归身尾、桃仁_{去皮尖各}一钱，川芎五分，山药一钱。

愚按：前方若因酒面炙煿致痰胶固，脾气无亏者，宜用之。若因肾气亏损，津液不足者，宜用六味丸；因脾气虚弱者，宜用六君子汤；因中气虚者，宜用补中益气汤；因肾气亏损，水泛上而为痰者，宜用六味丸；曰脾肾虚寒，小水不调，肚腹膨胀者，宜用金匮肾气丸。

儒者王录之，素痰甚，导吐之后，大便燥结、头晕、眼花等症，尺脉浮大，按之则涩。此肾气虚而兼血虚也。四物送六味丸，四剂，诸症悉退，仍用前丸月余而康。

佥宪高如斋，素唾痰，服下痰药痰去甚多，大便秘结，小便频数，头晕眼花，尺脉浮大，按之如无。余谓肾家不能纳气归源，前药复耗金水而甚。用加减八味丸料煎服而愈。

儒者杨文魁，素唾痰，诸药不应，服牛黄清心丸吐痰甚多，或头晕，或热从胁起。左脉洪大有力，右脉浮大而无力。余曰：此足三阴亏损，虚火不能归源。用补中益气加麦门、五味及加减八味丸，补其化源而愈。

秋官张碧崖，面赤作渴，痰盛，头晕。此肾虚水泛为痰。用地黄丸而愈。

仪制贺朝卿，吞酸，胸满，痰盛，作泻，饮食少思，用清气化痰等药，前症益甚，两膝渐肿，寒热往来。余谓脾胃虚，湿热下注。用补中益气，倍参、术，加茯苓、半夏、炮姜而愈。

余甥范允迪，咳嗽痰盛，胸腹不利，饮食少思，肢体倦怠，脉浮大，按之微弱，服二陈、枳壳等药愈盛。余曰：脾、肺、肾虚也。用补中益气、六味丸而愈。

一妇人，吐痰，发热，遍身作痛，小便频数，阴中作痒，日晡热甚。余曰：此肝脾血虚气滞而兼湿热也。用加味逍遥散加车前子而愈。

一妇人，怀抱不舒，腹胀，少寐，饮食素少，痰涎上涌，月经频来。余曰：脾统血而主涎，此郁闷伤脾，不能摄血制涎归源。用补中益气、济生归脾二汤而愈。

专治痰，加味二陈汤。胃气复后，间服理痰。

橘红_{八分}　半夏_{姜汁炒}　白茯苓　白术_{各一钱二分}　甘草_炙　连翘

黄芩_炒　前胡_{各五分}　香附米_{盐水炒，七分}　栝蒌仁_杵　桔梗_{各一钱}　大麦

芽_{炒，一钱}

上水煎，入生姜汁三匙，竹沥两蚬壳，半饥温服。盖治痰药亦以脾胃为主。

【点评】此加味二陈汤方应是在脾胃之气得到恢复之后使用。整段话应该是属于倒装句，该段话说明三点：一是"胃气复后"；二是"间复"，即间断服用；三是服用的方剂就是加味二陈汤。

愚按：前方若因脾土太过，营气壅滞，宜用之。若因脾土不足，营气虚痞者，宜补中气为主；若因肝木乘脾土者，宜补脾土为主；若脾土虚寒者，宜补命门火为主。

侍御谭希曾，喘咳吐痰，或手足时冷。此中气虚寒。用补中益气、炮姜而愈。

职坊卢抑斋，饮食素少，忽痰壅气喘，头摇目札。扬手掷足，难以候脉，视其面色黄中见青。此肝木乘脾土，如小儿慢惊之症。先用六君、柴胡、升麻而安，更以补中益气加半夏而痊。

考功杨朴庵，呕吐痰涎，胸腹膨胀，饮食少思。左关脉弦长，按之无力；右关脉弦长，按之微弱。此木克土。用六君子加柴胡、山栀、木香而愈。

一儒者，体肥，仲夏患痰喘。用二陈、芩、连、桔梗，痰喘益甚；加桑皮、杏仁、栝蒌，盗汗，气促；加贝母、枳壳，不时发热，饮食渐减。脉大而无力。余以为脾肺虚寒。用八味地黄丸以补土母，用补中益气汤以接中气而愈。

一妇人，早间吐痰甚多，夜间喘急、不寐。夫早间多痰，乃脾虚饮食所化；夜间喘急，乃肺虚阴火上冲。用补中益气加麦门、五味而愈。

【点评】从薛氏以上几处所治病案来看，虽然患者不一定是倒仓后出现的病情，但主要症状都是痰涎较为明显，而直接治痰效果并不理想。薛氏认为只有在脾土太过，营气壅滞时才可使用专门理痰的加味二陈汤。所以治疗痰症强调补中气、补脾胃，痰涎较重者还需要使用补火生土法。

加味化痰丸　治痰满胸膈，咽喉不利。

半夏汤泡七次，姜汁水拌渗透　橘红盐水洗，各三两　桔梗　海蛤粉另研
栝蒌仁另研，各一两　香附米淡盐水炒　枳壳麸炒　连翘　枯黄芩炒，各五钱
贝母去心炒，各一两　诃子皮　枯矾各二钱五分

上为末，炼蜜、姜汁为丸如黍米大。淡姜汤下四五十丸。不可过服，恐伤上焦元气。

愚按：前症若因郁伤脾气，脾血虚损，用归脾汤加炒栀、柴胡治之，若因怒动肝火，脾土受克，用六君子加炒栀、柴胡平之；若因饮食伤脾，营气虚弱，用六君子汤调之；若因劳伤元气，用补中益气汤主之。东垣先生云：胃为五脏之根本，胃气益虚，脾无所禀，五脏皆虚，诸症蜂起矣。

二守陈子忠，饮食少思，吐痰，口干，常服二陈、枳实、黄连之类，脾胃受伤，乃问于余。余述东垣先生曰：脾胃之症，实则枳实、黄连泻之，虚则白术、陈皮补之。彼遂以二味等分为丸常服。由是多食而不伤，过时而不饥。

徽州汪商，常服二陈、枳实、黄连、青皮、厚朴，胸腹快利，后患腹胀请治，脉已脱。余曰：至暮必殁。已而果然。故《内经》千言万语，只在人有胃气则生，又曰四时皆以胃气为本。凡脉促、代、屋漏之类，或暴脱，余急用参、附等药，多有复生者。

【点评】本节王氏拟出三个处方，即半身不遂方、加味二陈汤、加味化痰丸。这些处方都属于通用方，可以根据实际情况加减变化。

　　王氏认为倒仓后若是脾虚痰盛，宜先理中化痰，在化痰过程中逐渐使中气修复，以后还可以间断服用化痰方剂。强调了急则治其标，以标而本之。薛氏认为倒仓后，补养脾胃，恢复中气是最重要的，强调了本而标之。他所列举的病案基本都是按照这一思想处理的。多使用四君子汤、补中益气汤，甚至六味地黄丸、金匮地黄丸等。

　　倒仓之后也可以出现津液匮乏而致大便燥结，可用补血、养脾阴的药物。王氏认为可以使用当归、怀山等药物，以养脾阴为主；薛氏认为应该使用六味地黄丸以养肾阴为主。

卷之五

脐风

小儿初生百日内脐风，方书率用南星、僵蚕等风药，多不效，当作胎毒，泻阳明火邪。马牙亦是胎毒，用针挑破桑树白汁涂之。桑汁主小儿鹅口及口疮、舌上疮，神效。初生小儿，时时与看，频敷桑汁，不然，舌硬紧，渐至撮口，难治。

愚按：曾世显云：婴儿一七之内，腹肚胀硬，脐畔浮肿，口撮不开，攒眉而叫，名脐风。或因剪脐带少短，或因束缚不紧牵动，风入脐中，或因铁器断脐，冷气入内，传于脾络，致舌强唇青，手足微搐，不能吮乳，啼声似鸦，喉痰潮响，急掐破口泡，去其毒水，以艾灸脐中，亦有复生者。治法多端，无如灸法，或以天南星一钱，生姜自然汁调灌，为妙。

【点评】脐风，又名风噤、风搐、噤风、马牙风、出生口噤、四六风、七日风，即新生儿破伤风。《证治准绳》使用撮风散以通经开窍，镇痉息风。王氏推荐使用桑树白汁涂脐带破口处；薛氏认为艾灸疗法较好。

脐风撮口，一般灸然谷三壮。还可以小艾炷隔蒜灸脐中，俟口中觉有艾气即效。凡脐风症必有青筋一道自下上行至腹而生两岔，即灸青筋之头三壮；若见两岔即灸两处筋头各三壮，十治五六，否则上行攻心不救。

变蒸

小儿不时变蒸，变者异常也，蒸者发热也，所以变换五脏，蒸养六腑。须待变蒸多遍，气血方荣，骨脉始长。

愚按：钱仲阳先生云：小儿在母腹中，乃生骨气，五脏六腑成而未全；自生之后，即长骨脉，五脏六腑之神智，自内而长，自下而上，故生后三十二日一变蒸，始即智意异前。盖人有三百六十五骨，除手足中四十五碎骨①外，有三百二十数。自生下，骨一日十段而上之，十日百段，三十二日，计三百二十段为一变，亦曰一蒸。骨之余气，一自脑分入龈中，作三十二齿，则齿数当与变日相合。然而齿有不及三十二数者，由变不足其常也；有或二十八日即止长二十八齿，以下仿此，但不过三十二之数。凡一周遍，乃生虚热诸病，如是十周则小蒸毕也。计三百二十日生骨气，乃全而未壮也。故初三十二日一变生肾生志，六十四日再变生膀胱，其发耳与骫冷②，肾与膀胱俱生于水，水数一，故先变主之。九十六日三变生心喜，一百二十八日四变生小肠，其发汗出而微惊，心为火，火数二。一百六十日五变生肝哭，一百九十二日六变生胆，其发目不开而赤，肝主木，木数三。二百二十四日七变生肺声，二百五十六日八变生大肠，其发肤热而汗，或不汗，肺者金，金数四。二百八十八日九变生脾智，三百二十日十变生胃，其发不食，腹痛而吐乳。此后乃齿生，能言，知喜怒，故云始全也。太仓云：气入四肢长碎骨，于十变后六十四日长其经脉，手足受血，故能持物，能立，能行也。经云：变且蒸，谓蒸毕而足一岁之日也。师曰：不汗而热者发其汗，大吐者微止，不可余治。《全婴

① 碎骨：指较小的骨头，如手腕部的骨头就是。
② 骫（wěi 委）冷：指关节部位有冷感。骫指骨弯曲部位。

方》云：变蒸者，长气血。变者上气，蒸者发热也。轻则体热，虚惊，耳冷，微汗，唇生白泡，三日可愈；重者寒热，脉乱，腹疼，啼叫，不能乳食，食而即吐，五日方愈。其候与伤寒相似，但以唇上白泡验之。亦有受胎气壮实，不热不惊，或无证候而暗变者。窃谓此症小儿所不能免，不必服药。古方以黑散子①、紫丸子②主之，非惟脏腑不能胜受，抑且反伤气血，慎之慎之！尝见一小儿，至二变发热有痰，或治以抱龙丸一粒，卒至不救，可以验矣。然父母爱子之心胜，稍有疾病，急于求医，而医者不究病情，率尔投剂，殊不知病因多端，见症相类，难以卒辨，况古人禀厚，方多峻厉之剂，缓服可也。

【点评】变蒸，指婴儿在生长过程中，或有身热、脉乱、汗出等症，而身无大病者。此说始于西晋王叔和，隋唐医家日相传演，其说益繁。张景岳则对此持有异议，他说："凡属违和，则不因外感，必以内伤，初未闻有无因而病者，岂真变蒸之谓耶？"陈复正支持这一看法。多数医家认为变蒸不是疾患，而是小儿发育的自然现象。

王氏认为变蒸属于小儿正常生长时所出现的自然现象，变换五脏，蒸养六腑，小儿才能渐长成人，故只需等待不需治疗。薛氏引《全婴方》所说，轻则体热，虚惊，耳冷，微汗，唇生白泡，三日可愈；重者寒热，脉乱，腹疼，啼叫，不能乳食，食而即吐，五日方愈。其候与伤寒相似，但以唇上白泡验之。亦有受胎气壮实，不热不惊，或无证候而暗变者。认为此症为小儿所不能免，故不必服药。

---

① 黑散子：见《聚宝方》，有风涎，定搐，开口噤，利膈，正狂躁作用。药物有：雄猪指甲，青礞石，金星石（末），银星石（末），共四味。

② 紫丸子：《婴孺方》治小儿变蒸，壮热不止。代赭（一两半），杏仁（三十个，别入研）。上为末，拌和匀，以黄蜡丸之。二十日儿服黑散，汗出后，更服此紫丸子，黍大一丸讫，少乳乳之，令药得下。

潮热

小儿潮热，或壮热不退，多是变蒸及五脏相胜，不必用药；又多是饮食停积郁热，由中发外，见于肌表。只理其中，清阳明之热而表热自除。不可认作外感，轻易发汗，用小柴胡轻利等药重伤其内。又潮热不退，恐是出痘，亦当审察，勿便用药。

愚按： 前症若因饮食停积，或腹痛、吐泻，或肚腹膨胀，宜用保和丸以消导健脾；若饮食既消，或腹痛不食，或肚腹膨胀，宜用四君子以保养胃气；若因误行汗下，损伤元气，宜用参、芪、归、术、陈皮、甘草以补中气。大凡伤食，脾胃必损，宜固胃气，庶无变症。若寅、卯、辰时热者，属肝经也；巳、午、未时热者，属心经也；申、酉、戌时热者，属肺经也；亥、子、丑时热者，属肾经也。当详其虚实而治之。凡属虚热、实热，投以攻补之剂，其病既不增减，乃是病根深固，而药力未能及耳！须宜多服，功力既至，诸病悉退，切不可改为别治。设或药不对症，祸在反掌，慎之！

李阁老子，患潮热，饮食如故，自申、酉时甚，至子、丑时方止，遍身似疥，大便秘结，小便赤涩，热渴饮冷。余以为脾胃实热，传于肺与大肠。先用清凉饮四剂，结热始退；又用四物汤加柴胡、黄连数剂，其疥渐愈。彼欲速效，另用槐角丸之类，诸症益甚，遂求于施院长，亦用四物汤加柴胡、黄连，加桃仁、赤芍药，至百剂而愈。施院长名鉴字银台弟。

【点评】 潮热的原因大致有三：因体内阴精不足的，每于入夜即发热盗汗，称为"阴虚潮热"；因阳气受湿邪所遏制的，可见午后发热，称为"湿温潮热"；因热邪下结于肠，亦可于每天午后发热，称为阳明"日晡潮热"。此外，温病传至营分或血分阶段，身热往往在午后逐渐升高，这种热不称潮热，而称为热入营分或热入血分。还有一些发热病症，在午后热度进一步升高，第二天清晨热度有所下降，每天如此，这不是潮热，而是由于人体正气在阳明时分抗邪的表现。王氏还提到了出痘潮热，需按出痘治疗，不能使用治疗潮热的方法。可见潮热亦有虚实之辨。这里所说的潮热主要指饮食停积而造成的脾胃郁遏发热。

薛氏用每天发生潮热的时间来确定与何脏有关，说明五脏皆有引发潮热的可能。虽然小儿发生潮热主要在于脾胃饮食不调，但其他四脏皆能影响脾胃功能，所以还要从脏腑关系进行考虑，这样治疗才会更加准确有效。薛氏还说明了潮热的治疗时间一般比较长，需要有耐心坚持治疗，须宜多服，功力既至，诸病悉退，切不可改为别治。

大小便白

小儿大小便时时审看。小便如米泔或澄停，少顷变作泔浊，此脾胃湿热也，若大便泔白色，或如鱼冻，或带红，或色黄黑，此积滞湿热也，宜理脾消滞，清中宫，去湿热，节饮食。若忽然变青，此是变蒸也，不必用药；若久不愈，用补脾制肝药一二服，亦不宜多用。

愚按：小便如泔，或大便泔白，宜用肥儿丸；若积滞黄黑，宜用四君子加黄连、木香；若色青日久不复，或兼泄泻，或兼腹痛，当用六君子加木香、芍药；若肌体色黄，小便不利，发黄脱落，鼻下疮痍，嗜土，少食，大便青褐色者，须用栀子茯苓汤。详见治疳要药下。

小儿病多属肝脾二经

小儿病，大率属脾土、肝木二经。肝只是有余，有余之病似重急，而为治却易，见效亦速；脾只是不足，不足之病似轻缓，而为治却难，见效亦迟。二经为病，惟脾居多，用药最要分别。若肝木自旺，则为急惊，目直视或动摇，手足搐搦，风痰上壅等症，此为有余，宜伐木泻肝、降火清心。若脾胃虚而肝木来侮，亦见惊搐动摇诸症，但其势微缓，名曰慢惊，宜补养脾胃，不可错认，将脾经误作肝经治也。

愚按：急惊乃风火之症，脾土受制，肝经实热者，用泻青丸径伐其肝，或导赤散以泻其子；肝经虚热者，用六味地黄丸以滋肾水，补中益气汤以养脾土：则风木自息，脾土自安矣。若因乳食不调，脾胃亏损，木来侮土，似慢惊而见抽搐、摇头、札目、切牙等症，宜用六君子加钩藤钩。若脾胃亏损，寒水反来侮土，成慢惊而见前症，用前药加姜、桂；如未应，更加附子，多有复苏者。

举人杜克宏子，发热，抽搐，口噤，痰涌，此肝胆经实火之症，即急惊风也。先用泻青丸一服，又用六味丸二服，诸症顿退，乃以小柴胡汤加芎、归、山栀、钩藤钩而安，却用补中益气汤而愈。

【点评】小儿之病，主要在呼吸道和消化道，所以和肺、脾的关系比较密切。而脾为后天之本，除影响肺脏之外，也会影响身体的其他脏腑。脾胃气机的变化在五脏中又与肝脏关系十分密切，所以在考虑脾胃气机的时候，还得同时考虑肝胆的影响。因此，王氏认为小儿病，大率属脾土、肝木二经。小儿则主要由于脾胃之气不足，而引肝气横逆，所以主要原因还是脾胃。所以小儿出现肝经症状的时候，急则治其标，先治肝；一般情况下则主要治疗脾胃，以脾胃养肝。影响脾胃的主要外因又是饮食，所以"调饮食，化积滞"是治本，治本的时间相对较长，因此又需较长时间坚持治疗。在小儿疳积的时候，还可以使用针灸的方法，尤其点刺四缝穴。四缝穴左右共八个穴点，是每个穴点都刺还是部分刺，是出血好还是出液好，需要连续针刺还是间隔一些时日再针刺呢？通过比较长时间的治疗和观察，我感到四缝穴的针刺需要注意的有几点：首先是看四缝穴点处（即手指第二关节处）

的皮肤，凡是皮肤下看不见血管的或看不清血管的，穴点处稍有隆起的，就是可以针刺的点。在点刺四缝穴的时候，不一定两手的八个穴点都挑破，还要看穴点处皮肤是否稍有高起，皮下血管看不清楚，若如此则进行点刺，有几处点刺几处，否则不要点刺。除了有瘀血或血热之外，一般是点刺出液而不要出血。一般1个星期点刺1次即可，最多点刺2次即停。

小儿呼吸道疾病，多与肺相关，发热等急症时，主要治肺，平时则主要使用培土生金之法，治疗上也需较长时间。

急惊

急惊是有余之症，属肝木、心火阳邪太旺，宜直泻之，降火下痰是也。五脏俱有阴阳，如肝气为阳为火，肝血为阴为水。肝气旺则肝之血衰矣，火妄动则水被煎沸不宁矣。阳旺阴消，风火相搏，阴血走散，势所必至也，故亦宜养血。急惊虽属肝、心，然木火旺则肺金受亏，不能平木，木来克土，斯损矣，故亦宜养脾。况治惊诸药，大率祛风、化痰、泻火，峻厉及脑、麝辛散之味，易于消阴血、损脾胃者①。故治有余急惊之症，先须降火下痰一、二服，后加养血安神之药。若饮食少，大便溏，或吐泻，则当兼补脾胃。若脾胃原虚，当于直泻药中加补脾药。若屡作屡服利惊驱逐之药，便宜认作脾虚血散，治惊药内加养血补脾药，不可用温热丁香等药，恐助胃火，宜参、术、芍药等以补脾中气血，麦门冬、黄连以清金制木。

愚按：前症若肝经风热，抽搐，目眴，筋急，痰盛等症，用四物汤以生肝血，钩藤钩以清肝火，更用四君子以补脾土。若肝经血燥，发热，惊搐，眼眴，痰盛，筋挛，用六味丸以滋肾水、生肝血；用四

---

① 峻厉及脑、麝辛散之味，易于消阴血、损脾胃者：指冰片、麝香等芳香走窜药能损伤脾胃之气而不宜使用。

君子加芍药以补脾土，生肺金。若肺金克肝木，用六君子以实脾土，芍药、木香以平肺金。若屡服利惊之药而脾胃虚寒者，须用六君子以补脾胃，加丁香、木香以培阳气。若脾土虚寒，肾水反来侮土，而致中寒腹痛、吐泻、少食等症者，用益黄散以补脾土而泻寒水，庶几不致慢惊矣。治当审察虚实。凡症属有余者，病气也；不足者，元气也。故有余当认为不足，思患预防，斯少失矣。

【点评】急惊风多与发热有关，西医认为，小儿神经系统发育不完善，自控能力较弱，一旦发热，甚至高热，就会引起抽搐。尤其是小儿脾胃功能不好，身体处于缺钙的时候，更加容易出现抽搐的症状。所以补钙是治疗小儿抽搐的重要环节。王氏认为急惊风主要由于肝、心之火引起，但必须注重补养脾胃。祛风、化痰、清火是主要的治疗方法。可见中西医对急惊风的看法十分近似。王氏还强调，芳香走窜之药不宜使用，因为这类药，容易伤气损脾，更容易助胃火，加重急惊风的病情。薛氏还提出如何辨证治疗的方法，值得学习。

急惊变慢惊

急惊屡发屡治，用直泻药既多，则脾损阴消，变为慢惊。当主以补脾养血，佐以安心、清肺、制肝之药。

愚按： 前症多因吐利，脾胃虚损，肝木所乘，或肾水反来侮土所致，故似搐而不搐，先用钩藤饮子；如发搐少退，乃用宝鉴天麻散。若吐利不食，急用木香异功散实其脾土，其病自已；如未应，用六君子加木香、炮姜温补脾土；更不应，急加附子以回阳。盖慢惊之症，外虚热而内真寒也，无风可逐，无痰可驱，但温补脾胃为主。太凡发搐因风则目青面赤，因惊则叫呼搐搦；因食则嗳吐气闷，肺脾虚则生黏痰，喉间作锯声，乃心火不能生脾土，脾土不能生肺金，以致肺不能主气，脾不能摄涎，故涎气泛上，而喉中作声耳！若用祛风、治痰、理气之剂，则气散阴消，而促其危矣。

太平王职坊子，患疟疾，恪用化痰之剂，虚症悉至，殊类惊风，谓余曰何也？余曰：小便频数，肝经阴虚也；两目连札①，肝经风热也；作呕懒食，胃气虚弱也；泄泻后重，脾气虚弱也。用补中益气汤、六味地黄丸而痊。

举人余时正子，伤食发丹毒，服发表之剂，手足抽搐；服抱龙丸，目眴、气喘、痰盛。余谓此脾胃亏损而变慢惊也，无风可祛，无痰可逐，乃虚象也。遂用六君子加附子，一剂而安，再剂而愈。

一小儿，病后遇惊，即痰盛切牙，抽搐摇头，作泻，却服脑、麝、朱砂等剂，以致慢惊而卒。

【点评】这里的急惊变慢惊，和一般的急性病治疗不当转成慢性病的概念不完全相同。因为急惊风一般都会有饮食积滞、脾胃虚弱，由于急性发热甚至高热，促使肝风内动而致惊风抽搐。治疗后发热虽去，但体质不足犹存，或急惊风时治疗不当使脾胃进一步受伤，或发热虽去，但饮食不调并未解除，时间一长，终至出现慢惊风。可见无论急、慢惊风，脾胃不足都是其根本原因。

慢惊风主要是由于脾胃运化能力减弱，加以饮食积滞，消化吸收受影响，从西医的角度上说主要是身体内钙缺乏。主要病位在脾胃。这里王氏认为应当主以补脾养血，佐以安心、清肺、制肝之药。薛氏更明确说：慢惊之症，外虚热而内真寒也，无风可逐，无痰可驱，但温补脾胃为主，这才是其要旨。

慢惊，即慢惊风，多见于小儿。临床以发病缓慢，反复发

① 连札：即眼睫连札，记载出《保婴撮要》。即目连札，为症状名。眼睑频繁的札动。《小儿药证直诀》记载："凡病或新或久，皆引肝风，风动而上于目，目属肝，风入于目，上下左右如风吹，不轻不重，儿不能任，故目连札也。"治宜清肝祛风，用柴胡清肝散。如目札面青，食少体倦，为肝气乘脾，宜平肝健脾，用五味异功散加白芍、柴胡、生姜，实者去参，加赤芍、羌活、蝎梢。

作，无热，抽搐时发时止，缓而无力为其特点。发病原因，一是因各种原因引起的营养极度缺乏；二是缺钙。脾胃虚弱招致肝气乘伐，所以抽搐、目上翻等风象时有时无，此时治理脾胃是主要的方法。

《万病回春》介绍元气虚损而致昏愦者，急灸百会穴，若待下痰不愈而后灸之，则元气脱散而不救矣。是指慢惊风长期得不到有效治疗，而身体元气逐渐衰少，最后出现元气不能归位而脱散，出现脾胃衰败现象，故出现危症。用百会穴主要在于提升原阳，属于补火生土之法，平时可以振奋脾阳，危时可以挽救垂危，所以可以及早使用。由于慢惊是多种疾病过程中的一种症状表现，所以调理脾胃的同时还应治疗原发疾病。

慢惊使用针灸疗法是一种很好的选择，除百会穴外，还可以针刺中脘、气海、足三里、公孙、内关，三阴交、阳陵泉等，每次选用3个穴位针或灸均可，灸法每次每穴灸5~8分钟即可。若患儿哭闹，可以使用点刺的方法。病情较重者，可以加灸食窦穴、章门穴。

惊搐

小儿惊搐之症必有痰，或因惊而痰聚，或因痰而致惊。古人治惊方中，俱兼痰药，必须先治其痰，然后泻火清神。若痰壅塞胸膈不去，则泻火、清神之药，无所施其功也，二陈汤加竹沥，入少姜汁，最稳。痰重者，滚痰丸、白饼子、利惊丸下之。滚痰丸下热痰，白饼子、利惊丸下痰积。在上者宜吐之，重则用药吐；轻则探吐之。若不必吐下，以二陈为主。脾虚有热痰，加白术、芩、连；风痰稠结，加南星、贝母、枳实；胃虚生痰，加白术、麦芽、竹沥。

愚按：前症若因心、肝二经风热炽盛，两目连札，四肢抽搐，宜治肝清心；若因心经蕴热，叫呼战栗，宜清热安神；若因肺感风邪，气急喘促，宜治痰理肺；若因饮食停滞，嗳吐，困睡，宜消导健脾；若因脾肺虚弱而风痰壅盛，以致前症，但宜补中益气为主。若执用祛风、治痰、理气之剂，则气散阴消，而促其危矣。

大尹刘应昌子，患瘰疬，恪用化痰之剂，虚症悉至，殊类惊风。又服祛风至宝丹，小便频数，肢体抽搐，或两目连札，切牙，呵欠，或作呕懒食，大便重坠，或泄泻，此土伤而木胜也。用补中益气汤、六味地黄丸而痊。

冬官朱小溪子，项间结核，面色痿黄，肌体消瘦，切牙，抽搐，头摇，目札，此肝木克脾土也。用六君子汤、九味芦荟丸而愈。

宪幕顾斐斋玄孙，二周，项结核，两臂反张，索败毒之药。余意其症属风热伤肝，血燥筋挛，未敢敷药。翌早请治，果系前症，遂与六味丸一服，侵晨灌之，午后肢体如常。

儒者王文远子，患瘰疬，痰盛发搐，服金石香燥之剂，手足筋挛，此肝血复伤而致急惊风也。遂用加味小柴胡加钩藤、山栀、芎、归一剂，又以六味丸料加五味、麦门煎服而安。

小儿忽然惊搐，目上视，摇头，切牙，症候怪异，世俗多作肝经有余之症，投以惊药，岂知饮食停滞，痰涎壅积，亦多类惊者。便须审察有无伤积，腹痛，胸满，呕吐，恶食，轻则消滞化痰，重则探吐滞积，而后调之。又有因感冒、吐泻而发热，气血虚为热所迫，虽见惊症，不可即服惊药，但调治吐泻、感冒，则气自定、热自退，而惊自除矣。

愚按：前症若因肝木侮脾土，用六君子加芍药、木香、柴胡；若因脾土虚而自病，用五味异功散。大凡饮食停滞，痰积壅满，而见惊症，实因脾土虚弱，不能运化所致，但健脾胃，则食自消、痰自化。若轻用惊药、风药，反所以成其风而重其病也。况脆嫩脏腑，安能受峻厉之剂耶？若专治其病则误矣。

姚仪部子，每停食身发赤晕，用清中解郁汤而愈，后患摇头，切牙，痰盛，发搐，吐出酸味。待其吐尽，翌日少以七味白术散，后日以参苓白术散调理脾胃，遂不复患。大抵吐后儿安，不必更服药也。

一小儿，停食，服通利之剂作呕、腹胀，此脾胃复伤也。用补中益气汤而愈。

一小儿，两目动札，手足发搐，数服天麻防风丸之类，以祛风化痰，前症不愈，其痰益甚，得饮食诸症稍愈，视其准头及左颊，色青黄。余曰：脾主涎，此肝木制脾土，不能统摄其涎，非痰盛也。遂用六君子汤加升麻、柴胡、钩藤，二剂，饮食渐进，诸症渐愈，又用补中益气而安。

【点评】此处所谓惊搐，惊指惊风，不是指受惊；搐指抽搐。惊搐，指惊风后发生的抽搐。所以这里说的还是急、慢惊风的有关病情。王氏强调了惊风与痰湿之间的关系，其要点仍然在脾胃。薛氏虽然认为急惊风应该考虑心、肝、肺数脏的关系，但最终还是要重视脾胃的调理。

小儿用药不宜峻厉

小儿惊药，皆些小丸散，多峻厉，取其易于成功，以之治肝、心有余之症，对病则可，中病宜即止，不可以为常也。病势轻浅，只用轻剂，病退便宜和中调理。如牛黄丸三四十味，乱杂殊甚；凉惊丸非气壮实、肝火旺者，不宜；抱龙丸亦多不见效，且麝、脑香辛太甚，走散真气，又伤脾胃，元气虚则病愈生矣。

愚按：小儿之症，有余便属肝经，不足便属脾经。盖有余是病气也，不足是元气也。凡病气有余，元气不足，当补不当泻，况脆嫩脏腑，安能受峻厉之药？前论厥有旨哉！

一小儿，数岁，每停食辄服峻厉之剂，后患肚腹膨胀，或呕吐泄泻。余先用六君子汤，诸症渐愈，又用补中益气汤，胃气渐复。

【点评】王氏认为小儿惊风，若见急症，则需镇痉清热，但必须中病即止，不可多服，也不可常服。若属慢性惊风，只用轻剂，病退便宜和中调理，注意补养脾胃。薛氏进一步说明急性发作多病位在肝胆，慢性发作病位多在脾胃。前者多为邪气有余，当祛邪为主，后者当补中焦元气为主。

惊后目动切牙

惊后目微动及切牙，固为肝虚，亦虚中有热。虚者，血不足；热者，气有余。水不足无以制火，而火动故也。但牙床属胃，脾胃虚而有热，亦见微咬，不可专归肝肾。当以补脾为主，加黄连、芍药、川芎，便是泻肝气、补肝血也。生地黄凉心血，故导赤散宜用之；熟地黄补肾血，故地黄丸宜用之。凡肝肾虚症见者，于脾胃药加地黄可也。或以目札、切牙为肝肾虚，专服地黄丸，岂不泥膈生痰，适有以妨于脾胃也。

愚按：前症亦有肝热生风，风入于目，目系牵动，则目连札；热入于目，筋脉拘紧，则目直视。若面赤仰卧，摇头切牙，此则心热之所致也。又当别其虚实：肝实则泻青丸，虚则地黄丸；心实则导赤散，虚则粉红丸；若脾胃虚热，补中益气汤加芍药、山栀，以实脾土、制肝木；若肝肾虚热，用六味地黄丸，以补肾水、生肝木。

奚氏女，六岁，忽然发惊，目动、切牙，或睡中惊搐，痰涎壅盛，或用化痰、祛风等药益甚。余曰：面青而见前症，乃属肝木克制脾土，不能摄涎而上涌也。当滋肾水、生肝血，则风自息而痰自消矣。遂用六味丸而愈。

一小儿，患前症，痰涎自流，用惊风之药，其症益甚，脾胃益虚。视其面色痿黄，口吐痰涎。用六君子、补中益气而愈。

【点评】王氏认为惊风平息后，仍有目动切牙，说明肝、胃、肾之火还没有完全消除，还可以继续清热。但在清热的时候，要以补养为主，其中更要注意脾胃的补养。因为小儿体质稚嫩，对过于滋腻之药的吸收消化能力差，反而容易引起其他不良后果。

薛氏具体提出了清热补养的方剂，可以参阅。

小儿好睡

小儿时时好睡，乃脾虚困倦也，不必用温胆汤。睡中惊动不安，是心血虚而火动也。盖心虚则惊动，宜清心、安神、养血、降痰。又胸膈有痰，亦作惊动；又脾胃有伤，郁滞不清，亦惊动不安。此又脾胃与痰所致，非由心血也。宜消食、化痰，食去痰除，则补脾胃。

愚按： 前症若因心脾气虚有痰，宜用参、术、茯苓、五味以补心气；当归、芍药、枣仁以养心血；橘红、半夏以开痰滞。若脾肺气虚，胸膈有痰，用补中益气汤以补中气；用胆星、天竺黄以化痰涎。若因饮食停滞而作，用四君子汤以健脾胃；用山楂、神曲以消饮食。若因脾虚而好睡，用五味异功散以补脾气；当归、芍药以生脾血。若因母饮酒致儿醉好睡者，以甘草、干葛煎汤解之；不应，用四君子汤。

杨永兴子，七岁，停食吐泻后好睡，睡中兼惊，久治不愈。余曰：好睡是脾气虚困也，善惊是心血虚怯也。盖心为母，脾为子也，此心火不能生脾土。用补中益气汤及六味丸加鹿茸治之而愈。

出痘发搐

小儿若因出痘而生惊搐，不必治惊。若身热、耳冷、骫冷①，疑

---

① 骫冷：指骨头弯曲部位发凉，比如下颌骨、尾椎骨、胫骨的上端等就是呈弯曲状。

似未明①，古方服升麻葛根汤；痘已出及出完，调理气血。只根据丹溪痘疮法，分气血虚实，看红紫淡白、稠密稀疏，及参时令用药。常以脾胃为主，虚寒用陈文秀②温补法，实热用解毒法，全在活法通变。

愚按： 小儿痘疮，未出则补托之，已出及出完则调理之。更当察色、听声、辨其多寡、表里、虚实而治之，庶不有误。世皆宗丹溪、钱氏、陈氏三家之论，又必会而通之，与时宜之，不致胶柱而鼓瑟也。窃谓黑陷，耳、骫冷、咬牙、吐泻者，乃脾土虚败，寒水反来侮土，归肾之恶候也。用百祥丸泻之，急以四君子、丁香、陈皮、木香、厚朴、炮姜，以温补脾土，身热饮水，黑陷复起，十救一二。盖此症因脾土虚败，寒水乘侮，故陈文秀先生云，若治寒水于既侮之后，何不保脾土于未败之先？此发前人之未发，救后世之误妄。况痘疮发出、成脓、收靥，即痈疽起发、腐溃、生肌，皆脾土元气使然。若黑陷、寒战、切牙、泄泻、喘嗽，即痈疽阳气脱陷、寒气内淫之阴症，急用异功散，倍参、芪、归、术、姜、附温补脾胃，不可泥其日期，而行解毒、托里等法。但见其虚弱，便宜滋补脾胃，以顾收靥。观丹溪先生治一叟，发热而昏倦，其脉大而似数，与参、芪、归、术、陈皮大料③，二十剂而痘出，又二十剂而脓泡成，身无全肤，又六十剂而安，其义可见。

益黄散治病

益黄散治脾胃虚冷，故用丁香暖胃，二皮理胃、消食化痰，诃子涩肠胃、止泄固气，甘草和中，仍加白术为当。若非虚冷，泄泻清白及无食积者，去青皮、丁香，加白术、茯苓可也。温胆汤除痰止吐，

---

① 疑似未明：指痘疹要出但还未出，病症表象还未明确的时候。

② 陈文秀：即陈文中。宋、金间儿科医家。字文秀。宿州符离（今安徽宿县）人。官和安郎判太医局，兼翰林良医。精大小方脉，善治小儿痘疹。盛负医名，时人尊称之为"宿州陈令"。著有《小儿病源方论》4卷、《小儿痘疹方论》1卷，今两书合刊为《陈氏小儿病源痘疹方论》。

③ 大料：大剂量的意思。

加白术、芍药、黄连，便是制肝补脾之药。

愚按：益黄散乃温补脾胃之剂也。若呕吐。腹痛、泄痢清白，口鼻气冷者，乃寒水反来侮土也，宜用钱氏益黄散。若因热药巴豆之类，或因暑热、伤乳食，损其脾胃，而成吐泻，口鼻气热者，乃胃中气虚风热也，宜用东垣安胃散。

伤风流涕

小儿八岁以下无伤寒，虽有感冒伤风，鼻塞、流涕、发热、咳嗽，以降痰为主，略加微解。凡散利败毒，非幼稚所宜。或冒轻者，不必用药，候二三日，多有自愈。

愚按：前症若手足冷，或腹胀，脾虚也，用六君子汤加升麻、柴胡；若腹胀，或气喘，肺虚也，用四君子汤加柴胡、升麻。经云肺主气而司皮毛，肺虚则腠理不密，外邪易感。凡发表之后，其邪既去，用补脾肺以实其表，庶风邪不能再入。往往表散之后，热嗽不退，复行发表，多变坏症。

吴江史玄年子，伤风，用表散化痰之药，痰盛咳嗽，肚腹膨大，面色㿠白。此脾土虚不能生肺金也。余用六君子汤加桔梗，一剂顿愈。至三日前症仍作，鼻中流涕，此复伤风寒所致。用前药加桑皮、杏仁、桔梗而愈。

史少参季子，喘嗽，胸腹膨胀，泄泻不食，此饮食伤脾土，而不能生肺金也。用六君子汤，一剂，诸症悉愈。

史木川子，六岁，感冒咳嗽，发散过度，喘嗽，不食，用六君子汤加桔梗而愈。时四月，随其父巡视耕种，忽发寒战，仍复咳嗽，或用发表之剂，痰中有血。余曰：此成肺痈也。次日吐痰兼脓，用桔梗汤而愈。后元气未复，大便似痢，或用五苓、黄连、枳实之类，痰喘、目札、四肢抽搐。余曰：此脾气败而变慢脾风也。辞不治，果然。

【点评】王氏认为小儿八岁以下无伤寒，这里有两层意思：一是小儿年龄小，抵抗力较弱，一旦感受风寒之邪后即会出现病态，等不到强烈寒邪入侵，就已经病倒，所以出现伤寒病的概率不高；二是小儿多在大人保护之下，这种情况出现的概率不多。而大人一时不注意而至小儿受凉、伤风等多见，出现感冒伤风，鼻塞、流涕、发热、咳嗽等。这时外邪一般不重，所以无须强力祛邪，用王氏的话就是略加微解，即可祛邪。而病情很轻者，往往可以自愈。

薛氏的史木川子病例，实际上就是小儿伤寒，很可能就是西医所说的小儿肺炎，可见八岁以下无伤寒，并不是绝对的情况。由于病情较重，治疗也有值得商榷之处，所以留有遗憾。

惊搐等症误用药饵

小儿或因惊搐，或变蒸，或食积，或寒热往来，误服解表、泻利之药，伤损脾胃，气血难以发生，面黄肌瘦，目动，切牙，发稀，足弱不能行步。此属胃虚，非肝肾也，当长缓调理，复全胃气可也。

愚按： 药饵偏胜之味，脾胃非所宜也。况小儿之疾，多因乳食不调，寒温失节，亏损脾胃元气，根本不固，而邪得以致之。亦有因乳母六淫、七情、饮食、起居所致。苟不明其本末、辨其缓急，而误用峻厉之药，重伤脾胃生生之气，变症百出，促其夭亡，谁之咎也？丹溪先生《慈幼论》言之详矣。

风斑及脚指常肿

小儿身常发风斑及脚指常红肿，此脾经风热也。用防风通圣散去硝、黄，加鼠黏子、酒炒黄连，为末服之；亦用防风、白芷、薄荷、黄连、黄芩、黄芪、黄柏煎汤，避风而浴。

愚按：前症若因脾气不足，湿热下注，宜用参、芪、归、术以补脾气；升麻、柴胡以升阳气；茯苓、泽泻以导湿热。若因食郁内热，宜用四君子汤以健脾胃；山楂、神曲以消饮食；山栀、川芎以清肝热。若因风邪收敛腠理，或浴出见风而患者，宜用补中益气汤以补元气，加芎、芷、羌活以散风邪。洁古先生云：斑发于肤外而多痛，疹隐于肤内而多痒。大抵安里之药为主，发表之药为佐。

一小儿，瘙痒，发热，体倦，少食。此脾肺气虚，外邪相搏。先用消风散二剂，随用补中益气汤加茯苓、芍药而愈。

一小儿，患此作痛，热渴，服发表之剂，其症益甚，形气倦怠，脉浮而数，此邪在经络，误散表而损其真也。用人参安胃散、补中益气汤而愈。

一小儿，作痒，发热，用犀角消毒散，顿作吐泻，此邪气上下俱出也。其疹果消，勿药自愈。

一小儿，阴囊赤肿，余作胎毒治之而瘥。后患发热、痰喘等症，诊其母有郁火血热，用解郁凉血之药，子母俱服而愈。又患吐泻，小便赤涩，两目瞤动，视其寅卯关脉赤，此属风热。用柴胡清肝散加钩藤钩、木贼草，一剂即愈。

一小儿，腿如霞游走不定，先以麻油涂患处，砭出恶血，其毒即散，用九味解毒散，一剂而安。

一小儿患之，外势虽轻，内苦便秘。此患在脏也，服大连翘饮，敷神功散而瘥。

【点评】本节所说的风斑，按王氏的说法和薛氏的病例来看，除了指风疹（荨麻疹）之外，还包括小儿瘙痒症，小儿风湿热引起的关节红肿疼痛，阴囊肿痛，淋巴管炎症等疾病。

风斑，一般来说主要指风疹，西医认为从体质原因上说，是对某些食品吸收消化过程中产生过敏，治疗以抗过敏为主，目前尚无很有效的治疗方法。中医认为主要在于脾胃虚热，以及血中有内热。治疗以养脾阴为主，同时清血热，祛内风。如使用生地、怀山药、丹皮、赤芍、黄芪、防风、白鲜皮、地骨皮、甘草等。薛氏认为大抵安里之药为主，发表之药为佐，又分成脾气不足、食郁内热、风邪收敛腠理等症型，以针对性治疗。中药的疗效尚好，能较快的控制症状，但很难彻底治愈，往往有反复发作的情况。可以配合针灸治疗，一般可以使用曲池、血海为主穴，再按辨证加用穴位，若有实火表现，则可在太冲穴处适当针刺放血。

小儿无补肾法

小儿无补肾法，盖禀父精而生，此天一生水，化生之源，肾之根也。此根日赖脾胃乳食水谷长养，男至十六而肾始充满；既满之后，婚媾妄用亏损，则可用药补之。若受胎之时，禀之不足，则无可补；禀之原足，又何待于补耶？

愚按： 小儿行迟、齿迟、解颅、囟填、五软、鹤膝、肾疳、齿豁、睛白、多愁，凡此皆因禀受肾气不足，当以六味地黄丸加鹿茸补之。若因精气未满，而御女以通，多致头目眩晕、作渴、吐痰，或发热足热、腰腿酸软，或自汗盗汗、二便涩痛，变生诸疾，难以名状。余常用六味、八味二丸及补中益气之剂加减用之，无不奏效。

一小儿，九岁，解颅，足软，两膝渐大，不能行履，属肾禀不足。用六味丸加鹿茸，三月而能步履。

一小儿，十四岁，肢体倦怠，发热，晡热，口干作渴，吐痰如涌，小便淋沥，或面目赤色，身不欲衣，此亦禀赋不足也。用补中益气汤及前丸而愈。

一小儿，十五岁而御女，大小便道牵痛，服五苓散之类，虚症蜂起，与死为邻。余用补中益气汤、加减八味丸而愈。

一小儿，十三岁，内热，晡热，形体倦怠，食少，作渴，或用清热等药治之，虚症悉具。余以为所禀怯弱，用六味丸加鹿茸补之，不越月而痊。盖古今元气虚实不同故也。

【点评】王氏认为小儿无补肾之法，有三层含义：

1. 肾藏精，肾中之精为先天所来，如《内经》所说："人始生，先成精，精成而后脑髓生"。"两精相搏合而成形，常先身生是谓精"。肾精为父母所给，后天是不能自创或自生的（值得注意的是，肾精可以在后天的生长或治疗中逐渐自我完善。也就是说肾精的量不能增加，但肾精的功能可以逐渐完善或强化）。人一生下来就开始使用肾精，直至肾精消耗殆尽，则会精丧人亡。所以王氏说若受胎之时，禀之不足，则无可补；禀之原足，又何待于补耶？先天之精不足或有缺陷，则会有薛氏所说的小儿行迟、齿迟、解颅、囟填、五软、鹤膝、肾疳、齿豁、睛白、多愁等表现。

2. 所谓补肾起到的是强化肾精的作用，是使用比平时更少量的肾精，发挥更大的作用。也是促使肾精自我完善的一种方法，所以薛氏仍然用六味地黄丸、鹿茸丸对小儿诸多不足予以治疗。这种治疗实际上是一种保肾、养精，可以缓解此类疾病对小儿的进一步伤害，这能使小儿在发育过程中逐渐得以改善或逐渐恢复正常。

3. 人生下来之后，先天之精，还需要后天之精的供养，既然先天之精无法增加，那么，王氏认为小儿此时应该主要是补养脾胃，以生脾精而养肾精，以使肾精逐渐发育完善。

拟定诸方

治小儿肝经火旺，目睛频动，痰气上升，或壮热惊搐，面色红，脉有力，脾胃无伤，宜泻肝火。

川芎_{八分}　当归_{酒洗}　柴胡　橘红　枳壳_炒　天麻_{各六分}　甘草_{四分}
茯苓　白芍药_{炒，各八分}　黄连_{四分，酒炒}　薄荷_{三分}

上每服二钱，姜、水煎服。

愚按：前症若肝经风热而自病，宜用本方；若肝经血燥而自病，宜用六味丸；若肝木克脾土，宜用四君子汤加升麻、柴胡；若肺金克肝木，宜用泻白散；若肾水不能生肝木，宜用六味丸；若愈后惊悸不寐，或寐中发搐、切牙，宜用归脾汤加茯苓、五味。盖有余者，邪气实也；不足者，真气虚也。凡病有余，当认为不足，《经》云：邪之所凑，其气必虚。

少参王阳湖孙，八岁，伤股骨，正体科续之。余视其面，青而兼黄，口角微掣动，此乃肝木侮脾症也。且气血筋骨皆资脾土而生，但壮脾气，则所伤自愈。遂用六君子汤加钩藤钩、当归，三十余剂诸症悉愈。

一小儿，三岁，因惊抽搐，发热，痰盛，久用抱龙丸等药以清风痰，反致面色或赤或青。余谓此心、肝二经血虚风热而生痰，不足之象也。先用六味地黄丸，以滋养肝肾，佐以六君子汤，少加柴胡、升麻，以调补脾胃，诸症顿退而痊。

治小儿脾经不足，土败木侮，目睛微动，四肢微搐，或潮热往来，脾胃有伤，饮食少进，或泄泻，呕吐，面色黄，脉无力，宜补脾胃。

白术_{一钱三分}　黄芪_{蜜炙}　川芎　当归_{酒洗}　人参　肉豆蔻_煨　神曲
干葛_{各五分}　白芍药_{一钱，酒炒}　黄连　甘草_{炙，各四分}　半夏　白茯苓_{各七分}

上姜水煎服。

愚按：前症若因脾胃虚弱，用五味异功散补之，虚寒者加木香，或再加炮姜温之；若因脾气下陷，用补中益气汤举之，作渴者用七味白术散主之；若因脾胃虚弱，寒水侮土，用六君子加木香、炮姜温之；若因脾胃虚弱，肝木侮土，用补中益气汤加苓、芍、半夏调之，若因肝木太过，脾土受制，用小柴胡汤加炒山栀平之；若因伤鱼肉等物，宜六君子汤，更加山楂、砂仁消之；若因伤生冷，腹痛，或泻利清白，宜六君子汤加砂仁、木香、炮姜温之；若因伤辛热停滞，呕吐酸水，或大便积利不快，用六君子汤加黄连、吴茱萸、木香和之；若食积去而泄泻不止，用四君子汤加肉豆蔻、补骨脂、木香、煨姜以补脾肾；若泄泻止而饮食少思，宜用白术散以补脾胃。

一小儿，伤食发热，面赤，或用养胃汤、枳实、黄连、山楂治之，更加腹胀，午后发热，按其腹不痛。余以为饮食虽化，而脾胃复伤，用六君子汤数剂而痊。

一小儿，伤食发热，呕吐，面赤，服消导、清热之剂，饮食已消，热、赤如故。余曰：此胃经虚热耳！用四君子汤加升麻、柴胡各二分，四剂而痊。

一小儿，伤食发热，面赤，抽搐，呕吐，气喘，吐痰。余以为饮食伤脾发热，肺气虚弱所致耳！用六君子汤再加炒黑黄连、山栀各二分，一剂顿安。余见各类。

治小儿心血虚，睡中惊动不安，或受惊吓而作，主清心、安神、降痰。

人参　半夏汤泡　酸枣仁去壳炒　茯神去心，各一钱　当归酒洗　橘红赤芍药各七分　五味子五粒，杵　甘草炙，三分

上水煎，入姜汁、竹沥少许，入牛黄半分尤妙。若温暖之月，心经多热，加生地黄、山栀仁各五分，麦门冬七分，淡竹叶。若方饮食，因惊而停滞者，须先消饮食，然后治惊，惊药内仍加白术、麦芽以理脾胃。盖惊则气散，宜收补其气；惊则痰聚，宜消化其痰。

愚按：前症若心血不足而心神惊悸者，宜用本方；若木火太过而心神不宁者，宜用导赤散；若木火翕合，风热相搏而病者，用柴胡栀子散；若肝火虚弱，木火未济而病者，用六味丸；若因脾胃食郁生痰，惊动不安者，宜用四君子汤以健脾，神曲、半夏、麦芽以化痰，山栀、芍药以清热；若因饮食停滞，肚腹膨胀，或呕吐泄泻，宜用六君子汤以健脾，用厚朴、神曲以消食。如有痰搐惊症，仍用本方调治。如见肝经之症，加钩藤钩，方内赤芍药易以白芍药。治验见各症类。

治小儿食积，郁热发于肌表，潮热往来，主理中清阳明之热。

白术炒　山楂　白芍药炒，各一钱　黄连炒　枳实麸炒　川芎　香附米炒　升麻各七分　干葛一钱二分　甘草　炙草各三分

上用姜、水煎服。若食积去后，潮热未除，减山楂，枳实、香附、川芎，加人参、黄芪、陈皮各五分，再加白术二三分。有痰加半夏六分。

愚按：前症若食积去而热不退，用五味异功散以补胃气；若作呕，少食，用四君子加藿香、半夏以安中气，若泄泻，不食，宜用六君子汤加升麻、柴胡以升补脾气；若久泻不已，宜用补中益气汤以升补阳气；若虚寒，加炮姜、木香，如不应，佐以四神丸以补脾肾①；若体瘦，潮热，口渴，大便不调，宜用肥儿丸以消疳积。若不分脾气虚实、有无食积，概用克伐消导、寒凉清热之剂，复伤脾胃生气，反为难治之症。

儒者薛衡甫子，年七岁，身羸，发热，面黄，皆以为内伤瘀血，欲下之。余谓乃脾脏受伤，投以六君子汤加煨姜，两服，饮食顿进，数服，诸症全愈。

一小儿，饮食停滞，服消导之剂。余曰：此脾胃气虚，故饮食不能克化也。法当调补为善，若数用克伐之剂，脾气益伤，饮食愈停矣。已而腹内又结一块，寒热，潮热，食少，作渴，大便不实。余用

---

① 四神丸以补脾肾：四神丸主要起到温肾暖脾的作用，这里主要针对久泻的虚寒证，是以温为补。

四君子汤，饮食渐增，又用补中益气汤而愈。

一小儿，肚腹膨胀，饮食即泻，手足逆冷。余以为脾气虚寒，先用人参理中丸，后用六君子汤而愈。

一小儿，常患停滞，数服克伐消导之剂，以致脾胃虚甚，患吐泻慢脾风而卒。余见各症类。

治小儿发热感冒，鼻流清涕，或咳嗽吐痰。轻者且勿药，候一二日多自愈，重者用轻和之剂。

橘红　半夏炮　桔梗　川芎各五分　白茯苓　桑皮蜜炙，各七分　甘草炙　防风各四分　薄荷　枯黄芩炒，各三分　白术一钱

上每服二钱，姜、水煎服。

愚按：前症若腠理不密，外邪所感，郁于肺而为患者，宜用本方；若脾胃气虚，不能生肺金而致患者，用补中益气汤；若脾胃气实，肺气壅滞而大肠不利者，用泻黄散；若心火上炎，消烁肺金而致咳嗽者，用六味丸。大凡元气素弱，或患病日久，宜用补中益气汤为主，加以半夏、茯苓、桔梗；若见发搐、切牙等症，皆虚热所迫，亦宜用之；若痰盛，少佐以抱龙丸。若风邪既退，而热痰未已，但健中气，则痰自化而病自愈；若用化痰利气之药，则中气愈虚，痰热愈甚矣。

一小儿，伤风咳嗽，发热，服解表之剂，更加喘促，出汗。余以为肺脾气虚，欲用补中益气汤加五味子补之。不信，乃服二陈、桑皮、杏仁、枳壳、桔梗之剂，前症益甚，又加发搐、痰壅。余仍用前药更加钩藤钩而痊。盖小儿脏腑脆嫩，气血易虚，所用之药虽为平和，亦有偏胜之味，须审察病气形气虚实、在表在里之不同，而治之可也。治法见伤风鼻流涕条。

治小儿大便色泔白及小便浊，或澄之如米泔者，此疳病也。

白术　黄连姜水炒　白茯苓　泽泻　山楂　白芍药炒，各一钱　青皮四分　甘草三分

上姜、水煎服。

愚按： 前症若因脾气虚而兼湿热者，宜用四味肥儿丸；若兼泄泻，当以白术散间服。

治疳丸 小儿要药。

胡黄连　芦荟　使君子　黄连各五钱, 炒　神曲炒, 一两　阿魏　青黛二钱, 另研　麝香少许, 另研

上为末，稀糊丸黍米大。每服十丸，清汤下。

愚按： 前方乃肝脾疳症之药也。或内疳，或疮发于外亦效。盖疳，干也。或因哺食太早，或因恣食甘肥，或因峻剂重亡津液，虚火上炎，或因乳母饮食、起居、七情、劳逸所致。

若口内生疮，身体壮热，腮唇赤色，或咽干饮水，掌热，便赤，盗汗，烦热，啮齿，虚惊。此心经内外疳也，宜用安神丸主之。

若鼻疮，目烂，体瘦，疮癣，或耳前后、项、腋、小腹、内股、玉茎、阴丸肿溃，小便不调，摇头，侧目，白膜遮睛，羞明，畏日，肚大青筋，口渴，下痢。此肝经内外疳也，用地黄、芦荟二丸主之。

若头发稀少，生疮成穗，人中口吻赤烂，或腹大脚细，呕吐泄泻，饮食不思，口干嗜土，泻下酸臭，小便白浊，合目昏睡，恶闻木音。此脾经内外疳也，用肥儿丸主之。

若鼻外生疮，咽喉不利，颈肿，齿痛，咳嗽，寒热，皮肤皱错，欠伸，少气，鼻痒出涕，鼻衄，目黄，小便频数。此肺经内外疳也，用地黄清肺饮主之。

若脑热，身瘦，手足如冰，寒热往来，滑泄，肚痛，口臭①干渴，齿龈溃烂，面黧爪黑，遍身生疮，耳内出水。此肾经内外疳也，用地黄丸主之。

大凡虚火上炎，或痘毒上攻，名曰走马疳，为患甚速。敷雄黄散，服大芜荑汤。此症轻则牙龈腐烂，唇吻肿痛；重则牙齿蚀落，腮颊透烂，饮食不入者，为不治。

---

① 臭：明刻清印本作"鼻"。

一小儿，二岁，茎痿湿痒，后阴囊焮肿，茎中作痛，时出白津。余以为肝火，用龙胆泻肝汤、六味地黄丸而痊。

一小儿，睾丸作痛，小便赤涩，寒热，作呕，乃肝脾之症，用小柴胡汤加山栀、车前子、茯苓而愈。

一小儿，睾丸肿硬，小便黄涩，用小柴胡汤加山栀、车前子并芦荟丸而消。

一小儿，腹内结块，或作痛，或上攻，小便不调，用龙胆泻肝汤、芦荟丸而愈。后形气消铄，发热作渴。此肝木制伏脾土，用补中益气汤及芦荟丸而愈。

一小儿，自脱胎时两目赤肿，或作痒，或生翳。此胎内之肝火也，用芦荟、六味二丸而愈。

一女子，十五岁，患瘰疬，身发赤晕，形气倦怠。此肝火、血虚所致，用加味逍遥散而赤晕愈，用益气汤、六味丸而瘰疬消。

一小儿，下疳溃烂，发热作痛；一小儿茎中作痒，不时搔捻；一小儿茎中溃痛，小便秘涩，日晡尤甚，一小儿目痒出水，或项间结核，或两眼连札，或阴囊瘙痒：俱属肝火，皆用九味芦荟丸，并愈。余见各类。

【点评】疳，小儿常见疾病之一。有三种主要表现：一是干（疳）瘦腹大；二是二便色白如疳；三是出现疳疮，包括溃疡、疮疖、糜烂等。治疗难度较大，治疗时间也较长。

主要是脾胃消化能力受阻，饮食淤积，产生的营养不良，进而影响到肝胆功能。由于疳与积关系密切，所以可统称为疳积。本节中王氏选方用治疳丸，而薛氏用安神丸治疗。

由于营养不良，营阴亏损，虚火泛滥，还可以在内影响到五脏，出现各种疳症。薛氏在脾疳时用肥儿丸，肝疳用地黄丸或芦荟丸等。《小儿药证直诀》中肝疳用地黄丸、心疳用安神丸、脾疳用益黄散、肾疳用地黄丸、肺疳用益黄散、筋疳用地黄丸、胃疳用地黄丸等。并认为诸疳，皆根据本脏补其母及与治疳药，冷则木香丸，热则胡黄连丸主之。

在外也可出现五官、皮肤、阴部等处的痫症。本节薛氏在口鼻生疮时用安神丸，走马牙痫敷雄黄散，服大芜荑汤等。《小儿药证直诀》认为在外之痫，如鼻下赤烂，目燥，鼻头上有疮不着痂，渐绕耳生疮，可用兰香散。

由于痫与积常常同时出现，治疗难度较大，可以配合针灸治疗，以四缝穴为主，再配合辨证选穴，如有脾火时加血海、内庭；有肝火时加用行间、太冲；有心火时加用大陵、劳宫；有肺火时加用鱼际、少商；有肾火时，加用太溪、照海等。在上可加合谷，在下可加大敦等。往往能提高疗效。

治小儿大病后面黄肌瘦，目时动，齿微咬，发稀少，未能大行[①]，因误服解表、泻利伤克诸药而致者，宜长缓调理，复全胃气。

白术一钱二分　白芍药酒炒　白茯苓各八分　人参　陈皮　川芎各六分　甘草炙　黄芪蜜炙　当归酒洗，各四分　半夏　山楂各六分

上用姜、枣、水煎服。

安神镇惊丸　惊退后调理，安心神，养气血，和平预防之剂。

天竺黄另研　人参　茯神　南星姜制，各五钱　酸枣仁炒　麦门冬　当归酒洗　生地黄酒洗　赤芍药炒，各三钱　薄荷　木通　黄连姜汁炒　山栀炒　辰砂另研　牛黄另研　龙骨火煅，各二钱　青黛一钱，另研

上为末，蜜丸绿豆大。淡姜汤送下，每服三五丸。

愚按：前二方根本之治，防微杜渐之法也。但镇惊丸内多苦寒、辛散、分利之味，病后不宜轻用，恐复伤胃气，而变生他症也。若饮食停滞而见他症，当消导为主；若脾胃损伤而见他症，当健中气。大凡病后元气未复，或因克伐之剂元气复伤，而见前症，但用升补阳气

---

①　大行：有两种含义，一是据《佛学大词典》，指菩萨之修行。积大功德，故称大行。一是《史记》有大行不顾细谨，大礼不辞小让之说。本处所说的大行指行为粗犷，没有看清疾病的关键以致误用误治。

为主，诸症自愈，若专攻其病则误矣。

一小儿，七岁，患急惊将愈，而发热惊悸，或用祛风化痰之剂，更加惊搐，吐痰喘嗽，腹膨，少食，恶寒。又用抱龙等丸，更加大便似痢，寒热往来，殊类风症。先君视之，以为脾气亏损，诸经无所资养而然。用四君子汤为主，少用升麻、柴胡以升补阳气而愈。

治小儿齿肿，流涎，腮肿，马牙，主阳明之热。

升麻　川芎　白芍药　半夏炒，各七分　干葛　生甘草　防风　黄连酒炒，各五分　石膏火煅过　白术各一钱　白芷三分

上水煎，每服二钱。若能漱药者，则含药漱而吐之。漱药不用白术、半夏。

愚按：马牙、重舌，因胎毒胃热所致，若用线针刺破出血即愈①，不必服药；若因饮食所伤，脾胃虚热而致，宜用七味白术散；若服热药损伤脾胃发热而致，或口舌生疮，宜用人参安胃散；若久病脾胃虚热，口内如无皮状，宜用七味白术散；若脾经阴血不足，午后益甚，宜用四物汤加白术、茯苓、炙草；若脾经阳气下陷，午后益甚，宜用补中益气汤，并用茱萸涂脚心②；若疳积虚火炎上，龈齿腐烂，当从疳治，亦有滞颐口角流涎，此由脾气虚冷，不能制其津液也，宜用温脾散；若脾经实热，舌纵涎下，宜用泻黄散。大凡小儿四时皆以养元气、健脾胃为主。若屡有痰症，屡服驱风泻火之药，多患前症，其轻者能节饮食、慎调理，不药自愈。

【**点评**】本节主要针对肝经火旺，脾经不足、土败木侮，小儿心血虚致惊，小儿食积，小儿感冒，小儿疳症，小儿用药过于克伐等病情，进行解读和处方治疗。重点是小儿疳症。王、薛二

---

① 用线针刺破出血即愈：指刺舌下金津、玉液穴，并适当放血。

② 用茱萸涂脚心：指将吴茱萸研细，和水或和唾液涂在脚底涌泉穴处。用于治疗下焦寒湿以致肝寒不能升举造成脾阳下陷之证。配合补中益气汤达到升阳举陷的作用。但要注意的是，小儿皮肤较嫩，涂脚心的时间不能太长，皮肤起小水泡后就应将吴茱萸取下，并将小水泡挑破然后消毒包扎。一般1次即可。

氏，均认为小儿病的治疗，应重视脾胃，以补为主，以扶正祛邪为主。薛氏还明确说：凡病有余，当认为不足。

小儿阳气较多，虽是纯阳，但属于稚阳，既容易生长，又容易受到伤害。所以外寒入侵，容易出现感冒。若寒邪不重，则能以纯阳之气以抗之，所以无须治疗，过多治疗反而容易违和正气，不利于小儿健康。但阳气受到较大冲击后，也容易出现虚寒之证，所以补虚的同时，还需注意温阳。

小儿疾病除外邪入侵，还多与饮食相关。也就是小儿病多发生在呼吸系统和消化系统。饮食健康很重要，消食化积是一个重要方面。尤其是出现了痞积，更应该耐心治疗。所以薛氏说：大凡小儿四时皆以养元气、健脾胃为主。若屡有痰症，屡服祛风泻火之药，多患前症；其轻者能节饮食、慎调理，不药自愈。

序次丹溪小儿痘疮治法①

小儿疮②疹，大抵与伤寒相似，发热，烦躁，脸赤唇红，身痛头疼，乍寒乍热，喷嚏呵欠，嗽喘痰涎。始发之时，有因伤风伤寒而得，有因时气传染而得，有因伤食呕吐而得，有因跌扑、惊恐、蓄血而得。或为窜眼惊搐，如风之证，或口舌、咽喉、肚腹疼痛，或烦躁、狂闷、昏睡，或自汗，或下痢，或发热，或不发热，证候多端，卒未易辨，亦须以耳冷、骶冷、足冷验之。盖疮疹属阳，肾脏无症③，耳与骶、足俱属于肾，故肾之所部独冷。又不若视其耳后有红脉赤缕为真，于此可以稽验矣。调护之法，首尾俱不可汗下，但温凉

---

① 序次丹溪小儿痘疮治法：本节主要内容依据《丹溪心法》。
② 疮：明刻清本作"痘"。
③ 肾脏无症：一般来说肾无实证，而疮疹属阳，应为实证，故看起来与肾脏无关，但耳与骶、足部冷，却与肾有关。

之剂兼而济之，解毒和中安表而已。虚者益之，实者损之，冷者温之，热者平之，是为权度借喻而言，亦如庖人笼蒸之法，但欲其松耳！盖毒发于表，如苟妄汗，则荣卫一虚，重令开泄，转增疮烂，由是风邪乘间变症者有之；毒根于里，如苟妄下，则内气一虚，毒不能出而返入焉，由是土不胜水，变黑归肾。身体振寒，耳尻反热，眼合，肚胀，其疮黑陷，十无一生。汗、下二说，古人深戒。以此观之，疮疹症状虽与伤寒相似，而其治法实与伤寒不同。伤寒从表入里，疮疹所发从里出表故也。如欲解肌，干葛、紫苏可也。其或气实烦躁热炽，大便秘结，则与犀角地黄汤或人参败毒散，又或紫草饮多服，亦能利之。故虽云大便不通者，少与大黄尤宜，仔细斟酌之，若小便赤少者，分利小便则热气有所渗而出。凡热不可骤遏，但轻解之；若无热，则疮又不能发也。

凡疮疹，春夏为顺，秋冬为逆。

疮疹分人清浊，就形气上取勇怯。

凡已发未发，并与紫苏饮。但觉身热，症似伤寒，若未见疮，疑似未明，且先与惺惺散、参苏饮，或人参、羌活辈，热甚则与升麻葛根汤、人参败毒散。但一见红点，便忌葛根汤，恐发得表虚也。

凡痘疮初欲出时，身发热，鼻尖冷，呵欠，咳嗽，面赤，方是痘出之候，便宜服升麻葛根汤加山楂、大力子，其疮稀疏而易愈。

凡痘初出时或未见时，宜服后方，多者令少，重者令轻。方以丝瓜近蒂三寸，连瓜子皮烧灰存性，为末，砂糖拌干吃。入朱砂末亦可。又方朱砂为末，蜜水调服，多者可减，少者可无。

凡痘疮发热之时，便以恶实子①为末，蜜调贴囟门上，免有患眼之疾。

凡初出之际，须看胸前，若稠密，急宜消毒饮加山楂、黄芩、酒洗紫草，减食加人参。

---

① 恶实子：即牛蒡子。

初出之时色白者，便大补气血，参、芪、芎、术、升麻、干葛、甘草、木香、丁香、酒洗当归、白芍药，若大便泻，加诃子、肉豆蔻。

初起时自汗不妨，盖湿热熏蒸而然故也。

有初起烦躁，谵语，狂，渴引饮，若饮水则后来靥不齐，急以凉药解其标，如益元散之类亦可用。

凡疮已出，可少与化毒汤。

出不快者，加味四圣散、紫草饮子、紫草木香汤、紫草木通汤，或快斑散、丝瓜汤。

出太甚者，人参败毒散、犀角地黄汤。

疏则无毒，密则有毒，以凉药解之，虽数帖亦不妨，无害眼之患。

炉灰色白静者，作寒看。

齐涌①者，燥者，炘发者，作热看。黑属血热，凉血为主。

白属气虚，补气为主。

中黑陷而外白，起得迟者，则相兼而治。

凡痘疮分表里、虚实。吐泻少食为里虚，不吐泻能食为里实。里实而补，则结痈毒。陷伏倒靥为表虚；灰白者亦表虚，或用烧人屎。红活绽凸为表实，表实而复补表，则要溃烂不结痂。

痘疮分气虚、血虚，用补药。气虚者，人参、白术加解毒药；血虚者，四物汤中加解毒药。

痘疮分气血虚实，多带气血不足。虚则黄芪，生血活血之剂助之，略佐以风药；实则白芍药为君，黄芩亦为君，佐以白芷、连翘、续断之类。

调解之法，活血、调气、安表、和中、轻清消毒、温凉之剂兼而治之，二者得兼而已。温如当归、黄芪、木香辈；凉如前胡、干葛、升麻辈。佐之以川芎、白芍药、枳壳、桔梗、羌活、木通、紫草之

---

① 涌：原作"勇"，据文义改。下同。

属，则可以调适矣。

黑陷二种，因气虚而毒气不能尽出者，酒炒黄芪、紫草、人参辈。

黑陷甚者，亦用烧人屎，蜜水调服。出子和方。

痒塌者，于形色脉上分虚实。实则脉有力，气壮；虚则无力。虚痒，以实表之剂加凉血药；实痒，如大便不通者，以大黄寒凉之药少与之，下其结粪。

气怯轻者，用淡蜜水调滑石末，以羽润疮上。

疮干者，宜退火，止用轻剂。荆芥、升麻、葛根之类。

湿者，用泻湿，乃肌表间湿，宜用风药白芷、防风之类。

上引用升麻、葛根；下引用槟榔、牛膝。助以贝母、忍冬草、白芷、栝蒌之类。

若咽喉痛者，大如圣散、鼠黏子汤。

喘满气壅者，麻黄黄芩汤。烦渴者，甘草散、乌梅汤。下痢呕逆者，木香理中汤。

颜色正者，如上治将欲成就，却色淡者，宜助血药，用当归、川芎、酒洗芍药之类，或加红花。

将成就之际，却紫色者，属热，用凉药解其毒，升麻、葛根、酒炒黄芩、黄连及连翘之类，甚者犀角大解痘毒。

灰白色将靥时如豆壳者，盖因初起时饮水多，其靥不齐，俗呼倒靥。不好，但服实表之剂，消息他大小便，如大便秘通大便，小便秘通小便。

小便赤涩者，大连翘饮、甘露饮。

大便秘结，内烦外热者，小柴胡汤加枳壳最当，或少用四顺清凉。

疮疹用药，固有权度。大、小二便一或秘焉，则肠胃壅遏，脉络凝滞，毒气无从发泄，眼闭，声哑，肌肉黧黑，不旋踵而告变矣。陷入者，加味四圣散，更以胡荽酒薄敷其身，厚敷其足，喷其衣服，并以厚绵盖之。若犹未也，独圣散入木香煎汤；若其疮已黑，乃可用钱仲阳宣风散加青皮主之。钱氏云：黑陷青紫者，百祥丸下之；不黑者，谨勿下。余知其所下者，泻膀胱之邪也。又云：下后身热，气温欲饮水者，可治；水谷不消，或寒战者，为逆。余知其脾强者，土可以治水也。百祥丸太峻，当以宣风散代之。泻后温脾，则用人参、茯苓、白术等分，厚朴、木香、甘草各半为妙。盖疮发肌肉，阳明主之，脾土一温，胃气随畅，独不可消胜已泄之肾水乎！此钱氏不刊之秘旨也。

其坏疮者，一曰内虚泄泻，二曰外伤风冷，三曰变黑归肾。

近时小儿痘疮，止宗陈文中①木香散、异功散。殊不知彼时立方之时，为运气在寒水司天，时令又值严冬大寒，为因寒郁遏，痘疮不红绽，故用辛热之剂发之。今人不分时令寒热，一概施治，误人多矣。时值温热，山野农家贫贱之人，其或偶中也。丹溪痘疮治法最为明备，近世通用陈文中木香、异功等方，乃一偏之术。若痘疮虚怯淡白色痒塌，此属虚寒，宜用陈文中方；若发热壮盛，齐涌，红紫色，瘙痒，此属热毒，急宜凉血解毒。自陈文中方盛行后，属虚寒者率得生，属热毒者悉不救。痘是胎毒，古人治法只解毒，然气血虚则逆，毒气不出及不能成就。故陈文中之法，亦千载妙诀，补前人之未备者。但温补之法既行，而解毒之旨遂隐，故救得一边，又害了一边。今必详究丹溪，二法通用，斯无弊也。

痘疮属虚寒者，直可延至十数日后方死；属毒盛转紫色者，不过七八日。盖痘是胎毒，自内出外，二三日方出齐，毒气尚在内，出至六日则当尽发于表，七、八、九日成脓而结痂矣。若毒气盛，不能尽出，过六日，毒反内入脏腑，故须于六日以前，毒气该出之时，急服凉血解毒之药以驱出之，六日以后，医无及矣，故其死最急。若虚弱毒气少者，只是气血不足，不能贯脓成就，故绵延日久而后死。此虚实轻重之分也。

---

① 陈文中：宋、金间儿科医家。字文秀。宿州符离（今安徽宿县）人。官和安郎判太医局，兼翰林良医。精大小方脉，善治小儿痘疹。盛负医名，时人尊称之为"宿州陈令"。著有《小儿病源方论》4卷、《小儿痘疹方论》1卷，两书今合刊为《陈氏小儿病源、痘疹方论》。

痘疮多者，是毒气多，便先宜解毒，然多则恐气血周贯不足，故随后亦宜兼补药以助成脓血。

愚按：痘疹之疾，乃胎禀之热毒，由内发外，虽为有余之症，当泻不当补，然儿体有虚实，积毒有轻重，又在变而通之。考之钱、陈二先生虽俱名家，然就而折衷之，则陈为较优。盖钱之用药偏于清凉，而陈之治法温凉并行，以其深究阴阳造化之妙，故于病之真寒假热与夫真热假寒，罔不知之真而见之定，随症异宜，未尝执泥。假如病属虚热，而元气未至亏损者，施之以钱氏之法，则固当矣。若病气、元气俱虚或俱实者，而不以陈法治之，鲜不致误。且小儿之痘疹，譬即大人之痈疽，治法无异。其热毒蕴于五内，致二便不利，烦热作渴，脉沉实，须用托里、疏通、和荣卫三法。观陈氏异功散、人参白术散、前胡枳壳汤等方，其药品深为得宜，治者详订而遵之可也。

【**点评**】本节依据朱丹溪对痘疮治疗的看法进行阐述和发挥。王氏在当时影响比较大的两大医家中推崇朱丹溪的治疗方法，他认为丹溪痘疮治法最为明备，近世通用陈文中木香、异功等方，乃一偏之术。

王氏认为调护之法，首尾俱不可汗下，但温凉之剂兼而济之，解毒和中安表而已。疮疹症状虽与伤寒相似，而其治法实与伤寒不同。伤寒从表入里，疮疹所发从里出表故也。并认为适当通利二便对痘疮的治疗有利。王氏从疮疹已发未发、痘疮初欲出、痘疮发热之时、初出之际、疮已出、调解之法、坏疮等几个方面对痘疮进行了较为全面的论述。

薛氏则更推崇陈文中，认为钱之用药偏于清凉，而陈之治法温凉并行，以其深究阴阳造化之妙。并认为假如病属虚热，而元气未至亏损者，施之以钱氏之法，则固当矣。若病气、元气俱虚或俱实者，而不以陈法治之，鲜不致误。

卷之六

附方

补中益气汤

治中气不足，或误服克伐，四肢倦怠，口干，发热，饮食无味，或饮食失节，劳倦身热，脉洪大而无力，或头痛，恶寒，自汗，或气高而喘，身热而烦，脉微细软弱，自汗，体倦，少食，或中气虚弱而不能摄血，或饮食劳倦而患疟、痢，或疟、痢等症因脾胃虚而不能愈者。或元气虚弱，感冒风寒不胜发表，宜用此代之。或入房而后劳役感冒，或劳役感冒而后入房者，急加附子。愚谓人之一身，以脾胃为主。脾胃气实，则肺得其所养，肺气既盛，水自生焉；水升则火降，水火既济，而成天地交泰之令矣。脾胃一虚，四脏俱无生气。故东垣先生著脾胃、内外伤等论，谆谆然皆以固脾胃为本；所制补中益气汤，又冠诸方之首。观其立方本旨可知矣。故曰补肾不若补脾，正此谓也。前所言治症，概举其略，余当仿此而类推之。是以附方之首，并注以表明之。

人参　黄芪炒　白术炒　甘草炙，各一钱五分　当归一钱　陈皮五分
柴胡　升麻各三分

上姜、枣、水煎，空心午前服。

【点评】补中益气汤在脾胃虚弱之时使用效果很好，尤其是中气下陷引起的内脏下垂，现在使用较多。其特点有二：一是补

气；二是升气。但内脏下垂除了有中气下陷外，多因脾虚而又痰湿阻滞，所以仅以补中益气汤（丸），效果并不理想，反而引起食欲下降，胃脘饱闷，睡眠不安，因此还需辨证使用。《血证论》说："阴虚于下不宜升，阳虚于下者，更不宜升也"，值得重视。

补中益气汤（丸）还有扶正祛邪的作用，可以使用在气虚感冒中。2006年底我患感冒，虽有恶寒手冷，流涕色黄，轻微咳嗽等症状，但以头痛为主，疼痛部位主要在头顶部左侧（承光、通天和百会穴之间），左眼眶上缘（攒竹穴及其附近），左头枕部（风池和天柱穴之间），疼痛为刺痛感，还有背部左肩胛骨内侧隐痛，舌苔腻稍黄，舌质稍红，脉紧数。用九味羌活汤3剂，病无明显进退。改用小柴胡汤又服3剂，其他症状有所减轻，但头痛改善不明显。后又使用针灸（主要以痛为腧）方法，不仅头痛没有减轻，反而每次针灸后有疼痛加重的感觉。去医院检查发现是病毒性感冒，服用止痛药如泰诺林，止痛效果明显，但药效过去后，仍然头痛。前后十余日，其他症状虽然有所减轻，但头痛却一直不止。一日无意之间口含西洋参三小片，10分钟左右头痛忽然消失，突然想起秦伯未先生在《谦斋医学讲稿》中所说的补中益气丸治疗感冒的病例，乃改服补中益气丸，开始一天上下午各一丸，三天后改为一天一丸，又服用一个星期，头痛从隐隐作痛逐渐完全消失。看来一个不起眼的感冒病竟前后拖了20余天才完全治愈，又更令人出乎意料的是，治疗感冒取得效果的方法最后竟是补正祛邪。

从辨证来看，开始使用九味羌活汤应该是很对证的，我在治疗其他病人的时候多取得较为明显的疗效，但我自己服用之后却没有明显效果。一般认为长期在医院工作的医生，接触病人多，容易产生抗药性，药物的敏感性减低，故有此结果。

针灸在治疗痛症的时候，也主要是按"以痛为腧"选用穴位，而且此疗效也是比较好的，但是在治疗这次感冒时，却得其反，也是很反常的事情。可能因为我从香港工作回来后，对北京的天气一时不适应，曾经反复患病一个多月，身体元气尚未得到完全恢复有关。"以痛为腧"治疗痛症，主要以行气、散邪为目的，气虚后，经络运气的能力减弱，气不能及时补充，正气不至，邪气不走，正邪斗争更为激烈，抟而不散，不通而痛，故疼痛增加。

到疾病的后期，症状虽然有所减轻，但缠绵不解，看来好似感冒仍然未愈，实乃正气不足以将邪祛出体外，故服用西洋参后竟奇迹般地出现疼痛突然停止的表现，最后竟以补中益气丸治愈。

八珍汤

治肝脾伤损，血气虚弱，恶寒发热，或烦躁作渴，或寒热昏愦，或胸膈不利，大便不实，或饮食少思，小腹胀痛等症。

人参　白术　白茯苓　当归　川芎　白芍药　熟地黄各一钱　甘草炙，五分

上姜、枣、水煎服。

十全大补汤

治气血俱虚，发热恶寒，自汗盗汗，肢体倦怠，或头痛，眩晕，口干作渴。又治久病虚损，口干食少，咳而下利，惊悸，发热，或寒热往来，盗汗自汗，晡热内热，遗精白浊，或二便见血，小腹作痛，小便短少，大便干涩，或大便滑泄，肛门下坠，小便频数，阴茎痒痛等症。即八珍汤加黄芪、肉桂各一钱。

四物汤

治血虚发热，或寒热往来，或日晡发热，头目不清，或烦躁不寐，胸膈作胀，或胁作痛，尤当服之。

当归　熟地黄各三钱　芍药二钱　川芎一钱五分

上水煎服。

加味四物汤

即前方加山栀、柴胡、牡丹皮。

四君子汤

治脾胃虚弱，饮食少思，或大便不实，体瘦面黄，或胸膈虚痞，痰嗽，吞酸，或脾胃虚弱，善患疟、痢等症。

人参　白术　茯苓各二钱　甘草炙，一钱

上姜、枣、水煎服。

六君子汤

治脾胃虚弱，饮食少思，或久患疟、痢。若觉内热，或饮食难化作酸，属虚火，须加炮姜，其功甚速。即前方加半夏、陈皮。

香砂六君子汤

即六君子加香附、藿香、砂仁。

归脾汤

治思虑伤脾，不能摄血，致血妄行，或健忘、怔忡、惊悸、盗汗，或心脾作痛，嗜卧，少食，或大便不调，或肢体肿痛。或思虑伤脾而患疟疾。大凡怀抱郁结而患诸症，或因用药失宜，克伐伤胃，变诸别症者，最宜用之。

人参　白术　白茯苓　黄芪　龙眼肉各二钱　远志一钱　酸枣仁二钱
木香五分　甘草炙，五分　当归二钱①

上姜、枣、水煎服。

【点评】归脾汤来自宋代《济生方》，罗谦甫曰：方中龙眼、枣仁、当归，所以补心也；参、芪、术、苓、草，所以补脾也。薛己加入远志，又以肾药之通乎心者补之，是两经兼肾合治矣。

---

① 二钱：原脱，据明刻清印本补。

归脾汤临床使用较多，它与人体血液变化引起的疾病密切相关，所以多使用在妇科病或血液病上。

血来源主要有二：一是精生血，主要指肾精；二是中焦取汁，变化而赤是谓血，说明脾也生血。可见先、后天均与生血有关，相互又能影响。

从血液的角度上说，心生血、肝藏血、脾统血，三脏关系最为密切，所以血液变化又容易影响到此三脏。归脾汤主要针对脾，其中关系到心与肝。主要有补血、安神、养血的作用。若血不归脾则易妄行，故用参、术、芪、草之甘温，所以补脾；茯神、远志、枣仁、龙眼之甘温酸苦，所以补心（远志苦泄心热，枣仁酸敛心气），而用木香（或香橼或香附）以调脾舒肝。

现代使用上主要有以下三个方面：①调经，主要针对血虚有热。《医方集解》说："实火之血，顺气为先，气行则血自归经；治虚火之血，养正为先，气壮则自能摄血"，所以方中需使用木香以行气。②安神，主要针对心神不安，如失眠、怔忡。《删补名医方论》说："其病则健忘怔忡，怵惕不安之征见于心也；饮食倦怠不能运输，手足无力，耳目昏聩之证见于脾也。故脾阳苟不运，心肾必不交，彼黄婆者，若不为之媒合，则已不能摄肾气归心，而心阴何所赖以养？此取坎填离者，所以必归之脾也。其药一滋心阴，一养脾阳，取乎健者，以壮子益母"。在失眠病中可以合用酸枣仁汤；怔忡可合炙甘草汤。③养肝，由于血虚不能养肝，所以容易引起肝火较旺的表现，这时虚火较多见或呈现虚实夹杂证。若出现紫癜时，可合四物汤或逍遥散。若是西医所说白细胞减少症，则可合当归补血汤或黄芪赤芍汤等。

加味归脾汤

治脾经血虚发热等症[①]。即前方加牡丹皮、山栀各一钱。

---

① 治脾经血虚发热等症：此句原本在"各一钱"后，据附方体例调整。

加味逍遥散

治脾肝血虚发热，或耳内及胸乳腹胀，小便不利。

当归　白术　茯神　芍药　甘草　柴胡各一钱　牡丹皮　山栀各七分

上姜、水煎服。

逍遥散

即前方去山栀、牡丹皮。

【点评】逍遥散出于《太平惠民和剂局方》，王子接曰："逍遥，《说文》与消摇通。庄子逍遥游经云：'如阳动冰消，虽耗不竭其本，舟行水摇，虽动不伤其内。'譬之于医，消散其气郁，摇动其血郁，皆无伤乎正气也。"

逍遥散在临床上也是经常使用的方剂。它以疏肝为主，同时调理肝脾之间的关系。肝为将军之官，容易偏激。若肝气压抑或生火，除了肝脏本身受害之外，最直接的就是木不能克土，而造成消化系统疾患。所以说治肝之病，知肝传脾，当先实脾。所以《医贯》说："余以一方治木郁，而诸郁皆愈，逍遥散是也。"赵羽皇曰："肝木之所以郁，其说有二：一为土虚不能升木也，一为血少不能养肝也。"所以逍遥散调肝理脾，除了疏肝之外，还有两大特点：一是补脾胃之阳，诸如白术、茯苓；二是促使中焦变化而赤以生血，诸如当归、芍药。

逍遥散主药是柴胡，起到疏肝解郁的作用。柴胡也是中医的常用药之一，但如何使用却大有讲究。近年来，柴胡用量逐渐加大，有多到每服药25g者；使用时间逐渐加长，有数月不停者。那么逍遥散中的柴胡应如何使用呢？

古人用柴胡的处方虽然很多，但从药量的轻重来看，可以分成三大类。即大剂量类、中剂量类、小剂量类。大剂量类一般使用在解表类处方中，如柴葛解肌汤、小柴胡汤及其变方，其用量按现在来看，一般在 10g 左右，主要目的是疏达表邪，力求快捷；中剂量类一般使用在调和肝脾类处方中，如柴胡疏肝散、逍遥散及其变方，其用量按现在来看，一般在 5g 左右，主要目的是条达肝气，调整肝脾关系，力求协调；小剂量类一般使用在升阳补益类处方中，如补中益气汤、完带汤等，其用量按现在来看，一般在 2g 左右，主要目的是鼓动气机，力求轻巧。除此之外，还有一种特大剂量用法，如现代有人用以治疗胆石症，所谓总攻疗法，其在需要突然排除胆石的时候，一次服用柴胡 30g 左右，目的是使胆总管突然张开，以利于胆石的排除。这种用法属于临时性、突发性使用，不属常规用法。多使用一次即停用。解表类方一般针对外感病，病程短，治疗时间也短，用药时间不会很长；调和肝脾类方一般针对肝气郁结而致肝脾关系不协调引起的病症，用药时间较长一点；升阳补益类方一般针对阳气虚弱等内伤病而设，疾病较难治疗，用药时间相对最长。

结合剂量轻重、疗程长短的关系来看，二者刚好成反比。也就是疗程越短的用量越大，疗程越长的用量越小。为什么会是这样呢？古人曾有柴胡劫肝阴一说，此说首见于明代张鹤腾《伤暑全书》的序言中。清初名医林北海在重刊张鹤腾《治暑全书》时，将此说讲给他的学生周扬俊，周扬俊又在其《温热暑疫全书》中提到此说，这对后来的医家叶天士、吴鞠通等影响很大。叶氏在《三时伏气外感篇》中说："不知柴胡劫肝阴，……致变屡矣。"吴氏在《温病条辨》中仅禁用柴胡的条文就有五处之多。其原意是指长期使用柴胡，能使肝阴受损。柴胡味苦、性微寒，基本上属平性药，不会出现阳燥而伤阴的后果，那么，是什么原因使肝阴受伤呢？只可能是苦味。苦的作用是泄。肝有何可泄呢？胆汁。中医所说的疏达肝气，利胆，其实都是针对排泄胆汁而说的。柴胡的和解振奋作用，是疏达肝气的结果。其解热作用是清泄肝气的结果；调和作用是条达肝气的结果；升阳的作用是透达肝气的结果。"泄、条、透"在这里是胆汁排泄多少的一种描述，"泄"最多，"透"最少，"条"介于二者之间。现在来看，胆汁不仅能参与食物的消化（肝木克脾土为主的功能），而且与人的情绪变化相关（肝郁不舒的原因）。肝气郁结能使胆汁排泄不畅，胆汁排泄不畅又是肝气郁结加重的主要原因。肝郁生热、肝郁化火、肝风内动都是肝气郁结的结果，也可以说是胆汁排泄不畅、停滞肝胆、甚至回流入血的结果。所以疏达肝气就成了治疗肝病的主要内容。但是胆汁是人体之液，属阴，在肝脏生成，是肝液所化。胆汁长期、过分的排泄，超过了肝脏的生成能力，就会损害肝脏之阴，造成所谓柴胡劫肝阴之果。

近代在治疗胆石症时，重用柴胡达30g左右，其目的就是希望通过胆汁的突然、大量的排泄，使结石随之排出。但是，也有医生在治疗各类肝炎的时候，尤其是在慢性肝炎治疗中长期、较大剂量使用柴胡，这其中就有不妥之处。

肝炎病在比较多的情况之下，中医辨证属脾胃湿热，应从脾胃湿热入手，若比较多的使用利肝的办法，那么这是把中医的认证方法与西医的认病方法混淆起来了，虽然中医与西医有很多相通之处，但是在认证和认病上必须分清，否则就会发生治疗上的偏差。肝炎从病症上来说是肝脏的疾病，但他的影响却波及脾胃，造成了肝脾关系的破坏。而这种关系是疾病变化的主要依据（病机）。只有针对病机进行治疗才能取得满意的疗效，这种关系用中医的话来说，就是脾胃湿热，所以不能舍弃病机，单纯针对肝脏来利胆汁；再者用柴胡条达肝气，使胆汁流通顺畅，虽然对肝炎病的治疗有一定的好处。但无论是何种原因引起的急性肝炎（西医诊断），从中医的角度来看清利脾胃湿热（消炎、灭菌、灭毒）才是其主要治法，才能在较短时间内控制病情，防止转化成慢性病或影响到其他脏器。其余治法都属辅助疗法。若以利胆汁的辅助疗法作为主要治法，这显然是不恰当的。

即使这时中医的诊断主要在肝，疏达肝气是其主要治法，也不宜长期、大量使用柴胡。从急性病的角度来看控制了主要症状以后，就要进入善后处理阶段，多为养肝阴、清虚热，如丹栀逍遥散、黑逍遥散等。这时的柴胡用量应转入中、小剂量的使用方法；而慢性肝炎的时候，中医多用柔肝、和肝、养肝等方法，如一贯煎、滋水清肝饮等。这些方法均属于养肝阴而不属疏肝利胆的范围，很少使用柴胡，即使用了柴胡，其用量也是小剂量的。也许有人要说，治疗肝、脾肿大的鳖甲煎丸，其中柴胡的用量与其他药的用量相比较大，而且也是长期服用的处方，并未见明显的副作用，这是为什么呢？是因为鳖甲煎丸中共有23味药，而按古方的服法是如梧桐子大，空腹服7丸，按现在的分量来看，不过10g。那么柴胡在其中最多不超过0.5g；按现代入汤剂的用法，鳖甲煎丸的总药量在15～18g，其柴胡的用量也不会超过1g，可见用量还是很轻的，仍然属于小剂量用法，所以不会出现因柴胡用量不当而引起的副作用。

可见，柴胡劫肝阴与用法很有关系，临床上不少医生反映，长期较大量使用柴胡，会加快肝硬化的进程。究其原因，是过度泄肝利胆，造成肝脏功能损害引起的。从严格的角度来说，这属于被忽略了的一种医疗事故，值得临床医生给予重视。

逍遥散主要使用在妇科疾病上，其要点就是情绪压抑、紧张，长期得不到疏理，以致气机郁阻，影响到气血流通，生火、生瘀，所以主要是解郁调经。现代也多使用在肝脏疾病上，尤其是慢性肝炎甚至肝硬化、肝癌等。在使用逍遥散的时候，不要长期连续使用，一般症状缓解即可停药。即使是肝硬化、肝癌等也要注意间隔服药，一般服一星期药，停一星期后再服。

六味丸一名地黄丸，一名肾气丸

治肾虚作渴，小便淋秘，气壅痰涎，头目眩晕，眼花耳聋，咽燥，舌痛，齿痛，腰腿痿软等症，及肾虚发热，自汗盗汗，便血诸血，失音，水泛为痰之圣药，血虚发热之神剂。又治肾阴虚弱，津液不降，败浊为痰，或致咳逆。又治小便不禁，收精气之虚脱，为养气、滋肾、制火、导水，使机关利而脾土健实。

熟地黄八两，杵膏　山茱萸肉　干山药各四两　牡丹皮　白茯苓　泽泻各三两

上各另为末，和地黄，加炼蜜丸桐子大。每服七八十丸，空心食前滚汤下。

【点评】一般认为六味地黄丸组方是三补三泻，是补三阴，泻三阳。即熟地补肾、山茱萸补肝、山药补脾；泽泻泻肾、茯苓泻脾、牡丹皮泻肝。其中泽泻是泻阴中之阳，即泻膀胱之水；茯苓泻脾，也是泻阴中之阳，即泻脾中之水，所谓泻水，实际上是补脾阳以运化水湿；牡丹皮泻肝也是泻阳中之阴，泻瘀血也。可见本方泻阳（或曰谐阳，即调和阳气）以补阴，泻邪阳以补正阴。

由于肾藏精、肝藏血、脾生津液，故三者关系密切，互相影响较大，虽然本方以补肾为主，但阴虚时，又会各有重点，临床还可以根据三阴三阳之间的亏损变化，药物可以有轻重不同。以协调阴阳。柯琴也认为不知一阴一阳者，天地之道；一开一阖者，动静之机，则不能把握六味地黄丸。

所谓补肾，是指养肾精，或曰强化肾精的功能，并不是直接增加肾精的数量，所以补肾需要较长时间，才能逐渐达到养肾的功效，因此服用的时间一般较长。临床上很多慢性肾炎（或肾盂肾炎）有肾亏的患者多需服用半年以上，症状才会有较明显改善。但六味地黄丸以熟地为主，较为滋腻，连续服用时间较长，会影响脾胃的消化功能。所以在服用一段时间之后，最好与补中益气丸或归脾丸同服。一般上午或白天服用补中益气丸或归脾丸，下午或晚上服用六味地黄丸。

补肾的时候，很重要的一点是以阴养阳，或曰以阴平阳。所以在肾阴虚相火不安的时候，首先还是使用六味地黄丸。只有相火妄动或相火太过的时候才会使用知柏八味丸。

六味地黄丸主要用于肾精不足引起的肾虚，主要用于以下三个方面：

（1）以肾为主的变化，①肾主骨方面，如腰脊酸软、疼痛等以脊椎变化为主的病症。其他骨骼变化，比如骨刺等也可以使用。②肾藏精方面，主要是生殖系的变化，如遗精、阳痿、性功能低下等。③肾主水方面，主要与膀胱相关，如前列腺肥大、尿液混浊、夜尿等。④肾主髓方面，如脑软化、记忆力减退、老年痴呆等。

（2）与脾肾相关的变化，主要表现在水液代谢上，如西医所说的尿崩症、糖尿病，甚至某些腹水都以六味地黄丸为主加减变化。

（3）与肝肾相关的变化，主要表现在肾虚肝寒，多与瘀血有关。如西医所说的肝硬化，某些高血压，某些肿瘤病或放疗、化疗后遗症等。近代治疗抑郁性疾病的时候，也认为与肝肾有关，此时多为肾阴虚而致肝火亢旺，所以可以在降肝火的同时使用六味地黄丸。过去有人在治疗小儿自闭症的时候一味使用安宫牛黄丸，不用六味地黄丸等养肾处方配合，效果并不理想。

八味丸

治命门火衰，不能生土，以致脾胃虚寒，饮食少思，大便不实，或下元冷惫，脐腹疼痛，夜多漩溺。即前方加肉桂、附子各一两。《经》云益火之源，以消阴翳①，即此药也。

---

① 益火之源，以消阴翳：见于《素问》中的王冰注。

加减八味丸

治肾水不足，虚火上炎，发热作渴，口舌生疮，或牙龈溃蚀，咽喉作痛，或形体憔悴，寝汗，发热，五脏齐损。即六味丸加肉桂一两，五味子四两。

加减金匮肾气丸

治脾肾虚，腰重脚肿，小便不利，或肚腹肿胀，四肢浮肿，或喘急痰盛，已成蛊症，其效如神。此症多因脾胃虚弱，治失其宜，元气复伤而变症者，非此药不能救。

白茯苓三两　附子五钱　川牛膝　桂　泽泻　车前子　山茱萸　山药　牡丹皮各一两　熟地黄四两，捣碎，酒拌，杵膏

上为末，和地黄，加炼蜜丸桐子大。每服七八十丸，空心米饮下。

还少丹

治脾肾虚寒，饮食少思，发热，盗汗，遗精，白浊。又治真气亏损，肌体瘦弱等症。

肉苁蓉　远志　茴香　巴戟　干山药　枸杞子　熟地黄　石菖蒲　山茱萸　牛膝　杜仲姜制　楮实子　五味子　白茯苓各二两

上各另为末，用枣肉百枚并炼蜜丸桐子大。每服五七十丸，空心温酒或盐汤下，日三服。

十补丸

治肾脏虚冷，面黑，足寒，耳聋，膝软，小便不利等症。

附子炮　五味子各二两　山茱萸　山药　牡丹皮　鹿茸制　桂心　茯苓　泽泻各一两

上为末，炼蜜丸桐子大。每服六、七十丸，盐汤下。

当归补血汤

治血气损伤，或妄服峻剂，致气血益虚，肌热，大渴引饮，目赤面红，脉洪大而虚，重按全无。此病多得于饥饱劳役者。

黄芪炙，一两　当归三钱，酒制

上水煎服。

【点评】当归补血汤由黄芪和当归两味药以2：1之比组成的，具有益气生血功效，多用于治劳倦内伤，气血虚，阳浮于外之虚热证。

近年来对当归补血汤配伍比例及其有效成分等方面的研究非常重视，许多学者正致力于探索不同配比与其物质基础及效用之间的内在联系方面的实验研究，发现原方的配伍比例是最恰当的。研究发现黄芪皂苷具有较强的免疫调节作用，可认为是当归补血汤中主要的药效物质基础。当归补血汤具有促进造血、调节免疫功能、保护心脑血管等作用，可用于多种原因所致之贫血等血液系统疾病、心脑血管系统及其肿瘤等疾病。多用在劳伤血虚、产后血脱、脓血过多、大出血等失血的患者。当归补血汤治疗贫血、紫癜等疾病更是常用。

人参养荣汤

治脾肺俱虚，发热恶寒，肢体瘦倦，食少作泻等症。又治久病虚损，口干食少，咳而下痢，心惊悸，热而自汗等症。

白芍药一钱五分　人参　陈皮　黄芪蜜炙　桂心　当归　白术　甘草炙，各一两　熟地黄　五味子炒　茯苓各七分半　远志五分

上姜、枣、水煎服。

参术膏

治中气虚弱，诸药不应，或因用药失宜，耗伤元气，虚症蜂起，但用此药补其中气，诸症自愈。

人参　白术各等分

上水煎稠汤化服之。

济阴地黄丸

治足三阴亏损，虚火上炎，致目睛散大，视物不的①，或昏花、涩紧、作痛、畏明，或卒见非常之处等症。其功效与六味、还少丹相似。

五味子　麦门冬　当归　熟地黄　肉苁蓉　山茱萸　干山药　枸杞子　甘菊花　巴戟肉_{各等分}

上为末，炼蜜丸桐子大。每服七八十丸，空心白汤下。

滋阴补肾丸

治肝肾阳虚阴弱，虚火上炎，目视昏花，或至夜昏暗、紧涩。仍治六味丸所主之症。

熟地黄_{三两}　牡丹皮_{五钱}　生地黄_{四两}　泽泻　茯苓_{各二两半}　当归尾　山茱萸　柴胡　五味子　干山药_{各五钱}

上为末，炼蜜丸，桐子大。每服五七十丸，盐汤下。

益气聪明汤

治饮食不节，劳役形体，脾胃不足，内障，耳鸣，或多年目昏暗，视物不能。此药能令人目光大，久服无内障、耳鸣、耳聋之患；又令精神过倍，元气自益，身轻体健，耳目聪明。

黄芪　甘草　人参_{各五钱}　升麻　葛根_{各三钱}　蔓荆子_{一钱五分}　芍药　黄柏_{酒炒，各一钱}

上每服三钱，水煎服。

神效黄芪汤

治浑身麻木不仁，或左右身麻木，或头面、手臂、腿脚麻木不仁者，并皆服之。如两目紧急缩小及羞明畏日，或瘾涩难开，或视物无力，睛痛手不得近，或目中如火等症。

蔓荆子_{一钱}　橘红_{五分}　人参_{八钱}　甘草_炙　白芍药_{各一两}　黄芪_{二两}

---

① 不的：指不明确。

上每服五钱，水煎临卧服。

助阳活血汤

治眼发之后，犹有上热，白睛赤色，瘾涩难开而多眵泪等症。

蔓荆子二分　香白芷三分　柴胡　黄芪　甘草炙　当归酒洗　防风各
五分　升麻七分

上水煎服。

芍药清肝散

治眵多眊燥，紧涩羞明，赤脉贯睛，脏腑秘结①者。

白术　甘草　川芎　防风　荆芥　桔梗　羌活各三分　芍药
柴胡　前胡　薄荷　黄芩各二分半　山栀　知母　滑石　石膏各二分
大黄四分　芒硝二分半

上水煎服。

黄连天花粉丸

治症同上。

黄连　菊花　川芎　薄荷各一两　天花粉　连翘　黄芩　栀子各四两
黄柏六两

上为末，丸桐子大。每服五十丸，加至百丸，茶汤下。

连翘饮子

治目赤隐涩紧小，久视昏花，迎风有泪等症。

蔓荆子　生甘草　连翘各三分　柴胡二分　黄芩五分　生地黄
当归　红葵花　人参各三分　黄芪　防风　羌活各五分　升麻一钱

上水煎服。若中气不足而致前症，用神效黄芪汤或补中益气汤。

地芝丸

治目不能远视，能近视，或妨近视，乃阴气不足，阳气有余也，

---

① 脏腑秘结：指脏腑津液不足，火气较旺，主要表现为大便秘结，小便黄赤，眼涩口干，皮肤瘙痒等。

宜用此方。

生地黄_{焙干，四两}　天门冬　枳壳_{麸炒}　甘菊花_{各二两}

上为末，炼蜜丸桐子大。每服百丸，茶清或温酒下。

定志丸

治目不能近视，反能远视，乃阳气不足，而阴血有余也，宜此主之。

白茯苓　人参_{各二两}　远志　菖蒲_{各一两}

上为末，炼蜜丸桐子大，以朱砂为衣。每服十丸至三十丸，米饮下。

决明夜光散

治目夜昏，虽有灯月，亦不能睹。

石决明　夜明砂_{各二钱}　猪肝_{一两，生用}

上为末，以竹刀切肝二片，铺药于内，合之，用麻皮缚定，米泔水一碗，砂罐煮至半碗，临卧连肝药汁服。

柴胡清肝散

治肝胆二经风热、怒火，颈项肿痛，结核不消，或寒热往来，呕吐痰水。又治妇人暴怒，肝火内动，经水妄行，胎气不安等症。

柴胡　黄芩_{炒，各一钱}　黄连_炒　山栀_{炒，各七分}　当归_{一钱}　川芎_{六分}
生地黄　牡丹皮_{各一钱}　升麻_{八分}　甘草_{三分}

上水煎服。若脾胃弱，去芩、连，加苓、术。

左金丸

治肝火胁肋刺痛，或发寒热，或头目作痛，泄泻，淋秘，一切肝火之症，并皆治之。

黄连_{六两}　吴茱萸_{一两，汤煮片时①用}

---

① 汤煮片时：即用白水稍微煮一下。

上为末，粥丸①。白术、陈皮煎汤下。

小柴胡汤

治肝胆经风热，或寒热往来，或晡热潮热，或怒火口苦，耳聋，咳嗽，泻利，胁腹作痛诸症。

柴胡二钱　黄芩一钱五分　人参　半夏各七分　甘草炙，五分

上水煎服。

加味小柴胡汤

即前方加山栀、牡丹皮。

犀角升麻汤

治风热头面肿痛，或咽喉不利，时毒等症。

犀角镑，七钱　升麻五钱　防风　羌活各五钱半　白芷　黄芩　白附子各二钱半　甘草一钱五分

上每服七钱，水煎。

越鞠丸

治六郁，饮食少思，或胸满，吐酸，齿痛，疮疥等症。

苍术炒　神曲炒　香附子　山楂　山栀炒　抚芎　麦芽炒，各等分

上为末，水调神曲糊丸桐子大。每服五七十丸，白滚汤下。

平胃散

治胃气壅滞，胸膈不利，或饮食停滞。吞酸嗳腐，或呕吐不食等症。

苍术　厚朴制　陈皮各一钱　甘草四分

水煎服。

异功散

治脾胃虚弱，饮食少思，或久患咳嗽，面浮，气逆，腹满等症。

---

① 粥丸：即将粥去水捞出，与左金丸粉末合在一起做成小丸。

人参　白术_炒　甘草_炒　茯苓　陈皮_{各一钱}

上姜、枣、水煎服。

二陈汤

治脾胃虚弱，中脘停痰，或呕吐恶心，或头目不清，饮食少思等症。

陈皮　半夏　茯苓_{各一钱}　甘草_炙

上姜、水煎服。

【点评】二陈汤见于《太平惠民和剂局方》，原方用橘红，后人改为橘皮。方中橘皮、半夏以陈久者为好，药性更为平和，所以称之为二陈汤。一般药物解释时，认为半夏辛燥，所以燥湿，这与"二陈"之意不完全吻合。既然药物越陈越好，则知用燥去湿不是其主要目的。如成无己曰："半夏行水气而润肾燥。经曰：'辛以润之是也'。行水则土自燥，非半夏之性燥也。"常用法半夏，是用石灰制过，目的就是去燥，可见一斑。去痰常用两种方法：一是燥湿。认为痰为水湿凝敛而成，将水湿干燥，则痰也随之消亡。除了燥湿药之外，比如风药也能"风胜湿"，也有祛湿的作用。二是辛润。认为痰为水湿凝结，加水于痰中，随之辛散流通，有如冰化为水而流走，则痰不复存在。二陈汤的作用与平胃散不同，二陈汤化痰应该主要是取后者的作用；平胃散则主要是取前者。

还要注意的是原方中还有生姜、乌梅二药。其中乌梅，在二陈汤使用中，多为和谐胆气，和胆以和胃。很多医生惧怕酸收之弊，以为会敛痰，不敢使用，其实为误会。

二陈汤是很多方剂的底方，临床使用非常多，弄清楚此方的原委，实很重要。

小半夏汤

治呕吐风痰水饮。

半夏_{姜制，五钱}　茯苓_{三钱}

上入姜汁，水煎服。

丁香茱萸汤

治胃气虚寒，致呕吐、哕，咽膈不通等症。

丁香　橘皮　柴胡　甘草_{炙，各五钱}　吴茱萸　苍术　人参_{各一钱}
升麻_{七分}　黄柏_{三分}　草蔻仁　黄芪_{各二钱}　当归_{一钱五分}

上每服五钱，水煎。

理中化痰丸

治脾胃虚寒，痰涎内停，呕吐少食，或大便不实，饮食难化，咳
唾痰涎。此属中气虚弱，不能统涎归源也。

人参　白术_炒　干姜　甘草_炙　茯苓　半夏_{姜制}

上为末，丸桐子大。每服四五十丸，白滚汤下。

牛黄抱龙丸

治风痰壅盛，或咳嗽发热，或发惊搐等症。

牛黄　雄黄　辰砂　天竺黄_{各四钱}①　麝香_{一钱}②　牛胆南星

上为末，甘草汤糊丸，皂子大。每服二丸，姜汤下。

柴芍参苓散

治脾胃不和，饮食少进，或呕吐，泄泻。凡病后宜用此调理。

柴胡　芍药　人参　白术　茯苓　陈皮　当归_{各五分}　甘草　丹
皮　山栀_{炒，各三分}

上为末，每服一钱，白汤下。或作丸服。

五味子汤

治咳嗽，皮肤干燥，唾中有血，胸膈疼痛等症。

五味子_炒　桔梗_炒　紫菀　甘草_炒　续断_{各五分}　竹茹_{一钱}　赤小豆

---

① 各四钱：原脱，据明刻清印本补。
② 一钱：原脱，据明刻清印本补。

一撮　生地黄二钱　桑白皮炒，二钱

上水煎服。

人参平肺散

治心火克肺，咳嗽喘呕，痰涎壅盛，胸膈痞满。

人参　橘红　甘草炙　地骨皮各五分　茯苓　知母炒，各七分　五味子炒　青皮　天门冬各四分　桑白皮炒，一钱

上水煎服。

麦门冬汤

治火热乘肺，咳嗽有血，胸膈胀满，五心烦热等症。

麦门冬　桑白皮炒　生地黄各一钱　半夏　紫菀　桔梗　淡竹叶麻黄各七分　五味子　甘草各五分

上姜、水煎服。

金沸草散

治肺经受风，头目昏疼，咳嗽声重，涕唾稠黏等症。

荆芥穗一钱　前胡　麻黄　旋复花各七分　甘草炙　赤芍药　半夏各五分

上姜、枣、水煎服。

柴胡桂枝汤

治伤风发热自汗，或痰气上攻等症。

桂枝二钱　黄芩炒　人参　白芍药炒，各钱半　甘草炙　半夏姜制生姜各一钱　柴胡四钱　大枣二枚

上作二剂，水煎服。

竹叶归芪汤

治胃气虚热，口干作渴，恶冷饮食者。

竹叶一钱五分　当归一钱　黄芪二钱　白术　人参各一钱　麦门冬七分甘草炒，五分

上水煎服。

竹叶石膏汤

治胃火作渴。

石膏　人参　甘草各一钱　半夏一钱五分　竹叶　麦门冬各五分

上姜、水煎服。

七味白术散一名白术散

治中气亏损，津液不足，舌干口燥，不喜饮冷，或吐泻后作渴，最宜服之。

人参　白术　木香　白茯苓　甘草　藿香各五分　干葛一钱

上水煎服。

凉膈散

治上焦积热，烦渴，面赤，头昏，咽燥喉痛，口疮，便溺赤涩，并宜服之。

大黄　朴硝　甘草各一两　连翘四两　山栀　黄芩　薄荷叶各一两

上为末，每服五七钱，水煎。

栀子仁汤

治时毒肿痛，大便秘结等症。

郁金　枳壳麸炒　升麻　山栀仁炒，各等分

上每服五钱，水煎。

润肠丸

治脾胃伏火，大便秘涩或干燥不通，不思饮食，乃风热血燥二便结秘也，宜用此以润燥和血疏风，自然通利。若因气血虚弱，津液干涸而大便秘结者，当以调补元气，忌服此丸。

麻子仁　桃仁去皮尖，各一两　羌活　当归尾　大黄煨　皂角仁　秦艽各五钱

上为末，炼蜜为丸，白汤下。

升阳除湿防风汤

治脾胃损伤，阳气下陷，大便泄泻或后重①闭塞等症。

苍术_{米泔浸，四钱}　防风_{二钱}　白术_炒　白茯苓　白芍药_{炒，各一钱}

上水煎服。

升阳益胃汤

治脾胃虚弱，四肢怠惰，时值秋燥之令，体重节痛，口干燥，饮食无味，大便不调，小便频数，兼见肺病，洒淅恶寒，面色恶而不和，乃阳气不伸故也，当以升阳益胃。

羌活　独活　防风_{各五钱}　柴胡　白术　茯苓　泽泻_{各三钱}　人参_{一两}　黄芪　半夏　甘草_{炙，各一两}　芍药　黄连　陈皮_{各四钱}

上每服三五钱，姜、枣、水煎服。

二神丸

治脾胃虚弱，侵晨五更作泻，或全不思食，或食而不化。

破故纸_{四两，炒}　肉豆蔻_{二两，生用}

上为末，用大红枣四十九枚，生姜四两，切碎，水煮熟，去姜，取枣肉和药丸桐子大。每服五十丸，空心盐汤下。

四神丸

治脾胃虚弱，大便不实，饮食不思，或泄痢腹痛等症。

肉豆蔻_{二两}　补骨脂_{四两}　五味子_{二两}　吴茱萸_{浸炒，一两}

上为末，生姜八两，红枣一百枚，煮熟，取枣肉和末丸桐子大。每服五七十丸，空心或食前白汤送下。

【点评】四神丸一般使用在五更泻中，若脾胃虚弱，大便不实，则多以补脾胃为主，如使用理中丸等。若兼有泄痢腹痛，则

---

① 后重：即里急后重，一般指肛门有沉重感和黏滞感，里急后重多见于痢疾病中。这里没有说"里急"，应该主要指大便有黏滞感，就是大便解后仍然觉得没有解完，是有湿邪的表现。

可用黄连理中汤加减。

四神丸温润，以肾温脾，有如补火以生土之法，但与理中丸之补火生土重点不同。在五更泻中一般有郁火，因为肝肾同居下焦，肾寒而致肝寒，因而寒郁肝气，产生郁火，所以多为虚实夹杂，寒温夹杂。西医认为此证多有过敏性结肠炎。在治疗时，四神丸可配用碧玉散，效果更好。

五味子散

治肾泄，在侵晨五更作泻，饮食不进，或大便不实，不时去后。为丸尤效。

五味子_{炒，三两}　吴茱萸_{炒，五钱}

上为末，每服二钱，白汤调下。

【点评】王氏使用五味子散治疗五更泻，用五味子敛肺肾之气，吴茱萸温肝，多用在泄泻病治疗不得法，长期不愈，而成的慢性泄泻病中。由于久病必及肾而出现肾虚肝寒，西医一般认为此时多有慢性结肠炎。所以在治疗的时候可以配用四君子汤或参苓白术散等补脾胃之药，效果会更好。

香连丸

治痢疾赤白，并水泻、暑泻神效。

黄连_{净，二十两}　吴茱萸_{去枝梗，十两}

上先将二味用熟水拌和，入瓷器内，置热汤中顿一日，同炒至黄连紫黄色，去茱用连，为末。每末四两，入木香末一两，淡醋、米饮为丸桐子大。每服二三十丸，滚汤下。

芍药汤

治邪热内结，便血后重，或气不和，里急后重。用此行血则便血自愈，调气则后重自除。

芍药炒，一两　当归　黄连炒，各五钱　槟榔　木香　甘草炙，各二钱

肉桂二钱五分　黄芩炒，五钱

上每服五钱，水煎。

【点评】中医治疗下利（包括里急、泄泻等）多使用黄连为主，王氏这里引用的香连丸和芍药汤主药应该都是黄连，因病情不同而另外使用他药配伍。如疾病初期的葛根黄芩黄连汤，热盛时的芍药汤，鼎盛期的白头翁汤，脾气阻遏时的香连丸，脾阳不足时的连理汤，脾阴不足时的黄连阿胶汤，久病滑脱时用的驻车丸，湿热阻滞的黄连泻心汤，湿浊阻滞的连朴饮等等，黄连在其中都起到了十分重要的作用。在治疗实火的时候黄连的用量相对比较大，这里从王氏所出的药量就可以看出。

大承气汤

治表里俱实，大便秘结，烦渴，谵妄，脾胃怫郁，留饮不散，胸腹高起，痛不可忍，但呕冷液，大渴不能饮，强饮不能消，脉沉实而有力者。

大黄炒　芒硝各五钱　厚朴姜制，一两　枳实麸炒

上水煎服。

【点评】大承气汤四味药，分别针对痞、满、燥、实而设。

其中大黄苦寒芳香，气、味俱很浓烈，药效峻快，推陈致新，酣畅淋漓，故又有将军之称。入脾、胃、大肠、心包、肝经。李时珍认为，大黄入这五经的血分，若在气分用之，是谓诛伐无过。但是近年来，用大黄攻下，治大便不通，肠胃阻塞的急腹症颇为盛行，故又有人认为大黄攻气滞，是解决肠道功能问题，故应入气分。该如何认识这一分歧呢？我们认为判断是入血分还是入气分，关键是看大黄的作用机理是直接对肠道起作用，还是间接对肠道起作用。若是前者，就说明大黄主要是入气分

的；若是后者，则说明大黄主要是入血分的。根据近年来的药理研究来看，大黄的泻下机理，是大黄中的大黄酸蒽酮和大黄酸蒽酮苷在小肠吸收后，经肝脏转化，再作用于骨盆神经或/和黏膜神经丛，使大肠蠕动增加，促使水分滞留肠腔，明显增加 Na^+ 向肠道内移动，从而提高肠内容物而发挥导泻作用。可见大黄不是直接刺激肠道，而是间接刺激肠道，以增加肠道的蠕动，故不能说是入气分药，或者主要不是入气分药。由此也可以看出，古人对中医理论和药物作用认识的深刻。

曾有一位姓肖的中医，因用大黄出名，而得肖大黄之美誉。其制作的"长生不老丸"，曾经轰动一时，成为保健养生的常服药品。其中的主要成分就是大黄。肖大黄根据"若要长生，肠中常清；若要不死，肠中无滓"的理论，正确的使用大黄，达到清热排毒，养精提神，从而增强体质，促进健康。李时珍在《本草纲目》大黄一节内记载：痰为百病之长，用滚痰丸，其中大黄为主药，"常服一二十丸，小病五六十丸，缓病七八十丸，急病一百二十丸，温水吞下，即卧勿动，候药逐上焦痰滞。次日先下糟粕，次下痰涎，未下再服。王隐君岁合四十余斤，愈疾数万也。"可见，无论何种情况，是否患病均可服用大黄，只要注重剂量和服法，不仅没有副作用，而且对身体有益。

在治疗肠道急性病的时候，大黄常和芒硝一起使用。因大黄需要经过吸收以后才能发挥作用，而芒硝很少在肠道吸收，主要是在肠道内形成高渗，以促使肠液流向肠道内，相对来说时效更快，与大黄作用较慢而力强的特点相互弥补、相得益彰。

枳壳与枳实功用基本相同，最早并不分开成两味药使用，到魏晋以后才逐渐分开。二者作用相比，枳实较强，枳壳较弱。一般按身体强壮和病情的轻重来区分何时用枳实，何时用枳壳。根据《中华人民共和国药典》（2015 年版），枳壳性味苦、辛、酸、微寒，入脾、胃经。主要作用为理气宽中，行滞消肿。古人认为枳壳的破气有推墙倒壁之功，可见力量之强。其味辛，故有辛散的作用，但从散而到破，则有一个很大的转变，引起这个转变的原因就是他的寒性。一般的行气药均是温性，温则能通。而枳壳偏寒，寒虽滞，但其味辛，则寒而不滞，散而不温。枳壳多用于阻滞而引起的热证，滞和热形成了恶性循环，一般的行气药因性温而不好用，用则反而容易加重病情，故枳壳这时就能发挥其他行气药不具备的作用。相比之下，枳壳又比其他行气药力量大，故被人冠以破气二字，以示与一般行气的不同。以枳壳（实）为主的古方，一般针对实证而设，用量也偏大，多与攻破药、苦寒药同用。但后世逐渐与补气药同用，如《温病条辨》中枳实理中汤（枳实、茯苓、人参、白术、干姜、甘草）就是治伤寒结胸，体虚不能受攻，诸吐利后胸痞欲绝者。在治病时，枳壳的使用逐渐超过枳实，成为行气化滞的主药。如《医学入门》将《金匮要略》中的橘枳生姜汤，改为枳橘丸，其主要区别就是将枳实改为枳壳。近年来，国外有人认为补中益气汤中加少量枳壳会增强补气升提的作用，被不少人认可使用，取得了一定的临床疗效。可见，枳壳的作用从破气到行气到补气，认识上发生了一个极大的转变，这引起了中医界极大的兴趣。

大承气汤之用于肠梗阻，枳术汤之用于胃停水（水饮内停）等，都是使病变部位从不通到通，从不动到动，不是阳气活动能力减少，而是使阳气活动能力增加；不是阳气损伤，而是阳气增强的表现。李东垣的枳实导滞汤主要治疗肠痈，属肠道受损，肠活动增加，是机体排毒的表现，但是，排便表现为里急后重，是气欲通而不能通的结果。用枳实导滞汤后，排便能力增强，里急后重很快解除，说明肠道之气得到了增强，使邪得以外排，气机通畅而症状减轻。在下利的时候，往往有肠鸣音增强的表现，治疗后肠鸣音逐渐减弱，过去有人误认为这是因为枳壳破气，所以肠鸣音减弱，这实际上是一种误解。肠鸣音的增强是气机欲通而不得通，邪正相争引起的，治疗后，肠中气机增强而肠道得通，所以肠鸣音减弱。是疾病向愈的表现，不是正气受损的结果。所以破气只能理解为破邪或加强行气的能力。

痞满指胸脘痞塞，满闷不痛。《寿世保元》说："痞则内觉痞闷，而外无胀急之形也。"痞症与西医所说的胃肠功能低下相近。有如胃下垂，胃肠蠕动减缓而致不饥饿、不思食等，所以有闷的感觉。而"满"则有胀满的感觉，如食物不当，停滞不去；排便不及时，腹腔胀满不舒，所以有满的感觉。"满"除了有胃肠内容物充斥之外，也可能因为胃肠紧张而引起。依大承气汤的方义，枳壳除痞、厚朴除满。可以在当用处方中加用。

大承气汤属于攻下的正方，还可以根据其中四味药的特点加减变化，演化成峻下、缓下、润下、养阴下、养阳下、瘀血下等等多种攻下法。

大承气汤主要用在"急下以存阴"时，以攻燥矢为目的。其中有两个含义：一是燥矢存留肠内较长时间不能排出可以使用，这时腹痛较为明显，甚至彻夜不眠，如普通便秘，铅中毒，瘀血腹痛，蛔虫腹痛等；二是燥矢留存时间长，逐渐化热伤津，这时往往出现高热，腹剧痛，如西医所说节段性肠炎，某些急性痢疾，肠梗阻等等。一般来说此时属于急性病症，正气尚未虚衰，但使用时一般应该以大便排出为准，排出大便后是否需要继续服用，则应该看燥矢情况而定。但总的来说，不宜长期使用。

下面介绍一例我处理的腹痛病例。

我当时工作的农村，主要生产大米，一般农家都经常用大米酿米酒，当地称之为水酒。当地人平时经常饮用水酒，尤其请客的时候经常大量饮用。天热的时候，到农家出诊，农家一般都是用酒代茶。一年冬天医院来了一位腹痛的病人，满腹痛，疼痛剧烈，拒按，大便秘结，数日不解。收入住院后，西医使用阿托品等解痉药及通便药进行治疗，毫无作用（以前遇见这样的病人其治疗效果也很不好。甚至 10 天左右也不见腹痛减轻），故请中医治疗。我开始使用小承气汤，矢气稍通，腹痛稍减，于是改用大承气汤，使用剂量较大，其中大黄用至 30g、元明粉用至 15g。服用一次药后，大约 40 分钟左右大便即下，下如硬结状，下则痛减，但 1~2 小时后腹痛又开始发作。三次后大便变软，腹痛明显减轻。后改用调胃承气汤最后治愈。与承气汤的急下症，"急下以存阴"的疗法相符合。整个医院的医生后来凡是遇见这样的病人，都使用大承气汤进行治疗，效果也都很好。

　　这种病最后经化验检查，确诊为铅中毒。除了化验检查外，有时还可以从牙龈的铅线看出来。起病原因是当地的饮酒习惯。当地在饮用水酒的时候，一般使用大锡壶装酒，放在热水中烫热，尤其是冬天更是这样。而锡壶的成分中含有一定量的铅，铅在酒中溶解，饮用后进入人体，产生铅中毒。困扰当地多年的腹痛病症最后得以顺利解决。

桃仁承气汤

治瘀血停滞，腹内作痛，或发热，狂，大便秘结等症。

桃仁五十粒，去皮尖　桂枝　芒硝各一钱　大黄二钱　甘草一钱

上水煎，空心服。

花蕊石散

治瘀血停积腹中作痛，或溢口鼻，打扑伤损，瘀血内结，大便不通等症。

花蕊石一斤　硫黄四两

上和匀，用纸泥封固瓦罐，入药仍封固，阴干。如急用，以焙笼内炙干，煅赤，去火，次日取出，细研。每服一钱，童便、热酒下。

清燥汤

治元气虚弱，湿热乘之，肢体酸软，或头目眩晕，饮食少思，口干作渴，或自汗盗汗，胸满气促，小便赤少，大便不调等症。

黄芪—钱五分　　五味子炒，九粒　　黄连二分　　苍术　　白术　　麦门冬　陈皮　生地黄　泽泻各五分　　白茯苓　　人参　　当归　　升麻各三分　　神曲炒　猪苓　柴胡　甘草炙，各二分　　黄柏酒制，一分

上水煎服。

五苓散

治下部湿热，小便赤少，或淋漓作痛。

白术　猪苓各—钱　　茯苓　泽泻各①—钱五分　　肉桂三分

上水煎服。

【点评】《血证论》说：五苓散阴水可用，而阳水绝不可用。所谓阴水是指肾阳不足，水气停留，可见五苓散有提高肾功能的能力，通过提高肾功能以达到去水的目的；阳水是指肾中有实火，而八正散有清热去邪，恢复肾功能的作用，以恢复肾功能以达到去水的目的。五苓散现代主要使用在急慢性肾小球肾炎中，八正散主要使用在肾盂肾炎或尿道感染中。但在慢性肾盂肾炎的时候也经常使用五苓散，其含义应与本论所说大致相通。

五苓散属于温阳利水，猪苓汤属于养阴利水，二者多使用在肾炎病中。前者使用特点是肾阳不足，水湿停留，后者是肾阴不足或下焦虚火，所以有时慢性肾盂肾炎急性发作的时候也可以使用。

在20世纪中药供应紧张的时候，有某大学学生去医院实习，使用五苓散，但药房没有茯苓，他问带教老师怎么办？带教老师说改用木通。后来又来了一位病人，需要开六君子汤，也是缺茯苓，他就自己将方中茯苓改成木通，弄成一个大笑话。说明该学生还是没有弄明白，五苓散中的茯苓与六君子汤中的茯苓的区别在哪里。

黄芩清肺饮

治肺金有热，不能生肾水，而小便不利等症。

---

① 各：原脱，据明刻清印本补。

黄芩_{一钱}　山栀_{二钱}

上水煎服。不利，加盐豉二十粒。

清心莲子饮

治热在气分，烦躁作渴，小便赤浊淋沥，或阴虚火盛，口苦，咽干，烦渴，微热者。

黄芩_炒　麦门冬　地骨皮　车前子_炒　柴胡　人参_{各一钱}

上水煎服。

益志汤

治肾经亏损，遗精，白浊，四肢烦倦，时发蒸热等症。

鹿茸_{去毛，酥炙}　巴戟_{去心}　枸杞子　熟地黄　苁蓉_{酒浸}　牛膝_{酒浸}
附子_{炮，去皮脐}　桂心_{不见火}　山茱萸　白芍药　甘草_炙　防风_{各等分}

上每服三钱，水一盏，姜五片，盐少许，同煎，空心服。

金锁正元丹

治真气不足，元脏虚弱，饮食减少，恍惚多忘，气促喘乏，夜多异梦，心忪①，盗汗，小便滑数，遗精，白浊，一切元脏虚冷之病，并宜治之。

五倍子　茯苓_{各八两}　紫巴戟_{去心，十六两}　补骨脂_{酒浸，炒，十两}　肉
苁蓉_{净洗，焙干}　胡芦巴_{炒，各一斤}　龙骨　朱砂_{另研，各三两}

上为末，酒糊丸梧桐子大。每服十五丸至二十丸，空心食前温酒或盐汤下。

茯菟丸

治思虑太过，心肾虚损，真阳不固，尿有余沥，或小便白浊，梦寐遗精等症。

菟丝子_{五两}　白茯苓_{三两}　石莲肉_{二两}

上为末，酒糊丸桐子大。每服三五十丸，空心盐汤下。

---

① 心忪（zhōng 忠）：忪，指心跳怔忡。原本作"淞"（yán），据聚锦堂本改。

萆薢分清饮

治真元不固，不时白浊，或小便频数、凝如膏糊等症。

益智_{取仁}　萆薢　菖蒲　乌药_{各等分}

上为末，入盐少许，水煎，空心服。加茯苓、甘草亦可。

远志丸

治心神不宁，心火内动，以致小便赤浊，或惊悸怔忡，寤寐不安，心气虚乏等症。

远志_{甘草水煮去心，半斤}　茯神_{去木}　益智仁_{各二两}

上为末，酒糊丸梧桐子大。每服五十丸，空心枣汤下。

小温金散

治心肾虚热，小便赤白淋沥，或不时自汗等症。

人参　莲肉_{去心}　巴戟肉　益智　黄芪_{蜜炙}　萆薢_{酒浸炒}　麦门冬_{去心}　赤茯苓_{去皮}　甘草_{炙，各一钱}

上用灯芯十茎，枣一枚，水煎。

严氏芪附汤

治气虚阳弱，自汗不止，肢体倦怠等症。

黄芪_{蜜炙}　附子_{炮，等分}

上每服四钱，姜、水煎。未应，更加之①。

参附汤

治真阳不足，上气喘急，自汗盗汗，气短，头晕等症。

人参_{半两}　附子_{炮去皮脐，一两}

上分作三服，姜、水煎。

局方石苇散

治膀胱有热，水道不通，淋沥不出，脐腹急痛，或劳倦即发，或

---

① 更加之：原方是每服四钱，若服用后效果不明显，则可根据情况适当增加服用量。

尿如豆汁，或出沙石等症。

芍药　白术　滑石　葵子　当归　瞿麦_{各三钱}　石苇　木通_{各二钱}甘草　王不留行①

上为末，每二钱，空心小麦汤调下。

姜附赤石脂朱砂丹②

治小便数而不禁，怔忡多忘，魇梦不已，下元虚冷，遗尿，精滑，或阳虚精漏不止，或肾气虚寒，脾泄，肾泄等症。

附子_生　干姜_{各半两}　赤石脂_{一两半，水飞}

上为细末，酒糊丸，绿豆大。每十五至二、三十丸。大便不和，米饮下，小便不禁，茯苓汤下。

茯苓丸

治心肾俱虚，神志不守，小便淋沥不禁，或赤或浊，或不利，并宜服之。

赤茯苓　白茯苓_{等分}

上为末，以新汲水挼洗，澄去新沫，控干，别取熟地黄汁与好酒，同于银石器内熬成膏，拌和丸弹子大。空心盐、酒嚼下一丸。

人参救肺散

治咳血、吐血等症。

升麻_{一钱}　柴胡_{一钱}　当归尾_{二钱}　熟地黄_{二钱}　白芍药_{一钱}　苏木五分　黄芪_{二钱}　甘草_{五分}　人参_{二钱}　苍术_{一钱}　陈皮_{五分}

上每服五钱，水二盏，煎至一盏，去渣，食前温服。

麦门冬饮子

治吐血久不愈，或肺气虚而短气不足以息，或肾虚发热，唾痰，皮毛枯燥。

---

① 甘草　王不留行：此处"甘草"与"王不留行"均未出分量，按《太平惠民和剂局方》原方中的剂量，折算应为各一钱。原方中还有当归一钱。

② 姜附赤石脂朱砂丹：原方见于《此事难知》，其中还有朱砂1两（另研）。

五味子十个　麦门冬去心，半钱　当归身　人参各五分　黄芪一钱　生地黄五钱

上为粗末，作一服，水二盏，煎至一盏，去渣，稍热服，不拘时。以三棱针于气冲①出血立愈。

三黄补血汤

治六脉俱大，按之空虚，必面赤，善惊，上热，乃少阴心之脉也。此气盛多而亡血，以甘寒镇坠之剂大泻其气，以坠气浮，以甘辛温微苦峻补其血。

熟地黄二钱　生地黄三钱　当归一钱　柴胡二钱半　升麻一钱　白芍药半两　牡丹皮一钱　川芎二钱　黄芪一钱

上每服五钱，水二大盏，煎至一盏，去滓，稍热服。

补之太过，以防血溢上竭②。

两寸脉芤，两头则有，中间全无而虚③，曰芤。

血在上焦，或衄或呕血，用犀角地黄汤则愈。

小建中汤

治虚劳里急，悸，衄，腹中痛，失精，四肢酸疼，手足烦热，咽干，口燥等症。

桂枝　甘草炙，各三钱　大枣二枚　白芍药六钱　生姜二钱　阿胶炒，一钱

上作二剂，水煎服。

　　【点评】王氏所用小建中汤与《伤寒论》中所用不完全一样：一是甘草用量增大；二是饴糖改用阿胶。

---

　　①　气冲：在脐下5寸，正中线旁开2寸。此穴属足阳明胃经，在腹股沟附近，操作及出血均不易，似另有所指。若需针灸治疗，还可针刺气舍或太渊。

　　②　补之太过，以防血溢上竭：本句所说的意思是：补太过，阳气则过旺，容易引起血上溢。

　　③　两头则有，中间全无而虚：应该是指芤脉如按葱管，轻按或重按能感到脉跳，而中按则感觉不到。不是指寸脉、尺脉感觉有脉跳，关脉没有脉跳。

甘草可以说是中药里最常用的一味药，被人戏称为"朝中的国老，药中的甘草"。一些医生认为甘草主要起着调和诸药的作用，是一种调和剂。实际上甘草的作用远远不止甘缓矫味，起陪衬作用这一方面。它在一些处方中起着很主要、很重要的助阳作用，影响着治疗的进展。张仲景认为，甘草不仅是一般的甘缓补气药，而且在与温药配伍以后，就会有很强的补阳助阳作用。在补阴的方面，有芍药甘草汤及其变方，也可以说明甘草除了有补阳的作用之外，还有补阴的作用，但从用方的总量来看，补阳的处方比较多，说明甘草补阳是主要的。小建中汤可以看成是干姜甘草汤、桂枝甘草汤、芍药甘草汤三方的复方，前两方益阳，后一方益阴，看起来是阳多阴少，但芍药加倍使用，加饴糖以增加甘味（注意，这时甘草不加重量），达到阴阳协调的目的。用饴糖代替甘草，也说明甘草虽然是甘味，但以助阳为主。在本方中需要助芍药之阴的时候，则不宜过用甘草，而改用饴糖之甘缓，以达到酸甘化阴而不助阳的目的。否则，增加甘草用量，会使上述助阳的两方力量更强，达不到小建中汤阴阳协调的原意。

这里王氏将甘草的重量增加，应该与去饴糖而改用阿胶有关，一是增加甜味，二是加强补阳的能力。因为阿胶滋阴养血，补血能力较强，所以需要使用甘草与其阴阳相应。

济生犀角升麻汤

治郁热不解，经络随气涌泄为衄血，或清道闭塞，流入胃脘吐血，或余血停滞，面色痿黄。大便色黑者。

犀角　生地黄　白芍药　牡丹皮各一钱

上水煎服。

白术芍药汤

治脾经受湿，水泄注下，体重困倦，不欲饮食，水谷不化等症。

白术炒　芍药炒，各四钱　甘草炒，二钱

上水煎服。

滋肾丸

治热在血分，不渴，而小便不利，或肾虚足热，腿膝无力等症。

知母　黄柏酒炒，各①二两　肉桂二钱

上各另为末，水丸桐子大，每服百丸，空心白滚汤下。

脾约丸

治脏腑不和，津液偏渗于膀胱，以致小便利而大便秘结者。

麻仁一两二钱半　枳实炒　厚朴　芍药各二两　大黄四两，蒸　杏仁去皮尖炒，一两二钱

上为末，炼蜜丸桐子大。每服二三十丸，白滚汤下。

茵陈栀子黄连汤

治黄胆，大便自利而黄者。

茵陈二钱　栀子一钱　黄连一钱

上水煎服。

龙胆清肝汤

治肝经湿热，小便赤涩，或寒热，胁胀，痰咳等症。凡肝经有余之症，并宜服之。

柴胡一钱　龙胆草酒拌，炒焦　人参　天门冬　甘草　黄连炒　山栀炒　麦门冬　知母各五分　黄芩七分　五味子三分

上水煎服。

人参养胃汤

治外感风寒，内伤饮食，寒热，头疼，或作疟疾等症。

半夏　厚朴姜制　橘红八分　藿香叶　草果　茯苓　人参五分　甘草炙，三分　苍术一钱

上姜七片，乌梅一个，水煎服。

---

① 各：原在"酒"字前，据文义移。

不换金正气散

治脾气虚弱，寒邪相搏，痰停胸膈，致发寒热，或作疟疾等症。

厚朴姜制　藿香　半夏姜制　苍术泔浸　陈皮各一钱　甘草炙，五分

上姜、枣、水煎服。

藿香正气散

治外感风寒，内停饮食，头疼，寒热，或霍乱泄泻，或作疟疾等症。

桔梗　大腹皮　紫苏　茯苓　白芷　半夏曲　陈皮　白术　厚朴制，各一钱　甘草炙，五分　藿香一钱五分

上姜、枣、水煎服。

白虎加桂枝汤

治温①疟、温热等症。

知母六两　甘草二两，炙　石膏一斤，碎　桂枝三两　糯米六合

上咀，以水一斗二升，煮米熟，去滓，煎至三升。温服一升，日三服。汗出愈。

柴胡姜桂汤

治疟寒多热少，或但寒不热，名曰牝疟。

柴胡八两　桂枝　黄芩各三钱　栝蒌根四两　牡蛎　甘草炙　干姜各一两

上咀，水煎服一升，日三次。汗出愈。

桂枝芍药汤

治疟寒热不论先后。

桂枝五分　黄芪炒　知母　石膏　芍药各二钱

上水煎服。

---

① 温：原做"瘟"，据明刻清印本改。

桂枝黄芩汤

如服前药转极者①，宜此和之。

柴胡一两二钱　黄芩　人参　甘草各四钱半　半夏四钱　石膏　知母各五钱　桂枝二钱

上为粗末，依前服。

桂枝羌活汤

治疟处暑前发，头项痛，脉浮，恶风，有汗等症。

桂枝　羌活　防风　甘草各等分

上每服五钱，水煎。

麻黄羌活汤

治证如前，恶风，无汗等症。

麻黄去节　羌活　防风　甘草各半两

上如前服。

一方治疟病，身热，目痛，热多寒少，脉长。先以大柴胡下之，微利为度，后余热不尽，当服白虎汤，以尽其邪。

白芷一两　知母一两七钱　石膏四两

上咀末，依前服。

麻黄桂枝汤

治疟恶风寒，无汗等症。

麻黄一两　甘草二钱　黄芩五钱　桂枝二钱　桃仁三十个，去皮尖

上每服五钱，水煎服。

桂枝石膏汤

治疟发隔日，先寒后热，寒少热多等症。

桂枝五钱　石膏　知母各一两半　黄芩一两

上作三剂，水煎服。

---

① 转极者：指服用前方，病情反而加重。

麻黄黄芩汤

治疟因风暑深入于阴分而发，乃血受病，邪气所舍之尤者也，宜用此发散之。

麻黄_{一两，去节} 甘草_{炒，三钱} 桃仁_{三十个，去皮尖} 黄芩_{五钱} 桂_{二钱}

上为末，依前服。

白芷汤

治疟疾下后余热不尽，服之。

人参 知母_{一两七钱} 石膏_{四两}

上每服五钱，水煎服。

白虎汤_{加苍术名苍术白虎汤}

治胃热作渴，暑热尤效。又治热厥腹满，身难转侧，面垢，谵语，遗溺，手足厥冷，自汗，脉沉而滑。

知母 石膏_{各二钱} 粳米_{半合}

上水煎服。

【点评】白虎汤中石膏是主药，过去有人认为，石膏用水煎前后，其重量没有变化，根据物质不灭定律，没有重量损失，说明石膏中没有物质被煎出来，因而推测白虎汤中用生石膏并没有发挥作用，其消炎杀菌能力是使用知母的原因。实际情况并不是这样。生石膏用水煎，重量没有变化，不能说明生石膏没有发挥药理作用，不能仅仅以重量的变化说明问题。原因有如下两点：①可能是试验者的度量衡的精确度的原因。②虽然生石膏一般情况之下不溶于水，但根据临证的试验，单味石膏在较长时间的煎煮下，其水液用 pH 试纸检测呈蓝色，说明水液已经碱化，说明生石膏经过煎煮后是发生了变化的。经生石膏碱化了的水，从中医的角度来说，应该还是具有辛、甘、寒的特性，具有清热（在这里可以说杀菌消炎）的作用。并且即是重量没有变化，也不能说明生石膏没发挥药理作用。因为生石膏在同其他药物一起煎煮的时候，药物之间也还可能有一个互相作用的过程，比如起到催化的作用，或者是调和作用等。在没有肯定有没有这种作用的情况之下，不能仅仅以重量的变化来说明问题。

生石膏为主药时，是针对阳明经热而设的，即使是三阳经热，也是以阳明经热为主，取其强大的清热（在这里可以说杀菌消炎）作用。这也说明改变致病菌的生存环境也是杀菌消炎的主要方法之一。我曾经在管理中医病床的时候，用白虎汤加减（不加用其他西药）治疗大叶性肺炎，取得了比较好的效果。通过与青霉素治疗大叶性肺炎的对比，发现用青霉素后其退热曲线是：用药1~3天后，体温直线下降，以后在正常区徘徊，病人需要继续治疗。而用白虎汤后其退热曲线是：用药一次，体温立即下降，但降温的幅度不大，比如从40℃降到38℃，第二天上午体温又开始上升，但比第一天的高温要低，如39.2℃，服药后降温的幅度也比第一天大，如37.6℃，体温逐渐下降，形成锯齿样的下降图形，直至一切正常。也就是说用青霉素虽然体温下降很快，但病情并没有明显好转，体温和病情的变化不同步，体温下降后病人并不舒服。而用白虎汤治疗，体温与病情的变化是同步的，体温下降，说明病情好转，体温恢复正常，疾病痊愈。所以病人的自我感觉良好。通过白虎汤与青霉素对大叶性肺炎的对比性治疗，也可以发现，二者疗效、疗程均相差不大，说明生石膏的清热（杀菌消炎）能力是非常强的。

生石膏是否能治脏腑病呢？答案是完全可以的，中医治脏腑病用生石膏也有一些很有名的处方，如泻黄散、清燥救肺汤、玉女煎、紫雪丹等。由此可见，在治疗内脏病时，其清热不一定是杀菌消炎，尤其是清虚热的时候更是如此。那么这时的生石膏，可能主要是通过碱化作用，起到调整人体内环境的目的。也就是调整人体的阴阳，使之达到阴平阳秘，精神乃治。这与中医的整体恒动观思想是一致的。当然我们又要认识到，生石膏的碱化作用仅仅是其治疗作用的一部分，我们这里仅仅是从生石膏清热与消炎的关系上说的。若以为碱化作用就是生石膏治疗作用的全部，那么其他的碱性药为什么达不到生石膏所具有的作用呢？而中医认为生石膏的性味为辛、甘、大寒，这才是它的全部治疗内容，只有这样认识才能真正了解中药的作用。

王氏所用白虎汤，与《伤寒论》中的白虎汤相比，没有使用甘草，主要用于治疗暑热，多属于抗病能力较强的急性病，发病时间较短，正气并未损伤。若患者身体本不强壮，则最好加用甘草以补阳，加强祛邪的速度和能力。身体较虚的患者还可以使用白虎人参汤。

人参益气汤

治暑热伤气，两手麻木，四肢困倦，饮食少思，或发热作渴等症。

黄芪八钱　甘草五钱　炙草二钱　人参五钱　升麻二钱　白芍药三钱五味子百四十粒　柴胡二钱半

上作四剂，水煎服。

大顺散

治冒暑伏热，引饮过多，脾胃受湿，水谷不分，脏腑不调，阴阳气逆，霍乱呕吐等症。

甘草炒　干姜炮　杏仁去皮尖，炒　肉桂

上为末，每服二三钱，汤调下。

消暑丸

治伤暑发热，头痛等症。

半夏　甘草　茯苓各半斤

上为末，生姜汁作糊，丸梧子大。每服五十丸，水下。

机要浆水散

治暴泄如水，周身汗出尽冷，脉弱，不能语言，甚者加吐。

半夏二钱　附子　干生姜　炙甘草　桂各半钱　良姜三分半

上为末，作一服，浆水①煎服。

姜附汤

治霍乱转筋，手足厥冷，多吐呕逆等症。

干姜一两　附子②一个，生用

上水煎服。

三因木瓜汤

治霍乱吐下，举体转筋，入腹则闷绝。

干木瓜一两，不犯铁　吴茱萸半两　茴香　炙甘草各二钱

上服五钱，姜三片，苏叶十片，水煎。

香薷饮加黄连名黄连香薷饮

治一切暑毒腹痛，霍乱吐泻，或头痛、昏愦等症。

香薷　茯苓　白扁豆　厚朴　甘草各一钱

上水煎服。

十味香薷散

治伏暑身体倦怠，神昏，头重，吐泻等症。

香薷一两　人参　陈皮　白术炒　茯苓　黄芩炒　木瓜　厚朴姜制
扁豆　甘草炒，各半两

上每服一两，水煎。

半夏白术天麻汤

治寒气所郁，大便不利，闷乱大作，误为有热，服疏风丸下之。
原证不减，复添呕逆不食，吐痰不止，眼涩，头旋，恶心，烦闷，气
短喘促，目不敢开，如在风云中。头苦疼如裂，身重如山，四肢厥

---

① 浆水：指千扬水，即将水在大瓢中上扬，经多次上扬，水中含氧量会有所增加。

② 附子：附子生用有一定的毒性，需根据患者身体状况和病情使用，煎药的时间可以
稍长，若一击不中，则应选用它药。

冷，是胃气已损，复下两次，重虚脾胃，名曰痰厥头痛。

半夏一钱半　白术　神曲炒，各一钱　天麻　黄芪　人参　苍术　陈皮　泽泻　茯苓各五分　大麦蘖一钱半　干姜三分　黄柏酒制，二分

上每服五钱，水煎。

麻黄附子细辛汤

治感寒脉沉或细微，反发热，或但欲寐者。

麻黄　细辛各二钱　附子一钱

上水煎服。

麻黄汤

治心脏中风，多汗，恶风，口干，语涩，面垢①，头痛，心神惊悸等症。

麻黄　白术　防风　川芎　甘草炙　汉防己　当归　人参各一钱　羌活　远志　茯神各一钱半　升麻八分　桂心五分

上水煎，入竹沥半盏，再煎一二沸，服。

小续命汤

治历节痛风，痰盛口噤，腰背反张，半身不遂，语言謇涩等症。

防己　肉桂　杏仁去皮尖，炒黄　黄芩　白芍药　甘草　川芎　麻黄　人参各一两　防风一两五钱　附子炮，去皮脐，五钱

上每服三钱，姜、枣、水煎。

乌药顺气散

治风气攻注四肢，骨节疼痛，肢体顽麻，及疗瘫痪语涩，脚气步履多艰，脚膝痿弱等症。

麻黄　乌药　橘红　川芎　白芷　桔梗　枳壳麸炒　甘草炒，各一两　干姜炮，五钱　僵蚕炒，一两

上每服五钱，姜、水煎服。

---

① 垢：原作"姤"，据文义改。

犀角散

治肝脏中风，筋脉拘挛，胁胀，膝软，面赤，语涩等症。

犀角_{二钱} 石膏 羌活 羚羊角_{各一钱} 人参 甘菊花 独活 黄芩_炒 天麻 枳壳_{麸炒} 当归 黄芪 芎䓖 白术 酸枣仁 防风 白芷_{各五分} 甘草①

上水煎服。

独活散

治肾脏中风，肌色黧黑，骨节酸疼，多汗，恶风，身体沉重等症。

独活 附子_炮 当归_{酒洗} 防风 天麻 桂心_{各一钱} 川芎 甘菊花 枳壳_{麸炒} 山茱萸 黄芪_炒 丹参 牛膝_{酒浸} 萆薢 甘草_炙 细辛 菖蒲 白术_{各五分}

上水煎服。

防风散

治中风心神恐惧，言语失常。

防风 茯神 独活 人参 远志 龙齿 菖蒲 石膏 牡蛎_{各一两} 秦艽 禹余粮 桂心_{各五钱} 甘草_{三分} 蛇蜕_{一尺，炙}

上每服五钱，水煎。

省风汤

治中风口噤，口眼㖞斜，筋脉挛急，抽掣疼痛，风热痰实，半身不遂等症。

防风 南星_{各四两} 半夏_{水浸洗，生用} 黄芩 甘草_{各二两}

上水煎服。

青州白丸子

治半身不遂，口眼㖞斜，痰涎壅塞，手足顽麻等症。

---

① 甘草：犀角散见于《奇效良方》，其中甘草为三分。

半夏七两　川乌头五钱，去皮脐　南星　白附子各二两

上为末，绢袋盛，浸水中数日，糊丸桐子大。每服十丸，姜汤下。

秦艽升麻汤

治风寒客手、足阳明经，口眼㖞斜，恶见风寒，四肢拘急，脉浮紧。大抵多因太阳一经之药，此方以见风邪有六经之异也。

升麻　干葛　甘草　芍药　人参　秦艽　白芷　防风　桂枝各三钱

上每服一两，入葱白一根，水煎。

愈风丹

治足三阴亏损，风邪所伤，致肢体麻木，手足不随等症。

天麻　牛膝酒浸，焙　萆薢　玄参各六两　杜仲七两　羌活十四两　当归　熟地黄　生地黄各一斤　独活五两　肉桂三两

上为末，炼蜜丸桐子大。每服五七十丸，白汤下。

牛黄清心丸

治诸风瘫痪①，语言謇涩，健忘，恍惚，头目眩晕，胸中烦郁，痰塞喘嗽，精神昏愦等症。或小儿风痰上壅，抽搐，发热，或急惊痰盛发搐，目反口噤。或大人伤寒汗下之后，烦躁发热不解。

牛黄一两二钱　麝香　龙脑　羚羊角各一两　当归　防风　黄芩　白术　麦门冬　白芍药各一两半　柴胡　桔梗　白茯苓　杏仁去皮尖　芎䓖各一两二钱半　肉桂　大豆　黄卷　阿胶各一两七钱　蒲黄　人参　神曲各二两　雄黄八钱　甘草五两　白蔹七钱半　犀角二两　干山药七两　干姜七钱　金箔一千三百片，内四百为衣　大枣一百枚，蒸熟，研烂

上各另为末，炼蜜与枣杵匀，每两作十丸，用金箔为衣。每服一丸，温水化下。

---

① 瘫痪：即瘫痪，肢体松弛。

苏合香丸

治气中，或卒暴气逆心痛，鬼魅恶气等症。

沉香　麝香　诃子　丁香　青木香　安息香　香附　荜茇　白术　白檀香各二两　薰陆香　苏合油　龙脑各一两　朱砂

上为末，用安息香并炼蜜丸桐子大。温水化服四丸。每两作十丸，熔黄腊包裹为善。

河间地黄饮子

治舌暗不能言，足废不能步，属肾经虚寒，其气厥不至，宜温之。

熟地黄生者自制　巴戟去心　山茱萸去核　肉苁蓉酒浸焙　石斛　附子炮　五味子炒　白茯苓　石菖蒲　远志去心　肉桂　麦门冬

上每服三四钱，姜、枣、水煎，入薄荷煎。

丁香安胃汤

治呕吐哕，胃虚寒所致。

丁香半钱　吴茱萸一钱　草豆蔻　黄芪二钱　人参一钱　炙甘草五分　柴胡五分　升麻七分　当归身一钱半　橘皮五分　黄柏二钱　苍术一钱

上每服半两，水煎。

茯苓半夏汤

治胃气虚弱，身重，有痰，恶心欲吐，风邪羁绊于脾胃之间，当先实其脾胃。

白术　茯苓　半夏　炒曲各七钱　大麦面半两　陈皮　天麻三钱

上每服半两，姜、水煎，食前服。

柴胡半夏汤①

治旧有风证，不敢见风，眼涩，头痛，有痰，眼黑，恶心，兀兀

---

① 柴胡半夏汤：方出《兰室秘藏》，其中白茯苓为七分。原名补肝汤，又名半夏苍术汤。

欲吐，风来觉皮肉紧，手足重而难举，居暖处有微汗便减，再见风其病即作。一名补肝汤

半夏二钱　炒曲一钱　柴胡五分　生姜十片　升麻五分　苍术一钱　藁本五分　白茯苓

上用水煎。

藿香安胃散

治脾胃虚弱，不食，呕吐，不得腐熟等症。

藿香　丁香　人参各二钱半　陈皮五钱

上为细末，每服二钱，姜、水煎。

加减二陈汤

治痰饮呕吐，头眩，心悸，或因食生冷，脾胃不和等症。

丁香一两　半夏　陈皮各五两　茯苓三两　甘草一两五钱

上每服四钱，姜水煎。

三味曲末丸

治中脘宿食流饮，酸蜇心痛，口吐清水等症。

神曲炒，三两　苍术泔浸三宿洗净日干炒，一两半　陈皮一两

上为末，生姜汁煮，神曲糊丸，姜汤送下。

木香宽中散

治七情伤于脾胃，以致胸膈痞满，停痰气逆，或成五膈之病。

青皮　陈皮　丁香各四两　厚朴制，一斤　甘草炙，五两　白豆蔻二两　香附炒　砂仁　木香各三两

上为末，每服二钱，姜、盐汤点服。属脾胃亏损之症不可多服，当与六君子汤兼服之。

防风通圣散

治表里俱实，发热烦躁，作渴饮冷，二便闭塞，及一切疮疡，形症如前。

防风　川芎　当归　薄荷　芍药　大黄炒　麻黄　连翘　芒硝各

五钱　石膏　黄芩　桔梗各一两　滑石六两　山栀　荆芥　白术各一两甘草二两

上为末，每服二钱，姜、水煎服。仍量儿大小、虚实加减。

牛黄丸

治小儿惊风，中风，五痫，天钓①，客忤②，潮热，痰涎壅盛症。

白花蛇酒浸　白附子　全蝎　川乌　天麻　薄荷　雄黄各五钱　辰砂三钱　牛黄　麝香各一钱　片脑五分

上各另研，和匀，用麻黄煎酒调丸芡实大。每服一丸，薄荷汤下。

天麻防风丸

治小儿惊风，身体壮热，手足抽掣，精神昏愦，痰涎不利等症。

全蝎去毒炒　僵蚕　天麻　防风　人参　辰砂　雄黄　甘草炙　牛黄　麝香五分③

上为末，炼蜜丸芡实大。每服一丸，薄荷煎汤下。

消风散

治风热上攻，头目昏眩，鼻塞声重，及皮肤顽麻，瘾疹瘙痒等症。

荆芥穗　甘草炙　陈皮　厚朴各五两　僵蚕　人参　茯苓　防风川芎　藿香叶　蛇蜕去土，炒　羌活各二两

上为末，每服二钱，清茶调。

---

① 天钓：病证名。宋·杨士瀛《仁斋小儿方论》作"天瘹"。又名天钓惊风、天吊惊风。即婴幼儿高热、抽搐证，属于惊风的范围。《幼幼近编》："天钓属心肺积热所致。其证涎潮搐搦，项强痰鸣，双眸翻上，爪甲色青。"发作时，头向后仰，眼目上翻，壮热惊悸，手足抽掣，甚则爪甲青紫。

② 客忤：是指小儿突然受外界异物、巨响或陌生人的惊吓，而发生面色发青、口吐涎沫、喘息腹痛、肢体瘛疭、状如惊痫的病症，称为"客忤"。强调了外界因素的影响。

③ 五分：应是"各五分"。

白饼子

治小儿咳吐痰涎，腹中痞癖，脏腑积热，元气充实者。

巴豆二十四个，去皮膜，水煮　半夏　轻粉　滑石　天南星

上研匀为末，糯米饭丸小豆大，捻作饼子。每服一饼，白汤下。

天麻散

治小儿急慢惊风，发热，抽搐，痰涎壅盛，或脾土虚弱，肝木乘侮，以致前症，或吐泻不食，嗜卧困倦。

半夏七钱　天麻二钱半　甘草炙　白茯苓　白术各三钱

上为末，每服一钱半，姜、枣汤调。

凉惊丸

治小儿急惊抽搐，发热，痰盛，或肝经风热、积热，抽搐，目瞪或连札等症。

防风　青黛　草龙胆①各三钱　钩藤钩二钱　牛黄　黄连各五分　麝香　龙脑各少许

上糊丸粟米大。每服三五丸，薄荷汤下。

利惊丸

治小儿惊风及风热生涎，咽喉不利，脾胃无伤，痰涎壅盛者。

辰砂　南星炮，去皮脐　巴豆去心油，各五钱

上为末，蒸饼丸黍米大。每服五七丸，薄荷、生姜煎汤下。

泻青丸

治肝经实热生风，目睛上视，惊搐，痰盛，发热，便秘等症。

龙胆草炒焦　川芎　当归　栀子炒　羌活　防风各一钱　大黄煨，五分

上为末，炼蜜丸芡实大。每服一丸，白汤下。

---

① 草龙胆：应是龙胆草。

导赤散

治心经有热，烦躁，惊搐，小便赤涩。

生地黄　木通　甘草炙，各一钱

上为末，每服一钱，竹叶煎汤调服。

【点评】心火称之为君火，以号令五脏六腑。由于心脏居上焦，而大多数脏腑居中、下焦，所以心火必需有下降的能力才能号令天下。因而有诸火皆升，唯心火独降的说法。心火下降有两条途径：一是心火可以借三焦之水道运行，而肾主膀胱和三焦，故心肾得以相交。二是心火循手太阳小肠经下行至膀胱，而排出体外，称之为心火下移小肠。

《医方集解》认为："小肠为丙火，心为丁火。心热泄小肠，釜底抽薪之义也。"《删补名医方论》说："赤色属心。导赤者，导心经之热从小肠而出，以心与小肠为表里也。然所见口糜舌疮、小便黄赤、茎中作痛、热淋不利等证，皆心热移于小肠之证。"

由于暑热多为湿热蕴蒸，火热多挟湿，故导赤散不用黄连直接泻热之药，而用引火下行之药，使热随湿走，以从膀胱排泄而出。导赤散中生地黄凉血以降心火，用竹叶清利暑热（或心之热），用木通通利水道，用甘草行膀胱和三焦之气，以导湿热下走茎中，使心火得以排出体外。

泻黄散

治脾经有热，烦躁，惊搐，小便赤涩。口舌生疮，咽干作渴等症。

藿香叶七钱　山栀一两　石膏五钱　防风四两　甘草三两

上为末，每服一钱，白汤调。

泻白散①

治肺经有热，咳嗽痰壅等症。

桑白皮　地骨皮各一两　甘草五钱

上为末，每服一钱，白汤调。

【点评】肺主皮毛，风寒外邪入侵，多从皮毛开始，故肺气为人身最早抗邪之处；而肺又为娇脏，燥邪伤津耗液，又多能伤肺。这两大特点，故容易出现风寒燥之咳嗽。肺气抗邪之时，邪正纷争，极易化热。所以凡肺气受邪后的咳嗽，时间稍长，即使不是秋燥之时，也多与燥热有关。《删补名医方论》说此方君以桑白皮，质液而味辛，液以润燥，辛以泻肺。臣以地骨皮，质轻而性寒，轻以去实，寒以胜热。甘草生用泻火，佐桑皮、地骨皮泻诸肺实，使金清气肃而喘嗽可平。

方中选用两种树皮类药，有"以皮走皮"之含义。其中桑白皮甘寒而润，即可润肺去燥，又可清肺中之热，以去皮肤之外邪。地骨皮也是甘寒，以清虚火为主，寒可理肺中之伏火，甘淡泄肝肾之虚热，凉血退蒸。甘草益肺之气，加强肺系之抗邪能力。粳米养胃润燥，补母以益子也。《医方集解》认为此方主要是泻肺经气分之火，说明病程虽然较长，但邪尚未入里，虽有邪热，也有肺之伏（虚）火。一般临床多见咳嗽较长时间不愈之时使用此方。其主要症状是咳嗽不爽，咽痒难忍，痰少或无痰。身有热，而热像不重；肺有痰，而痰液不多；痰或黄，而以牵丝为主。此时还可以与止嗽散配合使用，这样效果更好。我用此法曾治愈过多位较长时间咳嗽不愈的患者。王氏所说痰壅情况，此方临床使用不多。若现咳嗽痰壅，则可与二陈汤或瓜蒌薤白半夏汤配合使用。

---

① 泻白散：出于《小儿药证直诀》，原方还有粳米一撮。

益黄散

治脾土虚寒，饮食少思，或呕吐，作泻，腹痛肠鸣，或寒水反来侮土，以致前症。

陈皮一两　青皮　诃子肉　甘草炙　丁香各二钱

上为末，每服二钱，水煎。

陈氏异功散

治元气虚寒，痘疮色白，寒战切牙，泄泻，喘嗽等症。

木香　当归各三钱半　官桂　茯苓　白术各二钱　人参　肉豆蔻　陈皮　厚朴姜制　丁香各二钱半　半夏　附子炮，各一钱半

上为末，每服二三钱，姜、枣、水煎。

百祥丸

治痘疹黑陷，耳冷，鼻衄，切牙，吐泻，饮食不进等症。

红牙　大戟一两　青州枣三十个

上水煎干，去大戟，将枣焙干为丸，白汤下。

升麻葛根汤

治痘疮初见，发热、头痛等症。

升麻　葛根　芍药　甘草

上水煎服。

清凉饮

治痘后余毒，头面患疮，目赤，咽痛，发热饮冷，大便不通等症。

赤芍药　当归　甘草　大黄各等分

上水煎服。

柴术参苓散

治肝火风热，搐搦不宁，肢体瘙痒等症。

柴胡　山栀炒　川芎　芍药炒，各五分　熟地黄　当归各八分　茯苓

甘草_{炒，各五分}

上水煎服。

参苓白术散

治脾胃虚弱，饮食少思，或呕吐、泄泻等症。病后元气未复，亦宜用此药调理。

人参　茯苓　白扁豆_{去皮，姜汁拌炒}　白术_炒　莲肉_{去皮心}　砂仁_炒　薏苡仁_炒　桔梗_炒　山药　甘草_炙

上为末，每服二钱，白汤煎服。

人参安胃散

治因服峻厉，脾胃亏损，或成慢惊，泄泻，呕吐，或肠胃有热，以致前症。

人参_{一钱}　黄芪_{三钱}　生甘草　炙甘草_{各五分}　白芍药_{七分}　白茯苓_{四分}　黄连_{二分}

上为末，每服二钱，水煎。

温脾散

治脾胃亏损。腹胁虚胀，乳食不进，困倦无力等症。

诃子肉　人参_{各七钱半}　白术　木香　桔梗　茯苓　藿香　陈皮　黄芪_{各五钱}　甘草_{二钱半}

上每服二钱，姜、枣、水煎。

温胆汤

治胆气怯弱，惊悸，少寐，发热，呕痰，饮食少思等症。

半夏　枳实_{各一两}　橘红_{一两五钱}　茯苓_{七钱半}　甘草_{炙，四钱}

上每服一二钱，姜、枣、水煎。

肥儿丸

治小儿食积，五疳，或白秃。体瘦，肚大筋青，发稀成穗，或遍身疮疥等症。

芜荑_炒　神曲_炒　麦蘖_炒　黄连_{各一钱}

上为末，猪胆汁丸黍米大。每服一二十丸，木通煎汤下。

九味芦荟丸

治小儿肝脾疳积，体瘦，热渴，大便不调，或瘰疬结核，耳内生疮等症。

胡黄连　黄连　芦荟　木香　芜荑_炒　青皮　白雷丸　鹤膝草_各一两　麝香_{三钱}

上为末，蒸饼糊丸麻子大。每服一钱，空心白汤下。

大芜荑汤一名栀子茯苓汤

治小儿脾疳少食，发热作渴，大便不调，发黄脱落，面黑，便青，鼻下生疮，能乳食吐等症。

山栀_{三分}　黄柏　甘草_{炙，各二分}　芜荑_{五分}　黄连　防风_{各二分}　麻黄　羌活　柴胡_{各三分}　白术_{五分}　茯苓　当归_{各四分}

上每服二钱，水煎。

桔梗汤

治咳嗽吐脓，痰中有血，已成肺痈症。

桔梗_炒　贝母　当归_{酒浸}　栝蒌仁　枳壳_{麸炒}　薏苡仁　桑白皮_炒百合_{蒸，各一钱半}　五味子_炒　甜葶苈_炒　地骨皮　知母_炒　甘草节防己　黄芪　杏仁_{各五分}

上水煎服。

地黄清肺饮

治肺疳咳嗽，痰唾稠黏等症。

明阿胶_{一钱，面炒}　鼠黏子_{三分，炒}　马兜铃　甘草_{各五分}　杏仁_{七枚，去皮尖}　糯米_{炒，十粒}

上每服一钱，水煎。

清中解郁汤

治小儿脾气虚弱，饮食停滞，郁热生痰，或身发赤晕等症。

白术　茯苓　陈皮　山栀_炒　山楂　神曲_炒　麦芽_炒　川芎　桔

梗　甘草炒，各五分

上每服二钱，水煎。

九味解毒汤

治一切热毒肿痛，或风热瘙痒，脾胃无伤者。

黄连三分　金银花　连翘　漏芦各五分　山栀四分　白芷六分　当归八分　防风三分　甘草二分

上每服二钱，水煎。

大连翘饮

治风热热毒，表里受患，脾胃无伤，发热作渴、大便秘结者。

连翘　瞿麦　荆芥　木通　赤芍药　蝉蜕　甘草　防风　柴胡滑石　山栀炒　黄芩炒　当归各等分

上每服一钱，水煎。

犀角消毒丸

治疮疡初起，焮肿作痛，热闷。已成欲作脓，或脓成已溃者，皆不宜用。

犀角　薄荷　连翘　玄参　牛蒡子各一钱　甘草三分　金银花一钱

上为末，丸桐子大。每服一二十丸，白汤下。

朱砂安神丸

治心神烦乱，发热，怔忡，少寐，或寐中惊悸等症。

黄连一钱半　生地黄　当归　甘草炙，五分　朱砂一钱，另研

上为末，蒸饼丸黍米大。每服十丸，津咽下①。

柴胡清肝散

治肝胆三焦风热疮疡，或怒火憎寒发热，或疮毒结于两耳前后，或身外侧至足，或胸乳、小腹下及两股内侧至足等症。

---

①　津咽下：津指唾液。一般先用舌在口中搅动，使唾液增加，然后将药倒入口中咽下。

柴胡　黄芩炒　人参各三分　山栀炒　川芎各五分　连翘　桔梗各四分　甘草三分

上水煎服。

活血散

治痘疹已出未尽，烦躁不宁，肚腹作疼等症。

白芍药一两，酒炒　紫草茸一钱半

上为末，每服一匙，糯米汤调下。

神功散

治一切疮疡肿焮作痛，未成者敷之即散，已溃者敷之肿痛即消。

黄柏炒　草乌炒　血竭

上为末，津调①敷患处。

惺惺散

治变蒸、伤寒，头疼，壮热，目眵，多睡，咳嗽喘急，或痘疹已出未出疑似之间。

人参　白术　茯苓　芍药　细辛　桔梗　甘草　天花粉等分

上水、姜煎服。

人参羌活散

治伤寒时气头疼，或痘疹兼于发表。

人参　羌活　独活　柴胡　前胡　桔梗　茯苓　枳壳　川芎　天麻　甘草　地骨皮各三分

上入薄荷五叶，姜、水煎服。

参苏饮

治感冒风寒，发热，咳嗽，或痘疮初起未出，咳嗽等症。

人参　紫苏　陈皮　半夏　茯苓　枳壳麸炒　桔梗炒　前胡　干

---

① 津调：取津之时，先用干净水漱口，然后张口让唾液慢慢流出，用瓷碗装好，再拌药末。

葛　甘草_{各五分}　木香①

上姜、水煎服。

升均汤②

治痘疮已出不匀，或吐泻，发热，作渴。

升麻　干葛　芍药_炒　人参　白术_炒　茯苓　甘草　紫草_{如无，红}
_{花代之}

上每服三五钱，姜、水煎。

参芪四圣散

治痘疮已出，至六七日不起发、不生脓、不作痒。

人参　黄芪_炒　白术_炒　茯苓　当归　芍药_炒　川芎_{各五分}　紫草
木通　防风_{各三分}　糯米_{二百粒}

上水煎服。

人参透肌饮

治痘疮虽出不齐，隐于肌肤间者。

人参　紫草　白术　茯苓　当归　芍药　木通　蝉蜕　甘草　糯
米_{各等分}

上每服三钱，水煎。

参芪内托散③

治痘疮里虚发痒，或不溃脓，或为倒靥等症。

人参　黄芪_炒　当归　川芎　厚朴_{姜制}　防风　桔梗_炒　白芷　官
桂　紫草　木香　甘草_炒

上入糯米一撮，水煎服。仍量儿加减。

---

① 木香：参苏饮按《太平惠民和剂局方》所出，木香应为五分；按《奇效良方》所出，木香应为三分。

② 升均汤：该方药物分量应为各等分。

③ 参芪内托散：见于《景岳全书》，药物分量为"各等分"。

加味参芪术附汤

治痘疮表里俱虚，吐泻，作渴，手足厥冷。非犯里虚，寒战切牙，吐泻，头温足冷者，不可服。

人参三钱　黄芪二钱五分　白术二钱　附子　木香各五分　当归一钱五分　川芎　陈皮炒　甘草炙，各一钱　豆蔻煨，一个　茯苓　干葛各一钱半　诃子二个　芍药一钱五分　糯米三百粒

上每服二钱，姜、水煎。

紫草快斑汤①

治痘疹血气不足，不能发出，色不红活等症。

紫草　人参　白术　茯苓　当归　川芎　芍药　木通　甘草　糯米

上每服二钱，水煎。

人参胃爱散②

治痘疮已发未发，吐泻不止，不思饮食等症。

人参　藿香　紫苏　木瓜　丁香　茯苓　甘草　糯米

上每服三钱，姜、枣、水煎。

紫草木香汤

治痘疮里虚，痒塌黑陷，闷乱。

紫草　木香　茯苓　白术　人参　甘草炒　糯米

上每服三钱，水煎。

人参门冬饮

治痘疮发热，烦渴等症。

麦门冬一两　人参　陈皮　白术　厚朴　甘草各五钱

上每服二三钱，水煎。

---

① 紫草快斑汤：该方分量应根据具体病情而定。

② 人参胃爱散：该方分量应根据具体病情而定。

前胡枳壳汤

治痘疮八九日间，腹胀，大小便不通等症。

前胡　枳壳_{麸炒}　茯苓　大黄_炒　甘草_{各等分}

上每服二钱，水煎服。如身温、脉微及泻者，不可用。

射干鼠黏子汤

治痘疮收敛后，余毒不尽，发热不止，或咽喉肿痛，或患热毒等症。

鼠黏子_{四两炒}　升麻　射干　甘草_{各一两}

上每服三钱，水煎。

三豆饮

治天行痘疮，始觉即服之，多者必少，少者不出等症。

赤小豆　黑豆　绿豆_{各一升}　甘草节_{五钱}

上水煮熟，任儿食之，七日自不发。

败草散

治痘疮挝①搔成疮，脓血淋漓，谓之斑烂。

用屋烂草，或盖墙烂草，多年者佳，取为末搽之，须多掺席上，任儿坐卧②。

紫草木通汤

治痘疹出不快。

紫草　人参　木通　茯苓　糯米_{各等分}　甘草_{减半}

上每服二钱，水煎。

消毒散

治痘疹初起烦热，或痘后余毒疮肿。

---

① 挝（zhuā 抓）：同"抓"。

② 用屋烂草……任儿坐卧：这应是一种民间疗法，过去还有在疮烂之处用黑滋腻泥巴擦拭的方法。后据说有人从此等泥中发现含青霉素。本节此处的用法与滋腻泥巴治疮烂有相近之处。

牛蒡子_炒　荆芥穗　甘草_{各五分}

上水煎服。

甘桔防风汤

治痘后余热，咽膈不利，或咽舌生疮等症。

桔梗_炒　甘草　防风_{各一钱}

上水煎服。

甘露饮子

治积热及痘后咽喉肿痛，口舌生疮等症。

生地黄_炒　麦门冬_{去心焙}　熟地黄　天门冬_{去心}　黄芩_炒　石斛
枳壳_{麸炒}　枇杷叶　茵陈　甘草_{炙，各等分}

上每服二钱，水煎。

谷精草散

治痘疹已靥，翳膜遮障瞳子等症。

谷精草_{一两}　蛤粉_{二两}　黑豆_{二两}

上为末，用雄猪肝一叶，竹刀批开，掺药在内，以麻线缚定，砂
罐内水煮熟，任儿食之。

化毒丹

治胎毒及痘后头面生疮，眼目肿痛，或口舌生疮，口干作渴，大
便坚实等症。

生地黄_{杵膏}　熟地黄_{自制杵膏}　天门冬　麦门冬　玄参_{各三两}　甘草
甜硝_{各二两}　青黛_{一两五钱}

上为末，炼蜜丸芡实大。每服一丸，白汤化下。

大如圣饮子

治疮疹斑痘毒攻咽嗌，肿痛热渴，或成肿毒不消等症。

桔梗　甘草　鼠黏子_{炒，各一两}　麦门冬_{五钱}

上每服二钱，水煎。

宣风散

治惊风。

槟榔二个　陈皮　甘草各等分　牵牛四两，半生半炒

上为末，每服五分，蜜汤调下。

木香散

治小儿腹胀泻渴等症。

木香　大腹皮　人参　桂心　赤茯苓　青皮　前胡　诃梨勒　半夏姜制　丁香　甘草炙，各等分

上每服二钱，姜、水煎。

雄黄解毒散

治痘疮后牙疳，口臭，或走马疳龈颊蚀烂，或肢体成痘疮凹陷不愈。

雄黄一两　铜碌二钱五分

上为末，用米泔水洗净，干掺患处，口内不可用。

丝瓜汤

治痘疮毒。

丝瓜　升麻　芍药酒浸　甘草　黑豆　赤小豆　犀角镑

上水煎服。

四圣散

治痘疹出不快及倒靥。

紫草茸　木通　甘草炙　枳壳麸炒　黄芪各等分

上每服二钱，水煎。

独圣散

治痘疮倒靥陷伏。

用穿山甲取前足嘴上者，烧存性，为末，以木香汤入少酒服之。

快透散

治痘疮出不快等症。

紫草　蝉蜕　人参　木通　芍药　甘草炙，各等分

上每服二钱，水煎。

鼠黏子汤

治斑疹稠密，身热等症。

鼠黏子炒　当归　甘草炙，各一钱　柴胡　连翘　黄芩　黄芪各一钱半
地骨皮二钱

上每服二钱，水煎。

紫草散

治痘疹黑陷，气血虚弱，疮疹不起。

紫草　甘草　黄芪炙　糯米各一钱半

上水煎服。

益元散①

治痘疹初起，烦躁作渴等症。

滑石六两　甘草一两

上各另为末，每服五六分，白汤调下。

粉红丸②

治心虚困卧惊动，痰涎不利，或发热，痰嗽等症。

天南星　朱砂一钱五分　天竺黄五钱　龙脑一钱　胭脂一钱

上用牛胆汁和丸芡实大。每服一丸，沙糖汤下。

制附子法：

附子重一两三四钱，有莲花瓣，头圆底平者。先备童便五六碗，

---

① 益元散：益元散又名天水散、太白散（《伤寒直格》卷下）、六一散（《伤寒标本》卷下）。根据《中国药典》（2015年版）所载其中应有朱砂，按此处方用量来计算的话，应该为三钱。

② 粉红丸：见于《小儿药证直诀》卷下。别名温惊丸。其中天南星的分量应为四两。

将附子先放在灶上烟柜中间，良久，乘热投入童便，浸五七日，候润透揭皮，切四块，仍浸二三日，用粗纸数层包之，浸湿埋灰火半日，取出切片，检看有白星者，乃用瓦上炙熟，至无白星为度。如急用，即切大片，用童便煮二三沸，热瓦熟用之。

方名索引